神经外科常见病的诊断治疗实践

朱敏伟　马　威　戴智博　主编

中国纺织出版社有限公司

图书在版编目（CIP）数据

神经外科常见病的诊断治疗实践 / 朱敏伟，马威，戴智博主编. -- 北京 : 中国纺织出版社有限公司，2024. 12. -- ISBN 978-7-5229-2448-9

Ⅰ. R651

中国国家版本馆CIP数据核字第2025SF4495号

责任编辑：傅保娣　　责任校对：高　涵　　责任印制：王艳丽

中国纺织出版社有限公司出版发行
地址：北京市朝阳区百子湾东里A407号楼　邮政编码：100124
销售电话：010—67004422　传真：010—87155801
http://www.c-textilep.com
中国纺织出版社天猫旗舰店
官方微博 http://weibo.com/2119887771
三河市宏盛印务有限公司印刷　各地新华书店经销
2024年12月第1版第1次印刷
开本：787×1092　1/16　印张：14.25
字数：345千字　定价：98.00元

编　委　会

前 言

　　神经外科学是以手术为主要治疗手段，研究脑、脊髓和周围神经系统疾病发病机制，探索新的诊断和治疗方法的一门学科。随着科学技术不断发展和人们对神经系统疾病的深入研究，神经外科的发展日新月异。新设备、新技术的应用，诊断水平的提高，使该学科许多疾病的治疗取得了令人瞩目的成就。临床医师必须不断学习，与时俱进，才能更好地为患者提供高质量的医疗服务。

　　本书内容翔实，突出临床实用性，首先详细介绍了神经外科基础知识，然后系统介绍了神经外科常见疾病的诊治，主要包括手术治疗方法及内镜手术治疗方法等内容，资料新颖，重点突出，科学实用。该书博众家之长，反映了现代神经外科疾病的诊治新观点，希望能满足各级医院诊疗之需。

　　由于编写内容较多，时间有限，尽管在编写的过程中我们反复校对、多次审核，但书中难免有不足和疏漏之处，望各位读者不吝赐教，提出宝贵意见，以便再版时修订，谢谢。

编　者

2024 年 7 月

目　录

第一章

神经外科疾病诊治基本原则

第一节　神经外科疾病诊断程序

神经外科疾病包括颅脑、脊髓和周围神经的损伤、感染、肿瘤、畸形、血管性疾病、其他（如需要外科治疗的功能性疾病等）六大类。临床表现总体上可归为共性和局灶性症状，前者有颅内高压、脑膜刺激征和脑与脊髓压迫症等，后者包括神经功能改变或缺失、癫痫等。但由于神经系统解剖和病理生理的复杂性，同病不同症，同症不同病的状况常见，准确诊断是疾病正确治疗的前提。只有明确了病变的部位、性质和原因，才能有的放矢地进行治疗，需要手术治疗者，也方能选择恰当的手术入路。切不能以症为病，轻易随症施治。

神经系统疾病的诊断要遵循一定的步骤（图1-1）：首先需询问、搜集病史，再行有重点的神经系统体格检查，理清患者的症状、体征和病程演变过程。继而"顺藤摸瓜"，进行定向、定位和定性3个方面的诊断分析。①定向诊断，判定患者是否为神经系统疾患，是不是神经外科疾病。②若属于神经外科范畴，则推导其症状、体征与神经系统解剖、生理有何关联，为神经系统哪个部位病变，即定位诊断。③分析病变是否存在前述共性症状和（或）局灶性症状，病灶考虑系统性病变还是弥散性抑或是局灶性病变，并结合辅助检查判断病变的可能性质，即定性诊断。

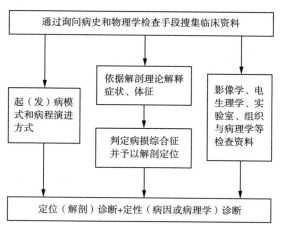

图1-1　神经外科疾病诊断步骤

神经系统疾病诊断的第一步是采集全面、详细、准确的病史资料，其可靠性直接影响医师对疾病的判断。问诊时应以患者的主要病痛（主诉）作为线索，按各症状发生的时间顺序加以记录。例如，症状何时开始，有无明确诱因？是阵发性还是持续性？逐渐加重还是时有好转？何种情况下得以缓解，缓解程度如何？什么情况下会发作或加重？该主诉症状发展（发作）到高峰时有无其他伴发症状？何时、何地做过何种治疗？这些治疗对病程有何种影响？细致的病史采集可以获得更多的病情相关信息，对于临床分析助益良多。以颅脑损伤后出现局限性癫痫者为例：若右手先开始抽动，稍后才右下肢抽动，最后达到或未达到全身抽搐，均提示损伤部位在左侧大脑半球中央前回中下部；若先有右手感觉异常发作而后才有抽搐，则病灶可能在左半球中央后回中下部。又如，1例因"幕下占位"入院的儿童，若主诉先为一段时间的共济失调症状，继而出现颅内压增高及脑干损害体征，表示病变自小脑向前生长，多考虑系小脑病变，如髓母细胞瘤等；反之，如先出现脑桥神经核症状（眩晕、眼球震颤、面瘫及外展麻痹等），之后出现四脑室阻塞症状及共济运动障碍，则表示病变起自脑干，向小脑方面发展。

神经系统疾病诊断的第二步是对患者进行包括神经系统检查在内的、有重点的体格检查。实际临床工作中，对所有患者均进行详尽的、包罗各项神经系统功能的全面检查是不现实的，实际上也没有这个必要。十分详细的专科检查只在当对患者可能存在某种神经系统疾病存有疑问时，才根据需要有选择地进行。但是，重点而全面的神经系统检查是医师获取病变信息的基本手段，也是定位诊断必不可少的环节。因此，无论患者患有神经系统哪个部位的和何种性质的疾病，都需要对患者中枢和周围神经系统有一个全面的了解，即进行常规的神经系统检查。

常规的（或者说最低限度的）神经系统检查应包括以下项目。①一般观察，包括患者的意识、言语等高级智能活动情况，步态有无共济失调或偏瘫等。②脑神经检查，重点应检查瞳孔等眼征。③运动功能检查，包括四肢的肌力、肌张力，共济和协调运动，指鼻试验、跟—膝—胫试验，轮替动作和反击征等。④神经反射检查，深浅反射检查应包括上肢肱二、三头肌腱反射，桡腕反射，腹壁反射，下肢跟腱反射，膝反射，足底反射等。病理反射检查包括霍夫曼（Hoffmann）征、巴宾斯基（Babinski）征等。⑤感觉功能检查，可对比身体两侧的痛、触觉，音叉振动觉与关节肌肉觉。⑥脑膜刺激征，即检查颈部有无强直或阻抗，有无克尼格（Kerning）征等。

神经系统疾病诊断的第三步是结合研究实验室、影像学、神经生理、脑功能辅助性检查资料，最后确定病灶定位和定性诊断，根据可能性大小排序。需要指出的是，在神经影像学、神经电生理学等学科高度发展的今天，辅助检查确实为临床医师确定或排除疾病诊断提供了许多有益的帮助，但须知道，实验室检查和辅助检查和体格检查的关系是"一鸟两翼"的关系。认真细致的问诊和查体，缜密的临床诊断思维，加强临床观察、及时捕捉病情变化，继而作出合理的判断是神经外科医师的基本功，无论何时何地、检查手段如何先进，辅助检查的选择终究是临床医师诊断思维的体现，过度依赖某些价格比较昂贵或有创伤性的特殊检查，无形之中也加重了患者的经济负担、痛苦和风险性。

正确掌握神经系统疾病的诊断程序是神经科医师的基本功。而熟练掌握、解释和鉴别各种神经体征的解剖定位和临床意义则需要反复的临床实践，不断积累。因此，对于收治的或者参与手术的患者，医师不能简单依赖护理观察记录或者汇报。神经外科疾病患者的病情时常瞬息改变，"时间就是大脑"，及时观察、对比不同时段的症状和体征改变对于及时诊断和鉴别诊断都相当重要。例如，在观测蝶鞍区病变患者的视野变化时，如先发现双颞侧上象限盲，而后变为双颞侧偏盲，提示病变由视交叉下方向上生长，鞍内肿瘤的可能性大。反之，如先观察到双颞侧下象限盲，而后变为双颞侧偏盲，则表示病变自上而下生长，应考虑鞍上病变、第三脑室附近病变如颅咽管瘤等，而鞍内肿瘤的可能较小。再如，对于颅内肿瘤患者，起始症状多提示病灶的原发部位，后来的症状则说明病变扩展的方向。这些均容易理解和掌握，但实际上，除肿瘤本身引起的局部病灶性症状外，往往还有一些因脑组织移位和血液循环障碍产生的远距离症状（远隔症状），即假性定位征。这些就需要仔细分析加上经验的积累，方能正确诊断。

总之，神经外科疾病的临床表现纵有千姿百态，但若能从疾病本质认识入手，广开思路，既抓住其共性，又重视个体易变性，通过综合分析、逻辑思维，自然会达到全面而精确的诊断目的。当然，诊治时更不能忽视治疗上的"整体观"，即患者是个完整个体，诊疗时，不仅要能正确诊治患者所患的神经外科专科疾病，也不能忽视患者全身各系统功能评估。手术前后给予各种必要的药物和支持性治疗措施，纠正患者生理、代谢及营养失调，减轻患者术后各种不良反应，这才是"以人为本"的科学诊疗观。

（朱敏伟）

第二节 神经外科疾病定位定性诊断基础

神经外科临床诊治的首要问题是如何通过神经系统症状、体征对疾病作出正确的定位、定性诊断。神经功能与解剖结构有一定对应关系，脑和脊髓、脑神经、感觉系统、运动系统、反射系统等特定结构或部位的损害病变会导致相应的结构功能的变化，而临床表现通常是神经系统结构或部位受损的反映。通过特定的功能损害与解剖部位在空间上的对应关系和在时间上的演变过程，结合其他相关临床表现逆推病变侵害的部位和扩展的范围。因而，熟悉解剖生理及其相互联系，对解析神经外科疾病的症状、体征尤为重要。为了便于分析，对神经系统临床症状、体征进行总结，归纳为临床综合征，熟悉这些综合征对定位诊断会有所帮助。

一、定位诊断

定位诊断即为解剖诊断，即要理清病变是位于中枢神经（脑和脊髓）还是周围神经，判断病变是在颅内还是椎管内，是局限性还是弥漫性。对于颅内病变，应分析病变在脑膜内、脑膜外，还是脑实质。如在脑内，要进一步判定在灰质还是白质，病变侧是局限于某单一脑叶，还是波及多个脑叶，有无间脑、基底核或脑干受累的症状与体征。如考虑系颅底病变，应考虑定位于颅前窝、颅中窝还是颅后窝或者跨界生长。幕下病变则要理清问题在小脑、中脑导水管、第四脑室、脑干还是寰枕区。椎管内病变则应行纵、横两方面定位，既要确定病灶的上界、下界，又要判定病变是在髓内、髓外，还是在硬膜内、硬膜外。髓内病变还应准确推断所累及的结构与节段范围。

（一）大脑半球病变的定位诊断及相关综合征

总体上讲，大脑半球病变临床表现包括智能异常和行为异常两方面。不同部位病变的定位诊断如下。

1. 额叶病变

额叶病变可引起记忆障碍甚至不同程度痴呆。额叶前部病变表现为情感、智能、精神、行为和人格障碍；额叶后部（中央前回）刺激性症状为癫痫发作，破坏性病变可致对侧肢体运动障碍。若病变累及中央前回之前的运动皮质区，会造成对侧强握反射和摸索反射（Fulton 综合征）；额叶底面病变早期引起以呼吸间歇、血压升高等自主神经功能紊乱为主的刺激性症状，破坏性病变可致愤怒、木僵等精神障碍；扣带回前部病变会引起瞳孔扩大、脉搏徐缓、呼吸减慢等。运动性语言中枢位于额下回后部，病变表现为运动性失语；书写中枢位于额中回后部，病变表现为失写症；眼球凝视中枢位于额中回后部书写中枢之前，刺激性病变引起双眼向健侧同向凝视，破坏性病变引起向患侧同向凝视；排尿中枢位于额中回，受损表现为尿失禁。额叶病变损害严重时除可表现为痴呆外，还可影响基底核和小脑引起假性帕金森病和假性小脑体征等。

2. 颞叶病变

颞叶病变会出现人格改变，可同时伴有记忆障碍，颞叶癫痫发作，耳鸣、幻听等听觉障碍，象限盲，内脏感觉异常等。颞上回前部病变会导致乐感丧失，听话中枢位于颞上回后部，故该处病变可引起感觉性失语；颞中回和颞下回病变表现为对侧躯干性共济失调，深部病变还可并发同向上 1/4 象限视野缺损；颞横回刺激性病变表现为耳鸣和幻听，破坏性病变为听力减退和对声音的定位障碍；颞叶内侧病变表现为颞叶癫痫、钩回发作，破坏性病变表现为记忆障碍；颞叶广泛损害表现为人格、行为、情绪及意识的改变及复合性幻觉、幻视及逆行性遗忘等记忆障碍。

3. 顶叶病变

顶叶前部（中央后回）刺激性症状可致对侧感觉异常和局限性感觉性癫痫，破坏性病变致对侧偏身感觉障碍。缘上回、角回连同颞叶的上部与语言功能有关，损害可致失语。顶上小叶病变导致复杂的皮质觉障碍，如实体觉、两点辨别觉和立体觉丧失。主侧顶下小叶角回病变致失用、失写、失读、失算，手指失认，左右侧辨别不能（格斯特曼综合征）。累及顶叶的病变还可导致偏身感觉障碍、肌肉萎缩和发育障碍（Silverstein 综合征）。

4. 枕叶病变

枕叶病变主要表现为视觉障碍。根据病变不同，可以表现为视野缺损、象限盲和偏盲（可伴"黄斑回避"）。视中枢受刺激时，可以发生幻视，在病变累及邻近的颞顶叶时更为明显。双侧枕叶视皮质受损可致皮质盲，但瞳孔对光反射存在，或虽已失明，但患者否认（Anton 征）。

5. 胼胝体病变

胼胝体膝部病变出现上肢失用，体部的前 1/3 病变表现为失语及面肌麻痹，中 1/3 病变表现为半身失用和（或）假性延髓性麻痹，胼胝体压部病变时出现下肢失用和（或）同向偏盲，胼胝体广泛损害时会出现嗜睡、淡漠、记忆障碍等。

6. 半卵圆区（白质）病变

半卵圆中心指大脑皮质与基底核、内囊之间的大块白质纤维。前部病变会出现对侧肢体单瘫和运动性失语，中部病变多会出现远端重于近侧的对侧皮质感觉障碍，后部病变会出现对侧同向偏盲和听力障碍等。

7. 边缘系统病变

边缘系统病变可导致自主神经功能紊乱（如内脏功能障碍）、情绪改变、记忆障碍和本能行为（饮食、睡眠、性本能及躲避危险行为等）异常。若病变同时累及额叶、颞叶和边缘系统，会造成近事遗忘和虚构症（Korsakoff 综合征）。若病变累及颞叶、海马、钩回和杏仁核，会表现为情绪、食欲、性欲亢奋（Kluver Bucy 综合征）。

8. 基底核区病变

纹状体（豆状核和尾状核）病变时出现手足徐动症（舞蹈病）、静止性震颤（帕金森综合征）。内囊前肢因有额桥束通过，病变时出现双侧额叶性共济失调；膝部因有皮质脑干束通过，病变时出现对侧中枢性面、舌瘫；后肢由前向后依次通过皮质脊髓束、丘脑皮质束、视放射和听辐射等结构，病变时分别引起对侧肢体偏瘫、对侧半身深浅感觉障碍、偏盲和听觉障碍。内囊病变对侧的偏身感觉缺损，偏瘫、偏盲合称内囊综合征。多见于高血压脑出血、壳核—内囊出血等。

（二）间脑病变的定位诊断

间脑可分为背侧丘脑（丘脑）、后丘脑、上丘脑、底丘脑和下丘脑5个部分，是仅次于端脑的中枢高级部位。

1. 丘脑

丘脑为皮质下感觉中枢，刺激性症状引起对侧半身丘脑痛，呈弥散性，多伴有痛觉过敏和痛觉过度，难以准确定位；破坏性症状为对侧半身深浅感觉障碍，深感觉障碍重于浅感觉，远端重于近端，还可引起对侧半身共济失调、舞蹈病、多动症和丘脑手等。

丘脑综合征包括：①病变对侧肢体轻瘫；②病变对侧半身感觉障碍（以深感觉为主）；③病变对侧半身自发性疼痛；④同侧肢体共济运动失调；⑤病变同侧舞蹈样运动。多见于丘脑肿瘤，但完全典型者少见。当肿瘤向前内侧发展时，精神障碍较明显；向下丘脑发展，则内分泌障碍较为突出；向丘脑枕发展，除出现病变对侧同向偏盲外，还因影响四叠体可能出现瞳孔不等大、眼球上视障碍、听力障碍等症状。

2. 后丘脑

病变累及外侧膝状体出现对侧同向偏盲，累及内侧膝状体出现听力减退；丘脑枕病变造成对侧同向注视麻痹和丘脑手。

3. 上丘脑

由松果体、缰连合、缰三角及其相关结构（髓纹）和后连合组成，与生物昼夜节律调节有关。病变累及松果体，可出现性早熟及尿崩。

4. 底丘脑

底丘脑是丘脑与中脑被盖之间的过渡区，病变累及丘脑底核致偏侧投掷症，表现为对侧上、下肢（通常上肢症状重于下肢）剧烈而持续的舞动或投掷动作。

5. 下丘脑

下丘脑与内脏和代谢活动有关，病变可引起水、电解质和渗透压调节，糖、脂与内分泌代谢，体温调节，觉醒和睡眠，自主神经功能紊乱以及感情、记忆、行为等障碍。

下丘脑网状结构损害会出现无语无动缄默症。颅脑损伤、三脑室肿瘤和丘脑肿瘤均可引起间脑癫痫，表现为自主神经系统发作症状（如面部潮红、大汗淋漓、心悸、胃肠不适等），偶有尿意，但无抽搐。腹内侧核损害会引起肥胖，正中隆起损害影响青春期发育并致性功能障碍，称为肥胖性生殖无能综合征。

（三）脑干损害的定位诊断

脑干自下而上由延髓、脑桥和中脑 3 部分组成，常见神经外科相关疾病为血管性病变、肿瘤等。这些病变累及相应平面的若干神经核和纤维束，导致相应的临床症状。脑干病变的表现主要包括：①脑神经损害，后组脑神经损害对应延髓平面，中组脑神经损害对应桥延或脑桥平面，第Ⅲ、第Ⅳ对脑神经损害对应中脑平面；②传导束损害，包括感觉、运动与平衡障碍；③意识—觉醒障碍；④自主神经功能紊乱，如高热、针尖样瞳孔、无汗等；⑤不同平面的脑干损害对应一些特征性呼吸节律改变，如周期性呼吸（间脑）、中枢性过度换气（中脑上端）、长吸气（脑桥上端）、共济失调性呼吸（延髓上端）等。部分典型的脑干损害综合征及其临床特点如下。

1. 延髓内侧综合征

如为单侧损伤，又称舌下神经交叉性偏瘫。通常由椎动脉的延髓支阻塞所致；主要受损结构及临床表现为：对侧上、下肢瘫痪（锥体束受损），对侧上、下肢及躯干意识性本体感觉和精细触觉障碍（内侧丘系受损），同侧半舌肌瘫痪（舌下神经根受损）。

2. 延髓外侧综合征

延髓外侧综合征又称 Wallenberg 综合征。损害位于延髓上部侧方、椎动脉的延髓支或小脑下后动脉供血区。主要受损结构及临床表现为：同侧头面部痛、温觉障碍（三叉神经脊束受损）；对侧上肢、下肢及躯干痛、温觉障碍（脊髓丘脑束受损）；同侧软腭及咽喉肌麻痹，吞咽困难，声音嘶哑（疑核受损）；同侧霍纳（Horner）综合征，表现为瞳孔缩小、上睑轻度下垂，面部皮肤干燥并潮红及汗腺分泌障碍（下丘脑至脊髓中间外侧核的交感下行通路受损）；同侧上、下肢共济失调（小脑下脚受损）；眩晕，眼球震颤（前庭神经核受损）。

3. 脑桥基底部综合征

如为单侧损伤，又称展神经交叉性偏瘫。由基底动脉的脑桥支阻塞所致。主要受损结构及临床表现为：对侧上、下肢瘫痪，同侧眼球外直肌麻痹（展神经根受损）。

4. 脑桥背侧部综合征

通常因小脑下前动脉或小脑上动脉的背外侧支阻塞，引起一侧脑桥尾侧或颅侧部的被盖梗死所致。以脑桥尾侧被盖损伤为例，主要受损结构及临床表现为：同侧眼球外直肌麻痹，双眼患侧凝视麻痹；同侧面肌麻痹（面神经核受损）；眩晕，眼球震颤；同侧头面部痛、温觉障碍；对侧上肢、下肢及躯干痛、温觉障碍；对侧上肢、下肢及躯干意识性本体觉和精细触觉障碍；同侧霍纳综合征（下丘脑至颈段脊髓中间带外侧核的交感神经下行通路受损）；同侧上、下肢共济失调（小脑下脚和脊髓小脑前束受损）。

5. 大脑脚底综合征

如为单侧损伤，又称动眼神经交叉性偏瘫（或韦伯综合征）。由大脑后动脉的分支阻塞所致。主要受损结构及临床表现为：同侧除外直肌和上斜肌以外的所有眼球外肌麻痹，瞳孔散大（动眼神经根损伤）；对侧上、下肢瘫痪（皮质脊髓束受损）；对侧面神经和舌下神经核上瘫（皮质核束损伤）。

6. 贝内迪克特（Benedikt）综合征

累及一侧中脑被盖部腹内侧。主要受损结构及临床表现为：对侧上肢、下肢及躯干意识性本体觉和精细触觉障碍；同侧除外直肌和上斜肌外的所有眼球外肌麻痹，瞳孔散大；对侧上、下肢意向性震颤，共济失调［小脑丘脑纤维（为已交叉的小脑上脚纤维）和红核受损伤］。

（四）颅底病变的定位诊断及相关综合征

1. 颅前窝

额叶底部肿瘤如局限性蝶骨嵴或嗅沟脑膜瘤时，因病变压迫同侧视神经，使其周围蛛网膜下隙闭塞，而引起 Forster-Kennedy 综合征。表现为病变同侧视神经萎缩，对侧视神经盘水肿，可伴同侧嗅觉丧失。

2. 颅中窝

蝶鞍区病变可以引起视交叉综合征，眶上裂、眶尖病变分别引起眶上裂综合征和眶尖综合征，海绵窦区病变可以引起海绵窦综合征，岩部病变引起岩尖综合征、三叉神经旁综合征、蝶—岩综合征等。

（1）视交叉综合征：表现为双颞侧偏盲，可伴视神经萎缩和蝶鞍改变，同时也伴垂体内分泌紊乱。多见于垂体腺瘤向鞍上生长。

（2）眶上裂和眶尖综合征：由眶后部及视神经管肿瘤等眶上裂和眶尖区域病变所致。

1）眶尖综合征（Rollel 综合征）：为第Ⅲ、第Ⅳ、第Ⅴ₁、第Ⅴ₂支和第Ⅵ对脑神经受累所致，表现为视神经盘萎缩或水肿，上睑下垂，眼球固定，角膜反射消失，眼神经和上颌神经分布区感觉障碍。

2）眶上裂综合征（Rochon-Duvigneaud 综合征）：除无视神经变化外，其他同眶尖综合征。

（3）海绵窦综合征：病变累及第Ⅲ、第Ⅳ、第Ⅴ、第Ⅵ对脑神经，表现为眼球固定，瞳孔散大，角膜反射消失，可并发突眼及眼静脉回流障碍。常因血栓性静脉炎、鞍区动脉瘤和鞍内肿瘤累及海绵窦引起。

（4）颞骨岩部病变：常见病变如下。

1）岩尖综合征（Gradenigo 综合征）：同侧第Ⅴ对脑神经受累致面部麻木或疼痛，第Ⅵ对脑神经受累致眼球内斜、复视。常因乳突炎症扩散、鼻咽部或鼻窦的恶性肿瘤沿颅底裂隙侵蚀所致。

2）三叉神经旁综合征（Raeder Paratrigeminal 综合征）：病变位于岩骨前段三叉神经半月节附近，三叉神经受累致面部疼痛，颈动脉交感丛受累致同侧霍纳征。

3）蝶—岩综合征（Jacob 综合征）：蝶骨和岩骨交界处病变引起第Ⅲ、第Ⅳ、第Ⅴ、第Ⅵ对脑神经麻痹，表现为同侧眼肌麻痹和三叉神经感觉障碍，累及视神经可致视力障碍。

3. 颅后窝

内耳道病变可致内耳道综合征，脑桥小脑角病变可致脑桥小脑角综合征，颈静脉孔区病变可致 Vernet 综合征、Collet-Sicard 综合征、Vilaret 综合征等，枕骨大孔附近病变可致颅脊管综合征。

（1）内耳道综合征：内耳道病变时，同侧面神经受累出现外周性瘫痪，同侧前庭神经受累引起耳鸣、耳聋、眼球震颤和平衡障碍。

（2）脑桥小脑角综合征：脑桥小脑角位于小脑和脑桥的外侧（小脑—脑桥池）和岩骨嵴内 1/3 之间。该部位有耳蜗神经、前庭神经、面神经、三叉神经及前庭小脑束通过。耳蜗神经损害出现耳鸣、耳聋，前庭神经损害出现眩晕、恶心、呕吐，面神经损害出现同侧周围性面瘫，三叉神经感觉支损害出现同侧面部感觉减退，前庭小脑束损害出现同侧共济失调。常见于听神经瘤和该区域的脑膜瘤等。

（3）颈静脉孔综合征（Vernet 综合征）：第Ⅸ、第Ⅹ、第Ⅺ对脑神经通过颈静脉孔的内侧部，多为颅内原发病变引起此 3 根脑神经麻痹，此外还可见于颈静脉球瘤、颈动脉体瘤和多发性脑神经炎。

（4）颅脊管综合征：枕骨大孔区病变侵犯颅后窝和高位椎管，累及小脑、延髓、后组脑神经和上颈髓所致。表现为上部颈神经根症状，枕颈部疼痛（$C_2 \sim C_3$），强迫头位，后组脑神经损害，延髓综合征等。

（五）小脑病变的定位诊断

小脑的功能主要是调节下行运动通路的活动，保持平衡和控制肌张力，保证精细、技巧性动作协调完成，故小脑损害不会引起随意运动丧失（瘫痪），但对运动性学习和运动具有重要意义。另外，小脑虽接受多种感觉传入冲动，但对有意识的感觉和刺激辨别却无甚意义。

小脑损害的典型临床症状与体征有眩晕、呕吐、共济失调、眼球震颤和意向性震颤。

1. 小脑半球

该区域病变同侧肢体共济失调，粗大的水平眼球震颤，辨距不良，轮替障碍，指鼻试验和跟—膝—胫试验阳性，搜索样语言，同侧半身肌张力降低等。

2. 蚓部

该区域小脑蚓部病变主要表现为躯干性共济失调、平衡不稳，呈醉汉步态。而小脑半球病变则在患侧肢体出现为共济失调、肌张力低、腱反射迟钝，走路向患侧偏斜，也易向患侧倾倒。

3. 齿状核

齿状核受损可出现运动过多和肌阵挛。

4. 小脑脚

小脑下脚（绳状体）病变出现同侧小脑性共济与平衡障碍，眼球震颤及书写障碍；小脑中脚（脑桥臂）病变出现同侧额叶性共济障碍；小脑上脚（结合臂）病变出现同侧小脑性共济障碍，对侧红核病变引起不自主运动，头偏向患侧。

5. 弥漫性小脑病变（小脑半球和蚓部同时受损）

慢性小脑弥漫性变性时，主要出现躯干和言语共济失调，而四肢共济失调不明显。这可能是由于新小脑功能有所代偿之故。急性弥漫性小脑病变时，除有严重的躯干和四肢共济失调以及言语障碍以外，还伴有肌力下降、肌张力降低、腱反射减弱。

（六）脊髓病变的定位诊断

脊髓病变的定位诊断分为"纵"定位与"横"定位两方面，前者系判断病变是存在于延髓颈髓移行直至马尾的某个平面，后者是判定病变在脊髓横断面上的白质、灰质等哪个具体部位。

脊髓病变的上界可根据根性症状、传导束性感觉缺失平面、腱反射变化、自主神经症等来确定；脊髓病变的下界可根据瘫痪及反射的变化、发汗试验、反射性皮肤划痕症、足部立毛反射等来判定；横定位主要需鉴别髓内病变，髓外硬膜下病变及硬膜外病变可根据有无根痛、感觉运动障碍发展方向、有无肌肉萎缩、锥体束征及尿便障碍出现早晚顺序及病程发展快慢来鉴别。MRI 等影像学检查可以提供脊髓病变横定位及纵定位的直接征象。

1. 脊髓病变的左右侧定位

早期多为脊髓半侧受累，晚期可能出现脊髓双侧损害表现。除了脊髓丘脑束在相应的节段交叉到对侧（上升两个平面左右后交叉）外，其余都在同侧。

2. 脊髓病变的腹背侧定位

腹侧病变以运动障碍为主。背侧病变以感觉（尤其是深感觉）受累为主。

3. 脊髓病变的内外定位

髓外病变多从一侧开始，伴有根痛、肌力减退或肌萎缩，早期出现锥体束征，尿便障碍和感觉缺失出现较晚。髓内病变早期就会出现尿便障碍、感觉缺失或感觉分离。髓外压迫性病变因很少侵入髓内，以横向发展为主并形成脊髓横断性损害，髓内压迫性病变纵向生长多见，故呈多节段受累。皮质脊髓束和脊髓丘脑束的内部排列顺序从外向内依次是骶、腰、胸和颈（下肢在外，颈胸在内）。脊髓后索的排列顺序从外向内依次是颈、胸、腰和骶（下肢在内，颈胸在外）。了解这些排列关系，可以根据肢体运动和深浅感觉受累的先后顺序，对髓内和髓外病变做出临床定位：髓外病变时下肢首先出现症状；颈膨大以上的髓内病变上肢先有症状。

4. 脊髓损伤的一些表现

（1）完全性脊髓横贯性损害：主要表现为截瘫、各种感觉丧失和尿便障碍三大症状。

（2）脊髓半侧损害：Brown-Sequard 综合征，即伤侧平面以下位置觉、振动觉和精细触觉丧失，同侧肢体硬瘫，损伤平面（或低 $1 \sim 2$ 个节段）以下的对侧身体痛、温觉丧失。临床所遇到之脊髓半切综合征多不典型，故当发现一侧肢体运动障碍和深感觉障碍，对侧浅感觉障碍明显时也应考虑本症。

（3）脊髓前角损害：主要伤及前角运动神经元，表现为这些细胞所支配的骨骼肌呈弛缓性瘫痪，肌张力低下，腱反射消失，肌萎缩，无病理反射，但感觉无异常。如脊髓灰质炎。

（4）中央灰质周围病变：若病变侵犯白质前连合，则阻断脊髓丘脑束在此的交叉纤维，引起相应部位的痛、温觉消失，而本体感觉和精细触觉无障碍（因后索完好）。这种现象称为感觉分离，如脊髓空洞症或髓内肿瘤。

5. 脊髓节段性损伤

（1）高颈段（$C_1 \sim C_4$）损害：主要表现为四肢上运动神经元性瘫痪，病损平面以下全部感觉丧失，尿便障碍；膈肌受刺激或麻痹会有呃逆或呼吸困难；可有颈部根性疼痛，即颈痛向枕部放射。

（2）颈膨大（$C_5 \sim T_2$）损害：截瘫、感觉平面和尿便障碍；上肢呈下运动神经元性瘫痪，下肢呈上运动神经元性瘫痪。$C_8 \sim T_1$ 侧角受损可以出现霍纳征。

（3）胸髓（$T_3 \sim T_{12}$）损害：双上肢正常，双下肢呈上运动神经元性瘫痪，病变平面以下各种感觉缺失，尿便障碍。

（4）腰膨大（$L_1 \sim S_2$）损害：截瘫，病变平面以下各种感觉缺失，尿便障碍；双上肢不受累及。双下肢呈下运动神经元性瘫痪。损害平面在 $L_2 \sim L_4$ 膝反射消失，在 $S_1 \sim S_2$ 踝反射消失。

（5）圆锥（$S_3 \sim S_5$ 和尾节）和马尾（L_2 以下的 10 对脊神经）损害：单纯圆锥损害无下肢瘫痪。早期出现尿便障碍，会阴部感觉缺失，神经根痛少见。马尾损害时下肢可有下运动神经元性瘫痪。早期不出现尿便障碍，根性疼痛明显，感觉障碍不对称。临床上圆锥和马尾病变多相关联，表现为马尾圆锥综合征。

二、定性诊断

病变的解剖定位确定以后还应对病变的性质进行判断，称为定性诊断。病史特点、实验室检查、影像学检查共同为病变性质的推测提供依据。神经外科疾病常见的病理性质和病因如下。

1. 损伤

患者多有明确的外伤史。一般急性起病，如颅内血肿、脑挫裂伤等；患者症状往往在 6~8 小时达高峰，但也有部分患者可能经历较长时期后方出现症状，如慢性硬膜下血肿。应注意甄别是否伴有胸、腹等多发性损伤。

2. 肿瘤

起病多较为缓慢，总体上呈进行性加重趋势，少数病程可有短暂缓解。颅内肿瘤早期可仅有局灶性神经损害，后期可伴有颅内压增高。脊髓肿瘤有脊髓压迫、神经根受刺激和脑脊液循环阻塞表现。老年患者需注意鉴别中枢神经系统转移瘤。

3. 血管病变

血管病变有颅内动脉瘤、脑动静脉血管畸形、脑卒中等。起病多急骤，症状可在数秒至数日内达高峰。脑血管病变多与动脉硬化、高血压、心脏病、糖尿病等疾病相关。

4. 感染

急性或亚急性起病，症状通常在数日内达高峰，血液和脑脊液实验室检查可进一步明确感染的性质和原因。部分感染性疾病，如脑脓肿、脊髓硬膜外脓肿、脑囊虫病等需要外科治疗。

5. 其他

如需要外科处理的颅脑、脊柱脊髓先天性畸形，如脑积水、脊柱裂、枕骨大孔区畸形、扁平颅底等；多于儿童或青年期缓慢起病，进行性发展。

定性诊断时应注意患者一般表现和病史。如对幼年发病的患者，要观察其有无先天异常。通过鉴别诊断排除一些概率较小或不相符合的情况，即可将病变性质的考虑缩至最小范围，由此取得临床诊断。基于这种初步的、相对粗糙的诊断，再进一步选择相应的核实性检查。选择检查时应先做无创性检查，不能达到要求时再做一些侵袭性的检查项目。只有取得结论性的证据以后才算得到了确实诊断。但这还不是目的，尚需接受治疗的考验，在实际治疗中还可对诊断进行各种各样的修正和补充完善，直到最后诊疗结束。

神经系统疾病的定位诊断和定性诊断不可截然分开，某些神经系统疾病，在确定病变部位的同时也可推断出病变的性质，如内囊附近的损伤，多由动脉硬化并发高血压性血管疾病所致。因而在多数情况下，神经系统疾病的定位、定性诊断是相互参考同时进行的。最后需要指出的是，临床过程仅反映疾病的一般过程与规律，不能完全反映个别案例情况，因此定性诊断的详细内容仍应结合有关疾病。

（朱敏伟）

第三节　神经外科疾病的规范化与个体化治疗

　　神经外科疾病的规范化治疗首先要做好医师队伍的规范化建设。目前中国神经外科医师协会受卫生健康委员会委托开展的神经外科医师专科准入考核就是从源头上把好这一关。神经外科学是处理人体最高中枢问题的科学，因此对神经外科医师的培训标准要有更高的要求。应该在有完善条件（包括人力资源、设备条件、病源、成就）的单位成立"中国神经外科医师培训基地"，以达到正规化培养合格的神经外科专业医师的目的。培训体系的完善、临床路径的推行、手术技术规范化、显微技术的推广都是改善和提高疗效的重要环节和重要保障，普及知识和技术也是学会和协会需要重点完成的一项内容。

　　随着技术的进步，神经外科学的内涵和外延不断扩展，亚专业的划分越来越细。一名医师已不可能对所有专业的病种都达到精通程度。国际上已制定出相应的治疗规范、指南、共识，这些方案和共识凝聚了众多医学工作者的经验和教训，可以为患者提供相对合理、规范的治疗方法，从而使患者得到更好的治疗效果。因而，开展既符合国际标准又符合中国国情的神经系统疾病治疗规范化和个体化的临床研究势在必行。早在 2006 年，受卫生健康委员会的委托，中华医学会神经外科分会制定出版了本专业的《临床诊疗指南》和《临床技术操作规范》，这两份文件对规范诊疗行为起到了重要作用。之后一批适合中国人情况的规范、指南和专家共识也相继出台。2009 年，为规范临床诊疗行为，提高医疗质量和保证医疗安全，卫生健康委员会组织有关专家研究制定了颅前窝底脑膜瘤、颅后窝脑膜瘤、垂体腺瘤、小脑扁桃体下疝畸形、三叉神经痛、慢性硬脑膜下血肿 6 个神经外科病种的临床路径。2011 年底，卫生健康委员会又继续推进临床路径相关工作，再次组织有关专家研究制定了颅骨凹陷性骨折、创伤性急性硬脑膜下血肿、创伤性闭合性硬膜外血肿、颅骨良性肿瘤、大脑中动脉动脉瘤、颈内动脉动脉瘤、高血压脑出血、大脑半球胶质瘤、大脑凸面脑膜瘤、三叉神经良性肿瘤和椎管内神经纤维瘤 11 个神经外科病种的临床路径的临床试点工作。

　　规范化治疗是提高神经外科整体治疗水平的基本要求。只有专业化、规范化，才能不偏离正确的治疗方向。例如，对颅内肿瘤的规范化治疗是指对肿瘤的治疗要按照原则执行，不管是手术、放疗、化疗都要治疗到位，不能脱离或违背治疗原则。但是，提倡规范化治疗不是说治疗都是千篇一律，搞"一刀切"，由于恶性脑胶质瘤的临床治疗充满挑战，要求临床医师必须追踪脑胶质瘤基础与临床研究的最新进展，不断更新概念，勇于探索。这就使得在临床诊治过程中不能生搬硬套，需要对每一例患者的具体问题进行具体分析，为每一例患者量体裁衣，制订个体化治疗方案，才可能达到一个较好的治疗效果。目前的靶向治疗和基因研究都是个体化治疗道路上的有益尝试。

　　医疗理念和技术手段在不断发展。治疗规范仅是目前医疗条件下，最为科学、合理的治疗方案。例如，颅内动脉瘤的治疗，20 世纪 90 年代以前，颅内动脉瘤只有手术夹闭一种治疗方式，对于复杂不能夹闭的动脉瘤，则选择采用近端阻断、孤立、瘤体切除或塑型、血管重建等手段。但随着介入治疗技术与弹簧圈、支架的出现与发展，现在血管内介入治疗与手术夹闭共同成为颅内动脉瘤两种主要手段，这也意味着颅内动脉瘤的治疗策略已逐渐发生了改变。同时，由于技术进步、显微技术的发展，扩大了急性期进行动脉瘤夹闭的指征，急性期治疗已是目前治疗的主流。但是医师不能因为有了临床路径和规范化治疗指南，反而束缚了合理的创造性、开拓性的研究工作。

近年来，聚焦于循证医学的治疗指南迅速增加，这为提高群体患者治疗效果起到了很好的作用。指南采用的方法是将问题简单化，为广大一线医师提供容易操作的治疗规则，但却忽略了个体化治疗的主旨。这就涉及个体化治疗的问题：由于"保护性医疗"和对治疗安全和费用的考虑，神经外科医师面临的是一个个实实在在同时又千变万化的个案，需要在较短的时间内作出"生死抉择"，这在指南中常常找不到对应的治疗策略。此外，对于尚无定论的医学问题，也需要医师结合临床具体实际加以决断。以颅内动脉瘤为例，目前脑动脉瘤治疗的主要方法是手术夹闭和血管内介入栓塞治疗。但随之而来的问题是对于一个特殊的案例，哪种技术更为安全有效，何时采用更为合理，如何评价治疗效果。一些问题在现阶段仍颇具争议，我们尚无法完全回答，仍需要大样本、多中心、随机、双盲、严格对照地研究评估。而颅内肿瘤的治疗就更复杂，首先它具有众多的分类，同类甚至同亚型肿瘤也具有迥异的分子生物与细胞生物学特征，某些生物标志物与位点的异常表达，单纯生物治疗、化疗具有明显的治疗效果，可以单独使用或特殊病例联合普通放疗，已能明显控制肿瘤的生长与复发；某些生物标志物与位点的异常表达，可能对同样的化疗、生物治疗不敏感，甚至耐受，而放疗也可能具有较高的耐受性，也仅能短期控制其生长与复发，此时，可能就需要短期放疗后，进行单次大剂量毁损的伽马刀（γ刀）治疗补量或低分次立体定向放疗，才能提高远期治疗效果；一些病例甚至需要特殊生物靶位封闭治疗后，才能呈现放、化疗的敏感性，而需要生物靶向治疗联合放、化疗来提高其治疗效果。因此，对于后两者盲目的放、化疗只能增加患者治疗中的不良反应，这就更显示出个体化医疗的重要性。

此外，一份合理的个体化治疗方案还需考虑患者的整体情况，而不是仅仅局限于某种疾病本身。例如，随着人口老龄化，帕金森病等在 60 岁以上人群中高发的神经系统疾病逐渐增加。不当的治疗可能导致帕金森病的病程发展加速，使得患者症状加剧而过早丧失劳动能力或导致残疾。帕金森病患者规范化治疗是必须的。但对于帕金森病患者，医师除了需要设法解除患者疾病本身的困扰，尚需要对其给予心理关注和社会关注。对帕金森病的治疗不仅仅是疾病本身的药物治疗，还要抗抑郁治疗以改善患者的幸福感，功能锻炼以增加患者的活动能力。帕金森病患者中抑郁症的患病率是 20%~50%，工作能力、生活能力的减退，形象的损害，脑中多巴胺的减少，都有可能导致帕金森病患者抑郁的产生。许多帕金森病患者还深受抑郁的折磨，严重的甚至有自杀倾向。帕金森病会表现为面无表情、语言减少、反应慢等症状，与抑郁症的症状有相似之处，很容易被忽视。早期发现尤为重要。这需要医师、患者及其家庭与社会的共同努力。

总之，对于神经外科疾病，总的原则是"目前业界无争议的，采取规范化治疗，对于目前尚无定论的或有争议的，参照循证医学的观点，保证患者获得目前医疗条件下，最为科学的、个体化的治疗方案"。做到规范化与个体化相结合，理论与实践相结合，医师在临床工作中要活学活用，既要掌握具体的规范化和个体化用药原则，又要学会正确的临床思维方法。开展神经外科疾病治疗的规范化研究，特别是在治疗理念上达成共识；同时鼓励在治疗手段上不断创新，针对不同患者，进行个体化治疗，将现有手段发挥到极致。对于有争议的，应在全国乃至全球范围内，开展治疗样本协作统计及前瞻性疗效对比研究。如此才能更好地发展神经外科医学事业。

（朱敏伟）

第二章

神经外科手术基础

第一节　手术主要器械设备

一、手术基本设备

神经外科手术设备包括可控手术床、头架、双极电凝器、手术显微镜、超声吸引器、手术用激光等。显微神经外科是现代神经外科的基础，显微手术器械包括显微手术剪刀、自动牵开器、显微针持（镊）等。随着高新技术的发展，现代神经外科在诊断和治疗上的方法和手段得到不断更新。

1. 多功能可控手术床

手术时术者最好坐在带扶手的专用手术椅操作，手术床的高度应适应术者坐位时的双手高度。患者头被固定，为满足观察到各个角度的术野，需随时调整患者的头、体位。

2. 头架和脑牵开器

（1）头架：有不同类型，其中 Mayfield 头架有 3 个头钉，位置适宜。

（2）脑自动牵开器：由一组球面关节组成，内由一根钢线穿连在一起，长 30~40 cm，一端固定不同规格的脑压板，另一端固定在头架或连接杆上。当扭紧钢线时，其臂硬挺，使前方脑板固定在所需位置。手术中牵开脑组织的时间不要过长，每 10~15 分钟放松脑压板 3~5 分钟，间断抬压脑组织，牵开脑的压力低于 2 mmHg 比较安全。

3. 双极电凝器和冲洗器

（1）双极电凝器：是神经外科手术重要的止血基本设备。其长度为 8~25 cm，尖端直径为 0.25~1.50 mm。双极电凝镊还是一把良好的分离器，可用作分离组织。一般为枪状，不阻挡视线，增加了术野的可视范围。

（2）显微冲洗器：在电凝和使用高速钻时，需不断地冲生理盐水，以降低钻头温度和防止双极镊的尖端粘连。

4. 高速开颅钻

其动力有电和压缩气体两种，电钻的钻速不如气钻，但电钻可有正、反两个方向旋转，适用于临床。高速钻的优点是其运转时几乎无力矩。在启动、停止以及改变速度时钻头稳定，可确保手术安全。直径较小的钻头可用于钻孔，穿线固定骨瓣。磨钻头用于磨除蝶骨嵴、前床突、内耳道等部位的颅骨。开颅器（铣刀）顶部的剥离端非常精细，可以把硬脑膜自颅骨内板分离，锯下骨瓣。术者应以右手持笔式握钻柄，并将腕部靠在手托上，以求稳定。

5. 吸引器管

吸引器管在手术的全过程都需使用，用于清除术野的积血、冲洗水和脑脊液，也可用来牵开组织及进行钝性分离。其顶端必须光滑，以防损伤细小的血管和神经。其柄上有一侧孔，用于调节压力，在大出血的紧急情况下，堵住吸引器侧孔，使吸力最大，及时吸除积血，保证术野清洁，以利止血。手术者手持吸引器的姿势以持笔式为好，拇指或示指位于吸引器孔处，根据需要调节孔开放的大小。

6. 显微手术器械

（1）手术显微镜：主要由照明系统及可供升降、前后左右调节的多关节支架和底座3部分组成。除吻合血管外，一般显微神经外科手术，放大5~10倍可以满足手术的要求，物距300~400 mm，另有冷光源照明、摄像系统等。

（2）显微镊：由钛合金制作，质量轻，外表光滑，不易腐蚀，不磁化，具备足够弹性。分离组织时，先将镊尖端并拢插入组织，然后靠其弹性自动分开，上述动作反复进行，达到分离组织的作用。

（3）显微剪和蛛网膜刀：显微剪要锋利，关闭和开启要灵活自如。用显微刀切开颅底蛛网膜下隙池的蛛网膜，分离神经和血管周围的组织粘连时，其刀尖不应插入刀刃的1/3，以免损伤下面的组织结构。

（4）显微针持：为吻合血管和神经持针用，以直柄针持常用。针持应用应熟练、准确，必须在实验室反复地练习。在小的、深部术野中完成缝合、打结等操作。显微手术外科使用的缝合线为6-0至10-0尼龙线。颅内大血管可用7-0、8-0尼龙线，小的血管可用9-0尼龙线。

（5）显微分离器：除双极电凝镊外，专用的显微分离器（也称剥离器）有铲式和球面式不同形状。镊尖端并拢插入被分离组织，依靠其自身弹性，镊尖端分开，反复动作即可达到分离组织的作用。

二、显微神经外科设备与技术

显微神经外科技术从20世纪50年代以来逐渐成熟。随着神经影像学的突破性发展，显微神经解剖和显微手术器械及手术技巧的提高，神经外科手术范围日益扩大。在显微神经解剖及特殊器械的辅助下使手术的精细程度达到新的高度。患者术后生存质量显著提高。显微神经外科是由大体神经外科向微侵袭神经外科发展的主线，它的方法和理论为微侵袭神经外科奠定了一定基础。在当前和可预见的将来仍然是治疗疾病的主要手段。在给患者带来巨大益处的同时，也延长了神经外科医师的手术生命。

显微神经外科理论认为，蛛网膜为间皮成分，这些结缔组织在脑池形成纤维及小梁，它们成为蛛网膜的支架并与蛛网膜下隙中血管外膜相连。显微镜提供了观察接近生理状况活体蛛网膜下隙的机会，同时可以观察神经、血管的细致结构。蛛网膜对于神经外科手术的重要性在显微镜使用后被进一步认识，尤其是分离动脉瘤、动静脉畸形（AVM）和肿瘤的过程中蛛网膜及脑池的重要性。

显微神经外科要求术者的手、眼在显微镜条件下建立反射，动作协调，具有特殊的操作技巧及难度，因此，显微神经外科医师必须要经过一定时间严格的实验室训练。

显微技术要求医师利用脑池的自然间隙解剖及暴露病变，手术过程要爱惜组织，尽其所能减少不必要的脑组织暴露和损伤。其操作原则为：①保持身体稳定，坐位手术，身体和术区保持自然的相对位置是减少疲劳、保持操作稳定准确的最简单的办法，尽量减少或不参与外科操作肌肉群的活动，使其保持松弛，减少疲劳和颤抖，节省术者体力；②保持手的稳定性，手托的应用对保证手术精细操作的准确性非常重要，手托应尽可能靠近术野，术者手臂、肩膀和后背肌肉放松；③移动视线，手眼协调，能通过自身本体觉和眼的余光来判断手和器械的位置；④减轻疲劳，术前避免剧烈活动。

三、神经内镜设备

神经内镜又称为脑室镜，作为微创神经外科的重要技术手段，可明显减少手术创伤，改善深部术野照明，放大术野解剖结构图像，扩大视角以减少手术盲区。在神经外科各个领域得到广泛应用。

早在1910年Lespinase就使用膀胱镜电灼侧脑室内的脉络丛以治疗脑积水，但因为设备简陋，病死率高，所以很难推广应用。1986年，Giffith提出了"内镜神经外科"概念，得益于照明系统、实时摄像监视、激光技术、硬和软的内镜、各种手术器械以及微球囊等的改进和应用，内镜在神经外科得到了广泛开展。神经内镜按质地分为硬质和软质（可屈曲性）两大类。按结构和功能又可分为两类：一类为具有操作孔道的内镜，可以通过其孔道对病灶进行切割、钳夹、烧灼和止血等操作，这类大多为硬质内镜；另一类为无操作孔道的内镜，可通过特殊设计的外加导管而实现前者的功能，常单纯地用于对脑深部病变的观察或进行治疗，该类内镜为硬质或软质的。由于手术全过程都在直径<8 mm的内镜下操作，手术创伤极小，恢复快。内镜手术可用于止血、活检和肿瘤切除等。

单纯神经内镜术方面，已常用于脑积水、颅内囊性病变和脑室系统病变等。应用内镜定向穿刺进入侧脑室，再经室间孔进入第三脑室，用射频或激光在第三脑室底部开窗，再用球囊导管将其扩大而形成造瘘，脑脊液通过瘘口流入大脑脚间池，进入正常的脑脊液循环和吸收，形成内分流术，克服了以往脑室—腹腔（心房）分流术后常见分流管堵塞和感染的弊端；将颅内囊性病变（蛛网膜囊肿、脑实质内囊肿和透明隔囊肿等）与邻近的脑池或脑室穿通，使原来封闭的囊腔与蛛网膜下隙或脑室相通；对于脑室系统病变，囊性瘤可引流清除，实质性肿瘤也可活检和直接切除，如可完整摘除窄蒂的脉络丛乳头状瘤，可仅经钻孔穿刺达到清除和引流脑内血肿的目的。

内镜辅助的显微外科手术方面，利用内镜的光源及监视系统，可对显微镜直视术野以外的区域进行观察，不但能增加术野的暴露，避免病灶的遗漏，而且减轻了正常脑组织牵拉的程度，从而降低手术并发症和减轻术后反应。用于动脉瘤夹闭术、三叉神经血管减压术、经鼻—蝶入路脑垂体瘤切除术等；对囊性脑瘤可行肿瘤活检、抽吸囊液减压，并可行肿瘤的内放疗；直视下用二氧化碳激光或YAG激光是治疗脑深部中线结构病变及脑室内、基底核、丘脑和脑干等部位肿瘤的良好方法。还可在立体定向指引下，用内镜直视下进行颅内占位病变的活检，可克服单纯立体定向活检的盲目性，尤其是大大降低了对位于颅底和颅内中线部位肿瘤活检的风险。

神经内镜可用于椎管内病变的检查和治疗。对脊髓空洞症患者，分离粘连与分离膜性间隔，并进行空洞分流术，可避免对脊髓的损伤并取得良好的疗效。还可用于对脊髓血管畸形、肿瘤以及椎间盘摘除术、脊髓拴系松解术、脊膜膨出等的诊断与治疗。

内镜手术也存在一定的局限性：①受管径限制，视野狭小，难以观察手术部位全貌，若对周围组织的毗邻关系了解有限，易导致误判或操作上的失误；②需有一定空间才能观察和操作，在脑实质内无间隙可供操作，且图像显示不清，无法判断内镜所达到的位置，易误伤血管及脑组织，镜头接触血液等易致视野模糊；③目前可配套使用的手术器械有限，手术操作有一定困难；④内镜各种连接装置、配件多，操作过程中不易保持无菌条件，易致术后感染。

四、神经外科手术辅助设备

1. 超声吸引器

随着切割式超声手术刀的问世，超声外科吸引（CUSA）和超声驱动手术刀（UAS）已成为现代手术的新工具。CUSA 原理是利用超声高频机械振荡所产生的能量作用于软组织，使病变组织产生空化作用，将其碎裂成糊状或溶胶状，随即以负压吸引进行清除，从而逐渐消除病变组织或除去多余的组织（如脂肪）等，而且不易破坏血管，在手术中可明显地减少出血，又无过热等缺点。因此，CUSA 是目前医学界公认的一种较为理想的外科手术切割器械。但因显微手术术野小，为防止视野的死角，需要使用弯柄超声吸引器，造成振动功率降低，影响对质地硬的病变的切除。

2. 氩氦刀

氩氦刀又称氩氦超导手术系统，是近年来研制成功的治疗脑肿瘤等病变的高精度仪器，属于一种经皮冷冻治疗的设备。氩氦刀并非真正的手术刀，它采用计算机全程监控，对病变进行准确定位，并直接或经皮穿刺的微创方法治疗病变。应用于脑肿瘤（尤其是恶性肿瘤）的手术，可于短时间内损毁瘤细胞，又可让冷冻的瘤体以手术方式被切除，在切除脑动静脉畸形中应用也可很好地控制出血。

3. 手术用激光

Rosomoff 于 1966 年将激光引入脑肿瘤的手术切除。激光与手术显微镜、立体定向技术及神经内镜的有机结合，为神经系统肿瘤的治疗提供了更多的方法。激光是激光器产生的一种电磁波光电辐射，它既具有波的性质，有一定的波长和频率，又具备光子流现象，有一定能量的粒子。在谐振腔，工作物质与激励源相结合，形成了激光辐射，对照射组织在数毫秒内可产生数百甚至上千摄氏度的高温，从而引起生物组织的蛋白质变性、凝固性坏死，甚至出现炭化或汽化等物理性改变。激光集中能量瞬间作用，对肿瘤周围正常组织影响极少，距激光焦点 1 mm 以外的组织细胞都不会造成损伤。二氧化碳激光主要用于切除颅底脑膜瘤、神经纤维肿瘤、颅咽管瘤、椎管内脊髓外瘤和中枢神经系统脂肪瘤，还可用于切开蛛网膜。氩激光和二氧化碳激光适用于神经切断性手术，如脊髓侧索切断术、后根神经节损毁术。YAG 激光等适于治疗血运丰富的肿瘤和中枢神经系统血管性疾病。

（马　威）

第二节　术前准备与术前评估

手术既是一个治疗过程，又是一个创伤过程。因此，手术前的准备就是要采取各种措施，尽量使患者接近生理状态，以便患者能更好地耐受手术。

一、术前准备

术前准备工作主要包括两个方面：①心理方面的准备；②提高手术耐受力的准备。

一般性术前准备同普通外科。对神经外科比较特殊的术前准备，应注意：①若颅内压增高显著，应先行脱水治疗并尽早手术，若为第三脑室或颅后窝占位，头痛加剧，出现频繁呕吐或意识不清者，提示有严重颅内压增高，应行脑室穿刺外引流或脑室分流术，以缓解梗阻性脑积水，改善患者的病情，然后尽快手术；②脑疝患者除急行脱水利尿外，有脑积水者，应立即行脑室穿刺引流，使脑疝复位，缓解病情，如果效果不明显，而病变部位已明确，应考虑急诊开颅手术，解除危及生命的病变；③有些颅内血管性疾病，如颈动脉海绵窦段、颈内动脉床突上段动脉瘤，要在术前 2~3 周开始做颈内动脉压迫训练，以促进侧支循环的建立，对于鞍区病变，特别垂体功能低下者，术前 2~3 日开始应用肾上腺皮质激素类药物，以减少或防止术后发生垂体危象。

二、术前评估

（一）全身情况

（1）精神状态：①是否紧张和焦虑，评估合作程度；②了解患者对手术及麻醉的要求与顾虑；③精神症状者，应请精神科会诊。

（2）体温上升或低于正常，表示代谢紊乱，情况不佳，对麻醉耐受性差。

（3）血压升高，明确原因、性质、波动范围，同时了解治疗及疗效，是否累及心、脑、肾等器官，是否要进行处理再行手术。

（4）血红蛋白<80 g/L 或>160 g/L，麻醉时患者易发生休克、栓塞等危险，需在术前给予纠正。

（5）血细胞比容保持在 30%~35%，有利于氧的释放。

（6）中性粒细胞增高及红细胞沉降率增快，提示体内存在急性炎症，越严重则麻醉耐受性越差，术前需纠正。

（7）血小板<$60×10^9$/L，凝血异常者，术前给予诊断和纠正。

（8）尿糖阳性，应考虑有无糖尿病，需进一步检查。

（9）尿蛋白阳性，应考虑有无肾实质病变，产科结合血压，考虑是否有妊娠期高血压。

（10）少尿、尿闭，应考虑有严重肾衰竭，麻醉耐受性极差，因很多药物需肾排出，术后易出现急性肾衰竭。

（11）基础代谢高，麻醉药用量大，氧耗大，麻醉不易平稳，反之，麻醉药用量小，麻醉耐受性差，基础代谢率（%）= 0.75×（脉率+0.74×脉压）-72，正常范围为-10%~10%。

（12）凡全身情况异常或主要器官障碍，术前、中、后均可请相关学科会诊。

（二）呼吸系统

术前有呼吸系统感染者较无感染者发生呼吸系统并发症高出 4 倍。

（1）急性呼吸系统感染（包括感冒），禁忌择期手术，一般感染得到充分控制 1~2 周后施行，临床上常以患者不发热、肺部无炎症而行手术，如急症手术，加强抗感染，同时麻醉医师避免对患者采用吸入麻醉。

（2）肺结核（特别是空洞型）、慢性肺脓肿、重症支气管扩张症，应警惕在麻醉中感染，沿支气管系统在肺内扩散或造成健侧支气管堵塞或出现大出血而引起窒息，麻醉时一般用双腔支气管插管分隔双肺。

（3）手术患者并存呼吸系统慢性感染和肺通气功能不全并不罕见，其中以哮喘和慢性支气管炎并存肺气肿为常见，为减少并发症，术前应充分准备。术前准备包括：①肺功能试验；②戒烟 2 周以上；③应用抗生素，治疗肺部感染；④控制气管和支气管痉挛，如拟交感药及甲基黄嘌呤或应用色甘酸钠治疗哮喘及肾上腺皮质激素的应用，还应准备处理可能出现的危象；⑤胸部叩击和体位引流，雾化吸入，促使痰液排出；⑥纠正营养不良，逐步增加运动，提高肺的代偿能力；⑦治疗肺源性心脏病。

（4）术前一般需做肺功能试验。

（三）心血管系统

心脏病患者能否耐受手术，取决于心血管病变的严重度和患者的代偿能力，以及其他器官受累情况和需手术治疗的疾病等，术前应具有完整的病史，如体格检查、相应的特殊检查及心功能检查记录，同为心脏病，其严重程度不同，对麻醉和手术的耐受也各异（表 2-1）。如房间隔缺损或室间隔缺损未伴肺动脉高压，心功能较好（Ⅰ、Ⅱ级）者，其对麻醉和手术的耐受力与无心脏病者并无明显差别。有些心脏病患者，难以耐受血流动力学的波动，非心脏手术，则须先行心脏手术，情况改善后再行非心脏手术为宜，如重度二尖瓣狭窄。

表 2-1　心功能分级及其意义

心功能	屏气试验	临床表现	临床意义	麻醉耐受力
Ⅰ级	>30秒	普通体力劳动负重，快速步行，上下坡无心悸、气急	心功能正常	良好
Ⅱ级	20~30秒	能胜任正常活动，但不能跑步或做较用力的工作，否则出现心悸、气急	心功能较差	处理如果正确、恰当，耐受力仍较好
Ⅲ级	10~20秒	需静坐或卧床休息，轻度体力活动后即出现心悸、气急	心功能不全	麻醉前充分准备，术中避免增加心脏负担
Ⅳ级	10秒	不能平卧，端坐呼吸，肺底可闻及啰音，任何轻微活动即出现心悸、气急	心功能衰竭	耐受力极差，手术须推迟

目前，临床上常用的一些主要指标都是反映左心功能的，如心指数（CI），左室射血分数（LVEF）和左室舒张末压（LVEDP）。

1. 心律失常

（1）窦性心律不齐：多见于儿童，一般无临床重要性，窦性心律不齐是由于自主神经对窦房结节奏点的张力强弱不匀所致。迷走神经张力较强时易出现心律不齐，当心律增速时，不齐则多转为规律。但如见于老年人，可能与冠心病有关或提示患者可能有冠心病。

（2）窦性心动过缓：注意有无药物（如 β 受体阻滞药、强心苷类药物）影响。一般多见于迷走神经张力过高，如无症状，多无须处理。如为病态窦房结所致，则宜做好应用异丙肾上腺素和心脏起搏的准备。窦性心动过缓时出现室性期前收缩可在心率增快后消失，一般无须针对室性期前收缩进行处理。有主动脉关闭不全的患者如出现心动过缓，则可增加血液反流量而加重心脏负担，宜保持窦性心律于适当水平。

（3）窦性心动过速：其临床意见决定于病因，如精神紧张、激动、体位改变、体温升高、血容量不足、体力活动、药物影响、心脏病变等，分析原因后评估和处理。对发热、血容量不足、药物和心脏病变引起者，主要应治疗病因，有明确指征时才采用降低心率的措施。

（4）室上性心动过速：多见于非器质性心脏病，也可见于器质性心脏病、甲状腺功能亢进和药物毒性反应。对症状严重或有器质性心脏病或发作频繁者，除病因治疗外，在麻醉前控制其急性发作，控制后定时服药预防其发作。

（5）期前收缩：一过性或偶发性房性期前收缩或室性期前收缩不一定是病理性的，但如发生于 40 岁以上的患者，尤其是发生和消失与体力活动量有密切关系者，则患者很可能有器质性心脏病，应注意对原发病的治疗，一般不影响麻醉的实施。室性期前收缩系频发（>5 次/分钟）或呈二联律、三联律或成对出现或系多源性或室性期前收缩提前出现落在前一心搏的 T 波上（R-on-T），易演变成室性心动过速和心室颤动，需对其进行治疗，择期手术宜推迟。

（6）阵发性室性心动过速：一般为病理性质，常伴有器质性心脏病。如发作频繁且药物治疗不佳，手术需有电复律和电除颤准备。

（7）心房颤动：最常见于风湿性心脏病、冠心病、高血压心脏病、肺源性心脏病等可致严重血流动力学紊乱、心绞痛、晕厥、体循环栓塞和心悸不适。如果不宜进行或尚未进行药物复律或电复律治疗，麻醉前宜将心室率控制在 80 次/分钟左右，不宜>100 次/分钟。

（8）传导阻滞：①右束支传导阻滞多属良性，一般无心肌病，手术与麻醉可无顾虑；②左束支传导阻滞多提示有心肌损害，常见于动脉硬化高血压、冠心病患者，一般不致产生血流动力学紊乱；③双分支阻滞包括右束支传导阻滞合并左前分支或左后分支阻滞、左束支传导阻滞，多为前者；左前分支较易阻滞，左后分支较粗，有双重血供，如出现阻滞，多提示病变严重；双分支阻滞有可能出现三分支阻滞或发展为完全性房室传导阻滞，对这类患者宜有心脏起搏准备，不宜单纯依靠药物；④一度房室传导阻滞一般不增加麻醉与手术的困难；⑤二度房室传导阻滞 I 型（莫氏 I 型）心率<50 次/分钟，宜有心脏起搏的准备，二度房室传导阻滞 II 型（莫氏 II 型），几乎属于器质性病变，易引起血流动力学紊乱和阿—斯综合征，宜有心脏起搏的准备；⑥三度房室传导阻滞施行手术，应考虑安装起搏器或作心脏起搏的准备。

2. 先天性心脏病的术前估计和准备

（1）房间隔缺损、室间隔缺损如果心功能 I 、II 级或无心力衰竭史，一般手术麻醉无特殊。

（2）房间隔缺损、室间隔缺损伴肺动脉高压、病死率高，除急症手术外，一般手术应推迟。

（3）房间隔缺损、室间隔缺损并存主动脉缩窄或动脉导管未闭，应先治疗畸形，再择期手术。

（4）房间隔缺损、室间隔缺损、伴轻度肺动脉狭窄，不是择期手术的禁忌，但重度者术中易发生急性右心衰竭，禁忌择期手术。

（5）法洛四联症，择期手术危险性极大，禁忌择期手术。

3. 缺血性心脏病患者

若围手术期发作心肌梗死，其病死率高，故术前应明确。

（1）是否存在心绞痛及严重程度。

1）病史中如有下列情况应高度怀疑并存缺血性心脏病：糖尿病、高血压、肥胖、嗜烟、高血脂，左室肥厚（心电图示），周围动脉硬化，不明原因的心动过速和疲劳。

2）缺血性心脏病的典型征象：紧束性胸痛，并向臂内侧或颈部放射，运动、寒冷、排便或进餐后出现呼吸困难，端坐呼吸，阵发性夜间呼吸困难，周围性水肿，家族中有冠状动脉病变史，有心肌梗死史和心脏扩大。

3）对临床上高度怀疑有缺血性心脏病的患者，术前应根据患者具体情况做运动耐量试验、超声心动图检查或行冠状动脉造影等。

（2）是否发生心肌梗死，明确最近一次的发作时间。

1）心肌梗死后 3 个月手术者再梗死发生率为 27%，6 个月内手术为 11%，而 6 个月后手术为 4%~5%。

2）对有心肌梗死的患者，择期手术应推迟到发生梗死 6 个月以后再进行。同时在麻醉前应尽可能做到：①心绞痛症状已消失；②充血性心力衰竭的症状已基本控制；③心电图无房性期前收缩或每分钟>5 次的室性期前收缩；④尿素氮<17.8 mmol/L，血钾>3 mmol/L。

（3）心脏功能评级及代偿功能状况：随着疾病治疗水平的提高，并考虑到不同患者心肌梗死范围和对心功能影响不一，现认为不宜硬性规定一律间隔 6 个月。术前主要评价患者的心肌缺血和心功能情况，处理时要注意心功能的维护，尽可能保持氧供需平衡。

4. 对近期（2 个月内）有充血性心力衰竭以及正处于心力衰竭中的患者

不宜行择期手术，急症手术当属例外，有的急症手术本身即是为了改善患者的心力衰竭而进行的（如对有心力衰竭的妊娠期高血压患者施行剖宫产手术）。

5. 心脏瓣膜患者的麻醉

危险程度主要取决于病变的性质及其心功能的损害程度。

（1）尽可能识别是以狭窄为主，还是以关闭不全为主，还是两者皆有，一般以狭窄为主的病变发展较关闭不全者迅速。

（2）重症主动脉瓣狭窄或二尖瓣狭窄极易并发严重心肌缺血，心律失常（心房扑动或心房颤动）和左心衰竭，易发生心腔血栓形成和栓子脱落，危险性极高，禁忌施行择期手术。

（3）心瓣膜关闭不全，对麻醉手术耐受力尚可，但易继发细菌性心内膜炎或缺血性心肌改变，且可能猝死。

（4）对各类心脏瓣膜患者术前常规用抗生素，以预防细菌性心内膜炎。

（5）心脏瓣膜病患者术前应给予抗凝治疗，以预防心脏内血栓脱落等并发症。如属急诊，术前需用鱼精蛋白终止抗凝。

6. 高血压

高血压手术麻醉安危取决于是否并存继发性重要脏器损害及程度，包括大脑功能、冠状动脉供血、心肌功能和肾功能。如心、脑、肾等重要器官无受累的表现，功能良好，则手术与麻醉风险与健康者无异。高血压择期手术应于血压得到控制后施行，现认为收缩压比舒张压升高危害更大，故更重视对收缩压的控制。对多年的高血压，不要很快降至正常，应缓慢平稳降压，舒张压>110 mmHg 应延期手术；一般高血压患者，治疗目标为<140/90 mmHg，糖尿病或肾病者应<130/80 mmHg，未经治疗的高血压，术中血压不稳，波动大，急剧增高

时可致卒中，伴左心室肥大的高血压患者本身已存在心肌缺血的基础，严重低血压易致心肌梗死。抗高血压药物一般用至手术日晨。

（四）内分泌系统疾病

1. 糖尿病

（1）若术前适当治疗，所有轻型和多数重型患者都可以控制血糖。

（2）纠正代谢紊乱，改善或消除并发症，使麻醉和手术顺利进行。

（3）择期手术术前控制标准：①无酮血症，尿酮阴性；②空腹血糖 8.3 mmol/L 以下，以 6.1~7.2 mmol/L 为准，最高不超过 11.1 mmol/L；③尿糖为阳性或弱阳性；④纠正代谢紊乱，无"三多一少"；⑤合并酮症酸中毒患者绝对禁止麻醉手术，需紧急处理，待病情稳定数月后再行手术；⑥手术日晨不应使用口服降糖药，最好使用胰岛素将血糖维持至最佳水平。

（4）急症手术术前控制标准：①尿酮消失；②空腹血糖控制并维持在 8.3~11.1 mmol/L；③酸中毒纠正。

（5）紧急手术术前检查、准备、治疗和麻醉手术同时进行。

（6）术前胰岛素治疗指征：①除不影响进食的小手术，轻型糖尿病患者应术前 2~3 日开始合理使用；②对术前使用长效或中效胰岛素的患者，术前 1~3 日改用短效胰岛素；③酮症酸中毒患者。

2. 妇女月经期

妇女月经期不宜此时行择期手术。

（五）肝功能

1. 肝功能影响

多数麻醉药物对肝功能都有暂时性影响，手术创伤和失血、低血压和低氧血症、长时间使用缩血管药等，均可使肝血流量减少和供氧不足，严重时可引起肝细胞功能损害，尤其对原已有肝病的患者其影响更加明显。

2. 肝功能不全评估分级

肝功能不全评估分级见表 2-2。

表 2-2　肝功能不全评估分级

项目	肝功能不全		
	轻度	中度	重度
血清胆红素（mmol/L）	<25	25~40	>40
血清蛋白（g/L）	>35	28~35	<28
凝血酶原时间（秒）	1~4	4~6	>6
脑病分级	无	1~2	3~4
每项危险估计	小	中	大

（1）1~3 分为轻度肝功能不全，4~8 分为中度肝功能不全，9~12 分为重度肝功能不全。

（2）肝病合并出血或有出血倾向时，提示有多种凝血因子缺乏或不足。

（3）凝血酶原时间延长，凝血酶时间延长，部分凝血活酶时间显著延长，纤维蛋白原和血小板明显减少，提示 DIC，禁忌任何手术。

3. 肝病患者的麻醉手术耐受力估计

（1）轻度肝功能不全，影响不大。

（2）中度肝功能不全，耐受力减退，术中、术后易出现严重并发症，择期需作较长期的严格准备。

（3）重度肝功能不全，如肝硬化（晚期），常并存严重营养不良、消瘦、贫血、低蛋白血症、大量腹水、凝血功能障碍、全身出血或肝性脑病，危险性极高，禁忌任何手术。

（4）急性肝炎，除紧急抢救手术外，禁忌施行手术。

4. 保肝治疗

（1）高碳水化合物、高蛋白饮食，以增加糖原储备和改善全身情况。

（2）间断给予清蛋白，以纠正低蛋白血症。

（3）小量多次输新鲜全血，纠正贫血和提供凝血因子。

（4）给予大剂量 B 族维生素、维生素 C、维生素 K。

（5）改善肺通气。

（6）限制钠盐，利尿或放出腹水，注意水、电解质平衡。

（六）肾功能

（1）对急、慢性肾病而言，任何麻醉药、手术创伤和失血、低血压、输血反应、脱水、感染和使用抗生素等因素，都可以导致肾血流量明显减少，产生肾毒性物质，加重肾功能损害。

（2）慢性肾衰竭或急性肾病，禁忌行任何择期手术，慢性肾衰竭人工肾透析后，可以手术，但对于麻醉手术的耐受力仍差。

（3）慢性肾病并发其他疾病，术前应尽可能给予正确判断和治疗，如高血压或动脉硬化、心包炎或心脏压塞、贫血、凝血机制异常、代谢和内分泌紊乱。

（4）术前准备：原则是维持正常肾血流量和肾小球滤过率。具体包括：①补足血容量，防止低血容量性低血压引起的肾缺血；②避免用缩血管药，必要时可选用多巴胺；③保持充分尿量，术前均需静脉补液，必要时并用利尿剂；④纠正水、电解质和酸碱平衡紊乱；⑤避免用对肾有明显毒害的药物；⑥避免用通过肾排泄的药物；⑦有尿感，术前须控制；⑧有尿毒症，术前人工肾或腹膜透析，在术前最后一次透析后应行一次全面的血液和尿液检查。

（七）水、电解质和酸碱平衡

术前需了解水、电解质和酸碱平衡状态，如异常，应予以纠正。

（八）特殊患者术前估计与准备

1. 慢性酒精中毒

（1）对疑有慢性酒精中毒者，推迟手术。

（2）对酒精中毒，需全面了解重要器官的损害度，对出现的戒断综合征及其疗效进行评估。

（3）在戒酒期间禁行择期手术。

（4）急诊手术前，可给予安定类药物，这是目前治疗震颤、谵妄的最佳药物，同时给予大量 B 族维生素和补充营养。

（5）对偶然大量饮酒致急性酒精中毒的患者，如急诊手术，对各种麻醉药的耐受性并不增加特异性，但对麻醉药的需要量可能明显减少。

2. 饱胃患者

（1）急诊手术，6 小时内摄入食物的成人不可进行麻醉，这是最低限度的时间。

（2）在紧急情况下（如危及生命、肢体或器官的情况），若延缓手术的劝告不被患者接受，此时手术医师应在病史上注明其后果。

（3）只有很少的紧急情况需要立即手术，可以不考虑患者这一情况，其中包括气道梗阻，出血不能控制，颅内压迅速增高，主动脉瘤破裂和心脏压塞等。

（马　威）

第三节　神经外科麻醉

一、神经外科手术常用麻醉

（一）麻醉方法

1. 全身麻醉

气管内插管全身麻醉是神经外科手术首选的麻醉方法，麻醉诱导和气管插管期是关键步骤，要求诱导平稳、无呛咳、插管应激反应小，避免颅内压增高和影响脑血流。麻醉维持期常采用静吸复合麻醉，间断给予非去极化肌肉松弛药，术中持续适度过度通气，维持 $PaCO_2$ 30~35 mmHg。静脉容量治疗要求达到血流动力学和脑灌注压稳定的目的，根据术中具体情况和实验室检查判断是否需要输血治疗。麻醉苏醒期要求做到快速平稳苏醒，以便于对手术患者神经功能的早期评估。需拔除气管导管时注意避免剧烈呛咳，以免引起颅内出血，保留气管导管的患者也需要避免呛咳和躁动，可以给予适度镇静治疗。

2. 局部麻醉

在患者合作的情况下，单纯局部麻醉可以用于钻孔引流术、简单颅脑外科手术、神经放射介入治疗、立体定向功能神经外科手术等。头皮的局部浸润麻醉是关键，目前推荐使用长效酰胺类局部麻醉药盐酸罗哌卡因，常用 0.5%罗哌卡因 20~40 mL，起效时间为 1~3 分钟，达峰值血浆浓度时间为 13~15 分钟，感觉阻滞时间达 4~6 小时，具有对心脏毒性和神经毒性低、镇痛效果确切和作用时间长的特点。

（二）麻醉药物

1. 静脉麻醉药

（1）咪达唑仑：具有抗焦虑、催眠、抗惊厥和顺行性遗忘等作用，常用于镇静或全身麻醉诱导。全身麻醉诱导经静脉给药，剂量为 0.1~0.4 mg/kg，呼吸暂停发生率10%~77%，需引起重视。临床剂量咪达唑仑可降低脑耗氧量、脑血流和颅内压，对脑缺氧具有保护作用，不影响脑血流自动调节功能，可有效预防和控制癫痫大发作。咪达唑仑对脑电图也呈剂量相关性抑制。

（2）依托咪酯：为非巴比妥类静脉镇静药，具有中枢镇静催眠和遗忘作用，可以降低脑代谢率、脑血流量和颅内压，具有脑保护作用，由于其心血管效应小、血流动力学稳定，因此，脑灌注压维持良好，尤其适用于心血管功能不全的神经外科手术患者。依托咪酯用于全身麻醉诱导剂量为 0.15～0.30 mg/kg。长时间输注可抑制肾上腺皮质功能，故不宜连续静脉输注。

（3）丙泊酚：为一种高脂溶性的静脉麻醉药，具有起效快、代谢快、苏醒迅速完全、不良反应少、持续输注后无蓄积作用等特点，用于全身麻醉诱导和中到重度镇静维持。单次静脉诱导剂量为 2.0～2.5 mg/kg（复合其他镇静药、老年、体弱或颅内高压患者应减量），初始分布半衰期（2～8 分钟）非常短。麻醉维持需联合阿片类药物，一般采用静脉泵注 4～12 mg/（kg·h）或靶控输注 3～6 μg/mL。临床剂量的丙泊酚可降低颅内压、脑血流量和脑需氧量，增加脑缺血的耐受和减轻脑缺血再灌注脂质过氧化反应。同时丙泊酚具有明显的抗惊厥特性，可以用于癫痫患者控制癫痫发作。丙泊酚对脑电图也呈剂量相关性抑制，大剂量时可使脑电图呈等电位。

（4）右美托咪定：高选择性 α_2 肾上腺素能受体激动剂，具有中枢性抗交感作用，还有一定的镇痛、利尿和抗焦虑、抗唾液腺分泌作用，能产生近似自然睡眠的镇静作用，最大特点是临床剂量对呼吸无抑制，具有脑保护作用，可用于围手术期麻醉合并用药，尤其是术中唤醒麻醉。麻醉诱导剂量经推注泵每 10～15 分钟 0.5～1.0 μg/kg，麻醉维持剂量为 0.2～0.4 μg/（kg·h）。

2. 吸入麻醉药

所有吸入麻醉药呈浓度相关性脑血流量增加和降低脑耗氧量，由于毒性和麻醉效能原因，如安氟醚现已不再应用。

（1）异氟烷：对脑血流动力的影响呈剂量—效应相关，当浓度大于 1MAC 时，异氟烷增加脑血流量和颅内压，这种作用可被过度通气抑制，但异氟烷能减少脑耗氧量，尤其在脑缺血时可提供一定程度的脑保护作用。

（2）七氟烷：具有起效快、清醒快和对呼吸道无刺激的优点，可用于儿童和成人快速吸入诱导。七氟烷对脑血流的影响与异氟烷相似，吸入 0.5～1.0MAC（最低肺泡有效浓度）使脑血流和颅内压轻度增加，在大于 1.5MAC 时出现暴发性抑制，影响脑血流自动调节功能。临床剂量的七氟烷未见引起异常的癫痫样脑电的报道。

（3）地氟烷：具有血气分配系数低、起效时间短和药效缓和的特点，可以直接扩张脑血管，增加脑血流量及颅内压，降低脑氧代谢率。吸入大于 2MAC 地氟烷时，脑血管自身调节功能消失。

3. 麻醉性镇痛药

（1）芬太尼：临床最常用的麻醉性镇痛药对脑血流、脑代谢率和颅内压影响较小。反复注射或大剂量注射易在用药后 3～4 小时发生延迟性呼吸抑制，不利于术后早期拔除气管导管。

（2）舒芬太尼：镇痛作用是芬太尼的 5～10 倍，作用时间是芬太尼的 2 倍。可使颅内压增高，作用影响强于芬太尼，机制可能是其降低血压反射性扩张脑血管，增加脑血流而增高颅内压。

（3）瑞芬太尼：超短效阿片类药，注射后起效迅速，代谢消除快，无蓄积，经体内非特异性酯酶水解，停药后没有镇痛效应。

4. 肌肉松弛药

绝大多数非去极化肌肉松弛药对脑组织没有直接作用，可以在神经外科手术应用，但高血压和组胺释放引起脑血管扩张可增高颅内压，而低血压（组胺释放和神经节阻滞）可降低脑灌注压。麻醉诱导时可选用罗库溴铵，起效快，适用于气管插管。维库溴铵和顺阿曲库铵组胺释放作用小，可优先考虑术中应用。有条件者建议应用肌松监测仪指导肌松剂应用，但对一些特殊神经外科手术慎用或不用肌松药为佳。

（三）麻醉监测

神经外科手术常规监测与其他外科手术相同，但由于其自身疾病和手术的特殊性，术中有时需要做一些特殊监测。

1. 颅内压的监测

围手术期监测颅内压有助于对颅内高压的发现和及时处理，通常由神经外科医师在术前行腰穿脑脊液测压或脑室脑脊液压，后者由于操作简单，监测可靠，更能被大多数患者选用，因此被视为颅内压监测的"金标准"。另外，还有研究通过植入压力传感器测定颅内压，包括硬膜外压力、硬膜下压力、脑室压力和脑组织压力。

2. 尿量和水、电解质的监测

神经外科手术经常使用渗透性脱水剂和利尿剂降低颅内高压，手术时间较长，术前需置入尿管，术中应每 0.5~1 小时测定 1 次尿量，了解出量以指导补液，同时掌握电解质的变化，维持内环境的平衡。

3. 神经电生理监测

神经电生理监测应用于神经外科手术可以及时发现手术对神经组织的影响，实时反馈手术信息，指导手术进程，提高患者术后生存质量。目前应用于临床的神经电生理监测技术有脑电图（EEG）、肌电图（EMG）、躯体感觉诱发电位（SEP）、运动诱发电位（MEP）、脑干听觉诱发电位（BAEP）、视觉诱发电位（VEP）等。术中应用神经电生理监测技术不影响手术操作，受外界干扰小，通过术中监测可以预测、判断手术后神经功能，对于大脑功能区手术、颅后窝手术、脊髓手术、脑血管手术及微创神经外科手术有着重要意义，但影响因素较多，需要多方密切配合。

4. 近红外光谱脑氧监测

脑组织对缺氧缺血耐受性很差，长时间缺氧将导致神经系统并发症，导致患者生存质量下降。因此，在神经外科手术有必要实时监测脑组织的氧合状况，以达到脑保护、防治脑缺氧的目的。近红外光谱（NIRS）是近年发展起来的一种检测方法，可以直接实时、无损地得到患者脑组织的氧饱和度（$rScO_2$），目前鉴于其具有一定技术要求，还未能作为常规监测实施。

二、术前麻醉评估

1. 全身情况

麻醉医师术前应访视患者，了解患者的全身情况，结合病史资料、体格检查和实验室检查结果，综合评估患者的全身情况和麻醉风险。根据美国麻醉医师协会（ASA）分级，将患者全身状况分为 6 级，即目前临床常用的 ASA 分级。

ASA 分级如下。

Ⅰ级：正常健康。除局部病变外，无系统性疾病。

Ⅱ级：轻度系统性疾病，无功能受限。

Ⅲ级：重度系统性疾病，日常活动受限，但未丧失工作能力。

Ⅳ级：重度系统性疾病，随时存在生命危险（丧失生活能力）。

Ⅴ级：病情危重，生命难以维持的濒死患者。

Ⅵ级：确证为脑死亡，其器官拟用于器官移植手术。

Ⅰ、Ⅱ级患者一般可以较好地耐受手术麻醉，Ⅲ级及以上的患者麻醉风险大，应谨慎评估，综合全身情况和手术指征，判断手术时机。

2. 颅内压

颅内高压的定义为颅内压力持续大于 15 mmHg，临床表现为头痛、恶心、呕吐、视神经盘水肿、意识状态改变等，严重时导致患者神经系统功能损伤和形成疝，危及生命。CT和 MRI 检查表现中线移位、脑室大小改变和脑水肿。临床上引起颅内高压的原因有很多，如脑脊液回流不畅、脑血流量增加、脑组织体积增大、体液增多、血—脑脊液屏障破坏（血管源性脑水肿）等。

3. 神经精神系统功能

神经外科手术患者术前评估还需记录患者的精神意识状态，是否呈嗜睡、昏迷或伴有癫痫状态，同时注意是否伴有缺氧，呼吸道是否通畅，术前体格检查应注意神经系统功能评估，是否伴有特定的神经功能减退，是否伴有偏瘫失语，是否伴有感觉运动障碍。

4. 术前用药评估

对伴有颅内高压患者术前多应用脱水、利尿治疗，应注意体液和电解质平衡紊乱；中枢介导的内分泌紊乱疾病如垂体瘤应注意有无应用皮质激素引起的血糖增高。对癫痫状态，术前要使用抗癫痫药或镇静药控制发作，注意监测抗癫痫药的血药浓度。神经外科手术患者术前怀疑或已存在颅内高压者，避免术前用药，以免引起呼吸抑制，导致高碳酸血症，增高颅内压而危及生命。而对于颅内动脉瘤、动静脉畸形的特殊患者，术前需要镇静，有时需要持续镇静至麻醉诱导前。

三、常见疾病的麻醉管理

（一）颅内占位手术的麻醉管理

颅内占位病变的原因是多种性的，病变部位可位于颞部、额部、顶枕部等，临床表现主要取决于病变的位置、生长速度和颅内压变化，多表现为头痛、抽搐、认知功能减退、部分神经功能减退。

1. 术前处理及用药

术前访视患者时需重点评估是否有颅内高压及神经系统病变，颅内压正常患者可给予苯二氮䓬类药物（口服或肌内注射咪达唑仑）。特殊用药如皮质激素或抗癫痫药应持续至术前。

2. 术中监测

除一般气管内插管全身麻醉常规监测外，必要时应监测有创动脉血压和中心静脉压，以便于动态观察血压变化、采集动脉血样做血气分析指导调节 $PaCO_2$，以及通过中心静脉通路输注液体，必要时泵注血管活性药物。位于特殊部位的占位应进行神经电生理监测，精确切除病变部位，减少手术造成的中枢损伤，如巨大垂体瘤切除应监测视觉诱发电位，可以有效避免视神经损伤。

3. 麻醉特点

颅内占位手术的麻醉重点在于调控脑血流量，预防低氧血症，维持脑功能，麻醉用药选择不升高颅内压的药物。

（1）避免颅内压进一步升高进而影响脑血流，尤其在麻醉诱导和气管插管阶段。诱导前可以应用渗透性利尿剂、激素或行脑室穿刺，引流脑脊液，改变颅内顺应性，诱导时可以配合适当的过度通气来降低颅内压，保持一定的麻醉深度，减少应激反应，可以选用丙泊酚、芬太尼配合非去极化肌松剂插管，对于循环不稳定患者可以应用依托咪酯替代丙泊酚。

（2）维持适当的动脉血压，血压过高使脑血流增加，加重脑水肿，导致颅内压增高；血压过低也会影响脑灌注压，进而造成脑功能受损。

（3）根据血气分析结果指导 $PaCO_2$，维持 $PaCO_2$ 在 $30\sim35$ mmHg。过低的 $PaCO_2$ 可能引起脑缺血和血红蛋白释放氧气障碍。

（4）严重脑水肿和颅内高压的患者术中液体入量应控制，避免应用含糖溶液造成脑缺血损害。术中应用了渗透性利尿剂、高渗性脱水药的患者注意电解质的变化，根据术中实际出血情况决定是否输血。

（5）根据手术进程合理选择停药时机，没有发生神经系统并发症的患者若已清醒、自主呼吸恢复良好，可以拔除气管导管，避免呛咳引起颅内出血或脑水肿。保留气管导管患者注意给予镇静，避免躁动。

（二）颅内血管疾病手术的麻醉管理

1. 动静脉畸形

颅内动静脉畸形是先天性血管异常，临床出现症状时往往是在畸形血管破裂后，表现为蛛网膜下隙出血或颅内血肿，严重的伴有脑水肿、颅内高压甚至脑疝。疾病的严重程度取决于血管破裂后出血量、血肿部位、脑疝程度以及抢救是否及时。目前治疗方式有血管内栓塞治疗、放疗以及手术切除畸形血管。

麻醉多选用气管内插管全身麻醉，由于术中手术时间较长、出血量较多，麻醉管理比较复杂，重点在于循环管理和脑保护。

（1）术前建立多条大静脉通路，对血管畸形范围大、病变程度严重的手术患者术前需准备血液制品和术中应用血液回收机，还可以术前先行栓塞治疗以减少术中出血，这类患者术中要求建立中心静脉通路和有创动脉血压监测，动态观察血压变化，以利于及时处理血压波动。

（2）术中根据手术进程和需要施行中度控制性降压，降低畸形血管壁张力和脑血流，减少术中出血。常用药物有钙通道阻滞剂尼莫地平、血管扩张剂硝酸甘油或硝普钠等，应用控制性降压时需注意降压幅度不宜超过基础血压的30%，降压时间不宜过长，尽量在短时间内将血压降至所需水平，恢复正常血压后要注意观察，防止颅内压反跳升高、脑出血和脑水肿。

（3）避免颅内压进一步升高，术中给予甘露醇和行适当的过度通气，维持 $PaCO_2$ 在 25~30 mmHg，有利于减轻脑水肿、降低颅内压，过度地降低 $PaCO_2$ 可进一步加重畸形血管周围脑组织缺氧，加重脑损害。

（4）病变范围大、手术时间长，注意施行脑保护措施，必要时给予低温治疗。

2. 动脉瘤

颅内动脉瘤多发生在大脑基底动脉环的前部，临床上大多数患者因为发生动脉瘤破裂，出现急性蛛网膜下隙出血而发现，典型的症状表现为突发头痛伴有恶心、呕吐，容易致残或死亡，治疗后也有发生再次出血和血管痉挛的可能，再次出血破裂的病死率高达 60%。

（1）术前处理及用药：术前评估重点是了解患者动脉瘤是否破裂、是否伴有颅内高压，根据临床症状及 CT 扫描结果可以做出判断。在没有颅内高压而意识正常的患者，在避免抑制呼吸循环的前提下，为了消除患者紧张情绪，防止发生动脉瘤破裂或再出血，可以给予镇静至麻醉诱导前，常用口服或肌内注射咪达唑仑。

（2）术中监测：动脉瘤手术中可能发生动脉瘤破裂或再出血，使血液丢失过多，因此术中需备血液回收机及开放多条粗大静脉通道，建立中心静脉压监测和有创动脉血压监测，指导液体入量和动态观察血压变化，视手术需要做控制性降压处理以减少出血，维持适当低的平均动脉压或收缩压，但平均动脉压不应低于 50 mmHg 以避免脑灌注压过低发生脑功能障碍。术中 $PaCO_2$ 维持在 25~30 mmHg，过度通气引起颅内压过度降低会增加动脉瘤的跨壁压和壁应力，增高瘤体破裂风险。

（3）麻醉特点：动脉瘤手术麻醉重点在于避免瘤体破裂或再出血，避免加重脑缺血或脑血管痉挛。

1）麻醉诱导过程应平稳，在不过度降低血压的同时适当加深麻醉深度，避免发生呛咳、体动等气管插管反应，必要时可联合应用小剂量的 β 受体阻滞剂或钙通道阻滞剂。

2）麻醉维持过程中，在分离瘤体时行控制性降压是有益的，可以减少出血、良好暴露手术野，利于夹闭动脉瘤。可以通过加深麻醉深度、应用血管扩张剂如硝普钠、钙通道阻滞剂如佩尔地平等做控制性降压，维持适当较低的平均动脉压。注意低血压时间不宜过长，避免发生脑功能障碍，期间可以给予轻度低温措施（冰袋、冰帽）保护脑功能。

3）术前应备好血液回收机及血液制品，术中根据中心静脉压、出血量和尿量指导液体入量，为防止脑血管痉挛，适当扩充容量，保持中心静脉压（CVP）大于 5 cmH_2O、血细胞比容（HCT）在 30%~35%。避免输注葡萄糖溶液，因其代谢可产生水分引起脑水肿。可以选用平衡盐溶液和羟甲淀粉制品。

4）做好控制性呼吸管理，适当地降低 $PaCO_2$ 有利于降低颅内压，术中 $PaCO_2$ 维持在 25~30 mmHg，一旦发生脑血管痉挛，就不必做过度通气。

5）术中一旦发生动脉瘤破裂，主动施行控制性降压，利于及时阻断供血动脉或暴露瘤颈夹闭，同时积极快速输血、输液，维持血容量，维持基本生命体征平稳，必要时给予血管活性药物处理。

6）手术结束根据患者神经功能状况决定是否拔除气管导管，拔除气管导管时注意保持患者安静、不躁动，避免再出血。

（三）颅后窝手术的麻醉管理

颅后窝手术具有特殊性，常累及脑干、延髓，手术可能损伤脑干生命中枢，同时支配颅面的周围神经集中于此，因此手术较为复杂。常见的颅后窝疾病包括小脑半球肿瘤、小脑蚓部肿瘤、第四脑室肿瘤、脑桥小脑角肿瘤及脑干肿瘤。手术需要特殊体位，多为侧卧位或俯卧位，部分采用坐位，坐位对颅后窝双侧病变手术有突出优势，但给麻醉管理和监测带来困难，增加了气颅、静脉空气栓塞发生的风险。

1. 术前处理

术前访视患者重点在于评估全身情况，尤其是发病以来的循环和呼吸功能状况，同时应注意有无强迫头位及颈部活动受累，这些评估对选择手术入路和手术体位具有重要意义，另外还需了解病变的位置、大小及对周围组织的压迫情况。术前循环和呼吸功能不稳定、脑脊液梗阻、颅内高压等情况需重视，患者处于危象，麻醉风险较大，需做特殊处理。

2. 术中监测

除常规标准监测外，有创动脉压和中心静脉压的监测对术中发生并发症的判断和处理具有重要意义。另外，$PaCO_2$ 的变化对监测静脉空气栓塞的发生也具有重要价值，术中维持适当的过度通气，维持 $PaCO_2$ 在 30~35 mmHg。术中应用脑神经监测技术，可以最大限度地切除病变，同时保护神经功能，降低神经病理学损害。

3. 麻醉特点

（1）麻醉诱导要求平稳，避免血压波动过大、呛咳及屏气等影响颅内压和脑灌注压不良因素，选择丙泊酚等具有脑保护作用的麻醉药物；插管过程中不宜过度后仰头部，避免延髓过度受压。

（2）麻醉深度维持适当，保持血流动力学稳定，选择麻醉效能好、易于调控及具有降低脑代谢的麻醉药物，避免进一步增加颅内压，可以应用丙泊酚联合七氟烷平衡麻醉方法。

（3）术中液体入量根据中心静脉压、尿量指导，适当补液，首选平衡盐溶液，也可输注羟甲淀粉制品，维持尿量 2 mL/（kg·h）。

（4）手术体位无论是侧卧位、俯卧位还是坐位，要注意体位摆放不当对患者造成损伤，尽量保持患者舒适，术前应在患者清醒状态下施行体位试验，取得患者配合。

（5）颅后窝手术发生空气栓塞的风险较大，尤其是坐位手术发生概率增加，由于头高于心脏水平，重力作用使开放的静脉压力低于大气压，空气易从损伤的静脉口、静脉血窦进入静脉系统形成气栓，严重者可引起急性肺动脉气体栓塞症甚至肺动脉梗死、死亡。全身麻醉下，往往首先表现为 $PaCO_2$ 急速降低，但也可伴血流动力学改变症状，如突然的低血压、心率增快、心律失常等。一般只有较大量气体进入静脉才会有明显临床表现。一旦判断发生空气栓塞，应及时处理，维持血流动力学稳定，及早关闭颅腔、中断气源，通过中心静脉通路回抽出进入的空气，如果持续的循环停止，应立即将患者置于平卧位进行高级生命支持步骤复苏。

（四）垂体腺瘤手术的麻醉管理

垂体腺瘤多具有分泌激素功能，临床表现依据肿瘤压迫正常垂体组织产生进行性不同内分泌功能紊乱，常见的分泌激素的垂体腺瘤有 ACTH 腺瘤、TSH 腺瘤、GH 腺瘤、PRL 腺瘤等。直径在 10 mm 以下的肿瘤通常在显微镜下经蝶骨入路手术，这类手术方式常见；直径大于 20 mm 的肿瘤通常行双额开颅手术。

1. 术前处理及用药

术前访视时注意不同患者内分泌功能变化，详查激素水平，功能低下者应注意补充，这类患者手术麻醉耐受性差，而腺垂体功能亢进者如肢端肥大症等具有特殊面容，可能有困难插管，术前应做好评估。术前用药没有特殊要求，可以给予咪达唑仑稳定患者情绪，减小心理应激。

2. 术中监测

常规气管内插管全身麻醉监测，根据血气分析结果调节麻醉机参数，尽量保持患者呼吸参数符合正常生理水平；特殊患者围手术期需进行激素水平动态监测，如 ACTH 和皮质醇水平，肿瘤切除后可能发生 ACTH 水平降低，应及时补充。合并糖代谢紊乱的患者注意监测血糖和尿糖变化，及时纠正。

3. 麻醉特点

经颅手术入路同一般开颅手术，经蝶入路微创手术具有手术时间短、刺激强度大的特点，因此麻醉用药选择短效、镇痛强度大的药物为宜。

（1）术前评估患者是否有困难插管，判断有困难插管患者可以应用纤支镜插管或表面麻醉加清醒插管。

（2）气管导管选用"U"形异型导管或加强型气管导管，避让开患者口唇及其上方空间，配合显微外科手术特点，创造良好手术条件；气管导管需带有气囊，防止围术期各种分泌物流入口腔后进入气道，保障呼吸道管理安全。

（3）麻醉应用全凭静脉麻醉方法，选用丙泊酚联合瑞芬太尼，麻醉可控性强，术毕患者清醒快、恢复质量高，利于早期拔管。拔除气管导管前需吸引干净口腔内分泌物。为预防术后恶心、呕吐，可给予止吐药。

（五）脊柱手术的麻醉管理

施行脊柱手术的疾病原因有多种，常见的有先天性畸形，如脊柱侧弯、创伤、退行性病变引起的神经根或脊髓压迫症、肿瘤及感染等，通过脊柱手术可以解除畸形，解除脊髓压迫以及切除肿瘤或引流脓肿、血肿等。

1. 术前处理及用药

术前访视患者重点在于评估是否存在心肺功能障碍和通气障碍，伴有高位截瘫的患者首先评估生命体征，记录神经功能障碍情况。了解手术方式，术中需要做唤醒麻醉的手术如脊柱侧弯矫形手术，术前需与患者进行良好沟通；创伤患者明确诊断后与外科医生沟通手术时机，尽可能恢复神经功能；仔细评估患者的头颈部情况，做好特殊插管准备。术前诊断为退行性病变的患者多有明显疼痛，术前用药可以考虑给予阿片类镇痛药，但术前伴有通气障碍或困难气道的患者应避免给予阿片类药物。

2. 术中监测

除了常规监测外，对一些特殊手术需要做特殊监测，如有创动脉血压监测和中心静脉压监测等，需要做控制性降压处理时应利于动态观察血压和容量变化。术中需要做唤醒麻醉的患者，麻醉方法选择短效药物为主的全凭静脉麻醉，为避免术中知晓发生及更好地调节麻醉深度，应做麻醉深度监测，如脑电双频指数监测或指数监测等。术中如果需要监测脊髓功能，可行躯体感觉诱发电位和运动诱发电位监测，避免手术损伤和功能测定。

3. 麻醉特点

脊柱手术多在俯卧位下手术，手术涉及脊柱多个节段，手术方式复杂，风险较大，对麻醉管理要求较高。

（1）麻醉诱导前评估好患者的气道情况和麻醉耐受性，做好困难插管的准备，采取必要的特殊插管方式。

（2）术中需要俯卧位的手术患者，在摆放体位之前注意气管导管妥善固定，建议选择加强型气管导管，避免导管受压、滑脱。俯卧位时应保护患者头面部、胸部、生殖器等部位压迫性坏死，应用软垫等支撑装置尽量使患者舒适，同时避免关节过度外展造成神经损伤。俯卧位下眼部受压，引起眼内压增高以及术中低血压发生，时间过长会造成视网膜缺血而失明。

（3）预计术中血液丢失过多，术前需准备血液回收装置及备血液制品，术中根据患者情况和手术需要做控制性降压处理以减少手术出血，将平均动脉压控制在 $55 \sim 65$ mmHg，掌握好控制性降压指征和明确风险，避免重要脏器灌注不良和失明。

（4）术中出血过多、创面渗血严重时，应注意纠正凝血功能，必要时输注血小板、新鲜冰冻血浆和冷沉淀物。

（5）了解手术方式，术前与术者和患者沟通，术中需要做脊髓功能监测及采用唤醒麻醉方式的手术，麻醉维持用药选择短效麻醉药物，尽可能减少麻醉药物对脊髓功能监测的影响及令患者术中按需清醒配合指令性动作，以判断脊髓功能状况。

（六）脑外伤手术的麻醉管理

脑外伤可分为开放性和闭合性两类，外伤的严重性与受伤时神经损伤的不可逆程度以及有无继发性损伤有关。常见的脑外伤有颅骨骨折、硬膜下硬膜外血肿、脑挫裂伤、穿通伤等，多数为急症手术，伴有不同程度意识障碍甚至昏迷，若合并其他脏器损伤，可增加病死率。一般采取手术治疗，术前 CT 检查可以明确诊断。

1. 术前处理及急救

迅速评估患者呼吸及气道情况、循环状态、神经系统状态，了解有无复合伤及既往慢性病史，对这类外伤患者尤其是重型颅脑损伤患者，应采取有效措施控制呼吸道，保证有效的通气和氧合，及时纠正低血压。

2. 麻醉管理

（1）所有患者应按饱食状态处理，麻醉诱导前尽可能安置胃管，抽出胃内容物，气管插管前正压通气时压迫环状软骨。诱导用药选用起效迅速的药物，如丙泊酚、罗库溴铵，伴有循环不稳定的患者减少丙泊酚用量或改用依托咪酯。

（2）严重脑外伤患者尽快建立有创动脉血压监测和中心静脉通路，积极纠正低血压，动脉血压过低，可影响脑灌注压，继发脑功能损伤，动脉血压应维持在正常水平，过高血压可加剧脑出血而且升高颅内压，处理上可以通过加深麻醉或者给予抗高血压药物。

（3）避免颅内压进一步增高，取头高位 15°，适当地过度通气，维持 $PaCO_2$ 在 $30 \sim 35$ mmHg，去骨瓣前快速给予甘露醇控制脑水肿、降低颅内压。

（4）术中根据中心静脉压指导液体入量，适当限制液体入量以避免加重术后脑水肿的发生。但伴有大出血、低血压时应积极输液输血。脑外伤患者多伴有血糖升高，可进一步加重脑损害，因此术中需监测血糖，对于高血糖可以给予胰岛素治疗。

（5）严重脑外伤患者可能伴有凝血功能异常，对这类患者凝血功能的及时监测和维持也是成功治疗该类患者的关键环节，应监测国际标准化比值、激活凝血酶原时间、血小板计数等以及 D-二聚体，凝血功能异常发生与脑损伤程度相关，可以通过输注血小板、新鲜冰冻血浆和冷沉淀物甚至重组激活Ⅶ因子治疗。

（6）手术结束根据患者神经系统功能情况、术前外伤严重程度、是否有复合伤等判断能否拔除气管导管。术前意识清楚、手术顺利的患者应于清醒后尽快拔管，尽早评估神经系统功能；严重脑外伤、持续颅内高压患者术后需保留气管导管，镇静带机。

四、术中唤醒麻醉

术中唤醒麻醉指在手术过程中的某个阶段要求患者在清醒状态下配合完成某些神经测试及指令动作的麻醉技术，主要包括局部麻醉联合镇静或真正的术中唤醒全身麻醉技术。通过唤醒麻醉的实施，可以保持患者在唤醒状态下进行脑组织定位和脑功能监测，尽可能合理切除脑功能区病变，同时最大范围保留正常脑组织，减少术后并发症，提高患者生活质量。

唤醒麻醉技术目前广泛应用于脑功能区手术，其具体实施的过程即麻醉—清醒—麻醉3个阶段，要求麻醉医师根据手术不同阶段做出不同麻醉深度调节，确保患者在唤醒时达到完全清醒配合脑功能区监测，避免术中发生麻醉相关并发症。

1. 术前访视

麻醉医师术前访视时首先要注意患者的合作程度，通过与患者良好的谈话沟通，消除患者的紧张、焦虑情绪，详细解释麻醉具体过程以及可能产生的不适，取得患者的理解与配合。同时还应注意患者的神经功能状态以及在此期间的用药情况。术前避免应用镇静药，减少对皮质脑电描记的影响。

术中唤醒麻醉的禁忌证包括术前意识不清、精神障碍、交流理解困难、术前严重颅内高压、低位枕部肿瘤、与硬脑膜有明显粘连的病灶及无经验的神经外科和麻醉科医师。

2. 麻醉方法与麻醉药物选择

术中唤醒麻醉目前多选用局部浸润麻醉联合全身麻醉，局部麻醉药物采用长效酰胺类药物盐酸罗哌卡因，其心脏毒性和中枢神经系统毒性小，以 0.5% 罗哌卡因用于头皮切口20 mL 和颅钉处浸润 5 mL；还可以根据不同切口部位通过做选择性三叉神经感觉支阻滞，包括耳颞神经、颞浅神经、眶上神经、滑车神经、枕大神经、枕小神经，做头皮局部麻醉，每支神经 0.5% 罗哌卡因 2~5 mL，效果更好。神经外科医师局部麻醉技术是关键，完善良好的局部麻醉效果可以减少全身麻醉用药、控制血流动力学稳定，唤醒阶段患者没有疼痛刺激有利于减少躁动的发生。

全身麻醉方法多选用全凭静脉麻醉，短效麻醉药物可控性更好，丙泊酚和瑞芬太尼是常用选择，多采用静脉泵注入或靶控输注模式。近年来，右美托咪定的临床应用得到关注，由于其没有呼吸抑制不良反应，提高了在唤醒手术应用的安全性。

3. 术中麻醉管理

术中唤醒手术体位多为仰卧位或侧卧位，应注意在麻醉前给予患者体位固定，尽量保持患者舒适，在腋下、背部、双腿等放置垫枕，四肢留有一定的活动空间，避免唤醒阶段患者因体位不适而发生躁动。

术中常规监测生命体征，应有呼气末二氧化碳分压（$PetCO_2$）监测，视手术需要决定是否给予有创动脉监测，癫痫患者的有创动脉置管需在发作肢体的对侧。术中联合与麻醉深度密切相关的脑电生理监测指标，如脑电双频指数（BIS）、听觉诱发电位（AEPi）、麻醉熵、麻醉意识深度指数（CSI）等，可以指导麻醉深度的判断和麻醉药物的输注，有助于提高唤醒的可控性。

头皮和头钉处的长效局部麻醉药做局部浸润麻醉可以减少全身麻醉药物用量，在唤醒期间兼具有镇痛作用，可减轻患者的疼痛和不适。常用 0.5% 罗哌卡因，起效 1~3 分钟，感觉阻滞时间可达 4~6 小时。全身麻醉药物采用靶控输注丙泊酚和瑞芬太尼，在开、关颅期间疼痛刺激较大，适当地加大麻醉深度，一般给予丙泊酚 3~6 μg/mL、瑞芬太尼 4~6 ng/mL，在临近唤醒期间逐渐减浅麻醉深度，适当给予镇痛药如曲马多 2 mg/kg，以避免唤醒期间疼痛刺激。唤醒期间以丙泊酚 0.8~1.0 μg/mL、瑞芬太尼 1 ng/mL 维持。术中应给予格雷司琼或苯海拉明等止吐药，避免因恶心、呕吐给患者带来不适而发生躁动、颅内压升高。右美托咪定由于具有镇静、镇痛作用且没有呼吸抑制等不良反应，可以联合瑞芬太尼和（或）丙泊酚进行术中唤醒麻醉，常用右美托咪啶 0.1~0.3 μg/（kg·h）输注。

唤醒麻醉术中气道管理是难点和关键。早期应用面罩、口咽/鼻咽通气道等保持患者自主呼吸，术中易出现脉搏血氧饱和度下降、高碳酸血症。以后应用气管内插管，但由于气管导管对呼吸道的刺激较强，在唤醒阶段患者难以忍受气管导管的刺激容易发生躁动、呛咳、升高颅内压。目前多推荐应用喉罩，喉罩是介于气管内插管和面罩之间的通气工具，可以保持患者自主呼吸，也可实施机械通气。尤其是第三代双管喉罩即食管引流型喉罩（PLMA）具有较大的杯罩和双罩囊，与咽部更加匹配，与呼吸道的密封性更好，其呼吸道密封压比传统的喉罩高 8~11 cmH$_2$O，在设计上增加了食管引流管，沿引流管放入胃管，及时排出胃内容，防止误吸的发生。喉罩的应用加强了呼吸道的管理，但在使用 PLMA 时应密切观察置入后气道压力的变化，避免位置不当、过浅过深、弯曲打折，影响通气效果。

4. 术中及术后并发症

术中唤醒麻醉为脑功能区手术定位提供了良好的条件，一方面保持术中合适的麻醉深度、血流动力学稳定，另一方面通过患者清醒状态配合完成神经功能评估，为手术成功提供了保障，但术中唤醒麻醉仍然可能出现一些并发症，危害性巨大，包括呼吸抑制、癫痫发作、疼痛、烦躁不安、呼吸道梗阻、恶心、呕吐、颅内压增高、低血压或高血压、低温寒战、空气栓塞等，其中呼吸系统并发症最为常见，虽然应用喉罩有效地管理了气道，但仍应警惕喉痉挛的发生，整个围手术期应注意保持呼吸道的通畅，减少分泌物。对于癫痫发作的患者，仅是短暂轻微发作可暂不处理，发生惊厥或全身性发作时必须立即处理，包括保持呼吸道通畅、镇静、避免刺激、维持生命功能，可以给予丙泊酚静脉注射或地西泮控制惊厥。术中预防性应用止吐药可以有效减少唤醒期间和术后恶心、呕吐，避免因尿潴留、尿管刺激等不良刺激和疼痛导致患者烦躁不安，提倡完善的镇痛、适度保温以及稳定血流动力学，尽量减少术中、术后并发症。同时要注重患者的心理状态，避免导致唤醒手术后引起的严重的创伤后应激障碍（PTSD），术前良好的沟通、术后情绪调节、认知行为治疗等有利于这类手术患者的心理治疗。

五、术后麻醉管理

神经外科手术患者术后早清醒、早拔管有利于神经系统功能早期评估和恢复，这类手术患者术后麻醉管理重点在于合理选择气管导管拔除时机和相关并发症的预防和处理。

1. 气管导管拔除

神经外科手术患者气管导管拔除时机一般选择在较深麻醉状态（意识未完全清醒）、生命体征平稳、自主呼吸恢复良好、吸入空气 5 分钟脉搏血氧饱和度（SpO$_2$）≥95%，拔管前仔细清理呼吸道分泌物，同时准备好口咽、鼻咽通气道及插管器具，以备再次插管。但对于术前评估气道困难的患者，以及行经鼻蝶垂体腺瘤切除手术的患者，要求患者必须意识恢复清楚再拔除气管导管。拔除气管导管动作要轻柔，避免患者发生剧烈呛咳引起颅内出血、颅内压增高，可以静脉给予小剂量丙泊酚 20～30 mg 或利多卡因 1.5 mg/kg。

2. 神经外科手术麻醉后常见并发症及处理

（1）呼吸道梗阻、低氧血症：分泌物增多、舌后坠、声门水肿等是常见的呼吸道梗阻原因，严重呼吸道梗阻可以引起急性肺水肿，通过充分吸引分泌物、托下颌、放置口咽或鼻咽通气道可以改善呼吸道通畅。低氧血症的发生多见于麻醉药和肌肉松弛剂蓄积、残余作用以及循环不稳定的患者。处理上予以吸氧、呼吸通气支持，适当给予催醒药物、肌肉松弛剂拮抗药物。如果是因为循环不稳定所致，应同时改善循环支持，必要时给予输液、输血或血管活性药物。

（2）高血压或低血压：术后高血压多见于患者术前有高血压病史、疼痛、尿管刺激不适、缺氧、二氧化碳潴留等，应仔细分析判断原因，对因治疗处理。如是术前即高血压且正规服药降压的患者，可以给予其术前同类降压静脉制剂予以降压处理；因疼痛刺激引起血压增高者，可以给予阿片类药物镇痛处理。术后低血压警惕手术部位出血、术中体液丢失所致容量不足，注意观察引流管中引流物的颜色和引流量。

（3）躁动：术后躁动多由于各种有害刺激诱发或加重，常见原因包括疼痛、气管导管刺激、导尿管刺激等，处理上可给予镇痛药物舒芬太尼、芬太尼或小剂量镇静药物咪达唑仑、丙泊酚等，但要警惕药物过量引起的呼吸、循环抑制。

（4）恶心、呕吐：神经外科手术后恶心、呕吐发生较常见，可静脉给予止吐药物 5-羟色胺受体阻滞剂如恩丹司琼、格雷司琼等，也可联合应用地塞米松、氟哌利多增强止吐效果。

（5）寒战：神经外科手术一般时间较长，术中室温较低、失血失液、大量未加温液体输注，引起体温降低、寒战发生。可以通过加强保温措施、减少体热丢失及静脉给予曲马多 1～2 mg/kg 缓解寒战发生。

（戴智博）

第四节　神经外科体表定位标志

人体表面常因骨或肌的某些组分形成可以看到或触及的凹凸、孔缝，称为体表标志。临床上常利用这些标志作为确定深部器官位置、判断血管和神经走向以及穿刺定位的依据。神经外科相关的一些体表定位标志，对于手术切口的设计、入路的选择具有重要意义。

一、体表标志

额结节：额骨两侧的隆起称额结节，深面分别正对同侧大脑半球额中回。

眉弓：眶上缘上方弓形隆起，眉弓适对额叶下缘，其深面有额窦。双眉弓内侧之间的平坦部为眉间。

眶上孔：位于眶上缘的前中 1/3 交界处，也称眶上切迹。眶上血管和神经由此穿过。压眶反射即为按压该处。

颧弓：由颧骨的颞突和颞骨颧突构成的骨弓，其上缘相当于大脑半球颞叶前端下缘，深层为颞肌。颧弓将颅骨侧面分为上方的颞窝和下方的颞下窝。

颞线：顶骨表面的中部的稍下方，自前向后的两条弓状骨线，为上颞线和下颞线，下者略显著。是颞肌的附着点。

顶结节：颞线中央的最隆凸处。其深面为缘上回；下方 2 cm 适对大脑半球外侧沟的后支末端。两侧顶结节的连线长度是头部的最宽处。某些哺乳动物顶结节是生长犄角的地方。

翼点：位于颧弓中点上方两横指（3.5~4.0 cm）、颧骨角突后方 3.5 cm 处，为额骨、顶骨、颞骨、蝶骨 4 骨相接处形成的 H 形骨缝。此处骨质菲薄，内面有脑膜中动脉额支通过。

乳突：位于耳的后下方，其根部的前内方有茎乳孔，面神经由此出颅。乳突后部的颅底内面有乙状窦沟。

星点：枕、顶和颞骨乳突部汇合处，即顶乳缝与颞鳞缝的相交点。相当于人字缝下端，位于乳突尖后缘向上 5 mm 处，正对乳突上嵴的尾端，其深面为横窦与乙状窦交汇点。

枕外粗隆：位于项后皮肤纵沟的上端，是后枕部中线处突出的骨结。其内面为窦汇。枕外粗隆（枕外隆凸）向两侧的弓形骨嵴称上项线；其下方有与上项线平行的下项线。

颅缝：主要有冠状缝、矢状缝和人字缝。额骨与两侧顶骨连接构成冠状缝，可于两侧翼点之间扪及。两侧顶骨连接为矢状缝，呈矢状位走行，其深面为上矢状窦和大脑纵裂。矢状缝多不位于正中，而是稍微偏右。后接人字缝。人字缝系两侧顶骨与枕骨链接成的骨缝，呈"人"字状。由人字缝和矢状缝交汇的人字点走向两侧乳突基部。

颞鳞缝：前起翼点，后至星点，介于颞骨、额骨与顶骨之间的骨缝。

枕乳缝：枕骨与乳突后缘间的骨缝，属人字缝向枕骨的延伸。

顶乳缝：顶骨与乳突基部的骨缝，属人字缝向顶骨方向的延伸。

颅囟：新生儿颅骨尚未发育完全时，颅囟被纤维组织膜充填。前囟最大，位于矢状缝前端与冠状缝相接处，呈菱形，出生后 1~2 岁闭合。后囟在矢状缝与人字缝相接处。出生后约 3 个月即闭合。此外还有蝶骨大翼尖端处的蝶囟，顶骨后下角处的乳突囟，它们都在出生后不久闭合。

二、体表投影

采用 Kronlein 颅脑定位法，确定图示 6 条标志线，以描述脑膜中动脉和大脑半球背外侧面主要沟、回的位置及体表投影（图 2-1）。

脑膜中动脉：动脉干经过④与①交点，前支通过④与②的交点，后支则经过⑥与②交点。

中央沟：投影在④与②交点与⑥和③交点的连线上，介于⑤与⑥间的一段。

中央前、后回：分别投影于中央沟投影线前、后各 1.5 cm 宽的范围内。

外侧裂：其后支在②与中央沟所成夹角的等分线上，此线由④斜向⑥，其中份为颞横回。

Broca 区（运动性语言中枢）：在优势半球侧④与②交点前上方。

角回：耳郭上方，在优势半球是 Wernicke 区的一部分。

角回动脉：位于外耳道上方 6 cm。

大脑下缘：由鼻根中点上方 1.25 cm 处向外，沿眶上缘向下后，再经颧弓上缘向后，经外耳门上缘连线至枕外隆凸。

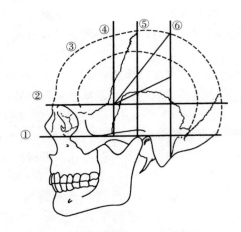

图 2-1　颅脑结构表面定位的标志线

注　①下水平线：通过眶下缘与外耳门上缘的线。②上水平线：经过眶上缘，与下水平线平行的线。③矢状线：从鼻根沿颅顶正中线到枕外隆凸的弧线。④前垂直线：通过颧弓中点的垂线。⑤中垂直线：经髁突中点的垂线。⑥后垂直线：经过乳突根部后缘的垂线。这些垂直线向上延伸，与矢状线相交。

三、脊柱的表面标志

舌骨上缘：平第 3 颈椎（C_3）棘突。

甲状软骨上缘：在第 4、第 5 颈椎（C_4、C_5）椎体之间。

环状软骨：平第 7 颈椎（C_7）椎体。

隆椎：第 7 颈椎（C_7）棘突，头前屈时此棘突最为后突。

两侧肩胛冈连线：平第 3 胸椎（T_3）棘突。

肩胛下角：平第 7 胸椎（T_7）横突。

脐：平第 3 腰椎（L_3）横突。

两侧髂嵴最高点的连线：正对第 4 腰椎棘突或第 3、第 4 腰椎（L_3、L_4）棘突间隙。

两侧髂后上棘连线：平第 2 骶椎（S_2）棘突。

（戴智博）

第五节　体位与手术入路

一、开颅手术一般原则

1. 术前准备及用药

（1）术前晚上淋浴和洗头：如需要，同时剃头。手术消毒前可用甲紫在头部标画出中线、切口和邻近重要结构的体表位置。

（2）肿瘤患者如果术前应用激素治疗，术前 6 小时增加 50% 剂量。术前未用者，术前 6 小时给予地塞米松 10 mg 静脉滴注。

（3）如已经服用抗癫痫药，继续同样剂量。如术前未用抗癫痫药且手术涉及脑组织者，给予抗癫痫药，如苯妥英钠 300 mg，每 4 小时口服 1 次（早晨用少量水服下），连用 3 次。

（4）感染性手术，应在手术前给予抗生素。如为无菌手术，术中可预防性应用抗生素。

（5）推荐使用充气压力靴或长筒弹力袜，避免下肢静脉血栓。

2. 麻醉

对于一些相对简单的手术，如头皮肿物、颅骨骨瘤、慢性硬膜下血肿钻孔引流，可采用局部麻醉，同时静脉给药镇痛。绝大多数神经外科手术需要全身麻醉。

3. 体位

依手术部位而定，选取体位的原则是争取手术野的良好暴露，有利于手术操作，长时间体位摆放不应造成患者身体损害，头部不宜过低过高，避免出血过多或气栓。具体包括：①仰卧位，适用于额、颞和鞍区病变，头部可偏向手术对侧；②侧卧位，适用于颞、顶、枕、颅后窝和脊髓手术，可增加侧卧角度以利暴露；③俯卧位，少用，适用于枕部、颅后窝和脊髓的手术；④坐位，少用，适用于颅后窝和高段颈髓的手术。

4. 手术切口选择

一般原则是选择入路距离近，同时避开重要结构和功能区，又可获得最佳手术视野（图 2-2、图 2-3）。在神经导航设备、内镜等辅助下，可以选择小切口小骨瓣锁孔入路。幕上开颅皮瓣基底应朝向供血动脉方向，基底宽度一般≥5 cm，皮瓣不宜过高，横与高之比不宜超过 1 : 1.25。

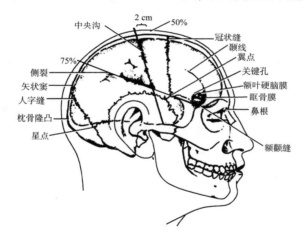

图 2-2　脑重要结构的体表定位

二、标准开颅术

1. 头皮切开

头部局部麻醉后，术者和助手每人用一只手，手指并拢用纱布压在切口两旁，一次切开皮肤长度不应超过手指范围，深度到达帽状腱膜下，头皮夹止血，手术刀锐性或钝性分开帽状腱膜下至皮瓣基底。皮瓣下填纱布卷翻向下方，盐水纱布覆盖。

2. 骨瓣成形

如骨瓣游离，可切开和仔细推开骨膜或肌肉筋膜。如保留肌蒂和骨膜，可切开远侧骨膜，分别打孔。一般打孔 4~5 个，如应用铣刀，骨孔可适当减少。不易出血部位先钻孔，近静脉窦和脑膜中动脉处最后钻孔。如怀疑颅内压高，应在钻孔前静脉输注 20% 甘露醇 250 mL，降低颅压。在相邻两个骨孔穿入线锯导板，带入线锯锯开骨瓣。肌蒂处可在保护肌蒂下锯开，也可两侧咬骨钳咬开。骨瓣取下后，骨窗边缘涂骨蜡止血。

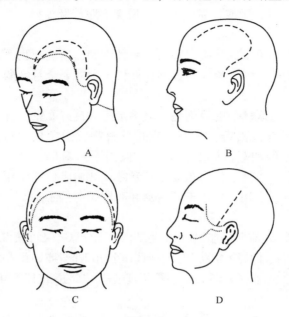

图 2-3 不同手术入路切口

注 A. 额颞瓣入路；B. 改良翼点入路；C. 双侧额颞瓣（冠瓣）入路；D. 骨窗开颅手术入路。

3. 硬脑膜切开

切开硬脑膜前，应将术野冲洗干净，骨缘四周悬吊硬膜，避免硬膜塌陷出现硬膜外血肿。骨缘四周铺湿棉条，手术者洗净或更换手套。硬膜可"十"字切开，颅后窝为"Y"形切开，"U"形切开硬膜时基底应在静脉或静脉窦方向。切开中如血管出血，可用银夹止血，尽量避免电凝，以防造成硬膜回缩，关颅时缝合困难。如硬膜张力高，可穿刺脑室或肿瘤囊腔，降低颅压，避免切开过程中损伤脑组织。翻开的硬膜应悬吊，用湿棉条覆盖。

4. 脑切开

脑组织切开部位应选择在非重要功能区和距离病变最近的部位。尽量利用脑沟、裂切开脑组织，减少脑组织的损伤。囊性肿瘤或脑内血肿可尝试用脑室穿刺针穿刺病灶，吸除部分内容，达到减压效果，但不要抽空所有内容，抽空所有内容以后寻找病灶时比较困难。穿刺针可以留置以引导病灶的定位，如果穿刺的隧道可以找到，也可拔除。

5. 缝合伤口

手术结束后，应用生理盐水冲洗至清亮为止。并询问血压，不宜在血压低时缝合伤口，以免术后出血；减压性手术可不缝合硬膜。尽可能严密缝合硬膜，避免皮下积液，如硬膜缺损，可应用骨膜、筋膜或人造硬膜进行修补。游离骨瓣可用粗缝线、钢丝或钛夹固定。带蒂骨瓣可缝合肌肉筋膜和骨膜固定。缝合肌肉、帽状腱膜和皮肤，每隔 1 cm 缝合 1 针，分层缝合。如留置外引流管，须在切口外引出，外接引流袋。

术中气栓：当板障静脉或硬脑膜静脉窦暴露于空气时，手术都有潜在形成气栓的致命危险。血管内是负压时（头位高于心脏位置）空气可被血管内血液带走，积存于右心房内，静脉回流减少引起低血压，也可引起心律失常。特殊的气栓可发生在卵圆孔未闭或肺动静脉瘘，可产生缺血性脑梗死。头的位置越高，负压越明显，气栓的发生率越高。气栓可发生于任何头部高于心脏的手术。检测方法不同，发生率差距很大。用多普勒检测估计坐位手术的气栓发生率为 2.5%~7.0%。有明显气栓危险手术，如坐位手术时，要求心前区多普勒监测并在右心房放置中心静脉导管。①气栓诊断，发生气栓时，最早表现是末梢血二氧化碳分压下降。心前多普勒也可提示气栓。血压可呈进行性低血压。②气栓的治疗，发现并闭塞空气进入位置，快速用湿海绵盖住伤口，用骨蜡抹骨缘；尽可能降低患者的头（30°或水平面下）；压迫颈静脉（最好压迫双侧）；使患者左侧卧位（空气积于右心房）；经中心静脉导管从右心房抽吸空气；给患者吸入纯氧；麻醉中不能继续使用一氧化氮（可以加重气栓）；使用升压和扩容药维持血压。

（赵海林）

第三章

微创神经外科技术

第一节　术中磁共振颅脑手术

一、术中磁共振的历史和使用现状

20 世纪 80 年代初，Lunsford 使用术中 CT 指导手术，开创了术中影像学的新纪元。但 CT 扫描有许多不足，如放射线的不良反应、仅能进行横断面扫描、软组织显像质量差等，限制了术中 CT 的发展。磁共振成像（MRI）具有无放射损伤，软组织分辨率高，并可提供矢状面、冠状面、横断面图像等优点，因此，术中磁共振成像便成为神经外科医师的自然诉求。1993 年世界第一台术中磁共振成像（iMRI）在美国哈佛大学医学院 Brigham 医院投入临床使用，此后，术中磁共振成像逐渐被认为是神经外科非常重要的影像指导工具。Brigham 医院的术中磁共振系统为垂直双圈的开放磁体系统，又被称为"双甜甜圈"系统。磁体间有 56 cm 的间隙，供放置患者头部及手术之用，场强 0.5T。此后，在明尼苏达等地，又有少数此类系统投入使用。使用此类系统时，手术操作在磁体间进行，因此可以快速更新手术区域的 T_2 扫描图像（约 2 秒/次），能够得到近似于实时动态的术中磁共振图像。但正因如此，要求使用磁共振兼容的手术设备（如显微镜、电凝机等）和手术器械，投资费用很高，而狭小的手术操作空间（56 cm）也使手术者手术时的舒适程度大大降低。此外，由于场强较低，此类系统仅能进行术中解剖结构成像，且成像质量较低，无法进行脑功能成像（如纤维束成像等）。

为了降低系统成本，使用常规手术设备和器械，并改善手术者的舒适程度，20 世纪 90 年代中期，德国 Erlangen-Nuernberg 大学医学院神经外科开发了新型的术中磁共振系统。患者在磁体外的手术床上接受手术，因为手术区域此时位于 5 高斯线（5 G）以外，所以可以使用常规手术器械。当需要术中磁共振扫描时，将患者转运至滑动检查床上，并滑动进上下排列的 0.2T 场强开放磁体内进行扫描。类似的系统还有 PoleStar 系统，该系统有一个可升降的 0.12T（后升级为 0.15T）开放磁体，当需要进行术中磁共振扫描时，才将磁体升起至手术区域进行扫描。2006 年，我国上海华山医院引进国内第 1 台 0.15T 低场强术中磁共振即 PoleStar N20 系统。此系统的优势是，可以使用常规手术器械，降低了整体成本，同时手术者有足够的操作空间，操作舒适度较好，但也存在场强太低、无法进行术中功能成像等缺点。

高质量磁共振图像和脑功能成像要求使用高场强封闭磁体系统，为了解决这一难题，1999 年，Sutherland 等报道了移动磁体的术中磁共振系统，在此系统中，1.5T 磁体被安装在天花板上的特制轨道上。通常情况下，磁体位于手术室外，在需要进行术中磁共振扫描时，将磁体沿轨道滑动至手术室内进行成像。2003 年，德国 Erlangen-Nuernberg 大学医学院神经外科率先使用了旋转床式的高场强（1.5T）术中磁共振系统。在此系统内，手术区域位于 5 G 线以外，可以使用常规手术器械。当需要进行术中 MRI 扫描时，将手术床旋转进入磁体内进行扫描。该系统的优点：磁体场强高，图像质量好，且能进行术中脑功能成像；使用标准手术器械，节省了开支。缺点：间断进行扫描，不能实时获取图像；由于磁体和手术患者在同一房间内，在手术过程中，即使未进行术中扫描时，其他患者也不能使用该磁共振机，降低了系统的使用效率。

为了提高系统使用效率，同时采用高场强磁体以提高图像质量，两种新的系统被开发出来。这两种系统基本设计都是双房间系统，一间是手术室，另一间是诊断室，使用高场强磁体（1.5T 或 3T），因此能在获得良好术中影像的同时，进行脑功能成像。这两种系统的根本区别在于进行扫描时，是移动患者还是移动磁体。

在以比利时鲁汶（Leuven）大学和日本东海（Tokai）大学为代表的系统中，磁体固定于诊断室内，在不需要进行术中扫描时，可以进行常规诊断性扫描。当需要进行术中扫描时，将患者包裹无菌巾后，连同手术床、麻醉机和监护仪等，沿地轨或转运床，运送至诊断室内进行扫描。此类系统的主要问题在于移动患者时，麻醉、监护设备和管道需要和患者一起移动，存在安全隐患。而为了确保安全，又需要多名工作人员陪同患者一起移动，费时费力。

还有一种设计为移动磁体，当不需要进行术中扫描时，磁体位于诊断室内，可以进行诊断性扫描。需要进行术中扫描时，将磁体沿轨道滑动至手术室内进行扫描。该系统由于不用移动患者，在很大程度上提高了安全性，只需一人，即可完成移动磁体的工作，省时省力。2008 年，中国人民解放军总医院引进国内第 1 台 1.5T 高场强术中磁共振即为移动磁体的双室系统。

场强是影响磁共振成像质量和成像功能的一个重要因素。高场强术中磁共振多指磁场强度为 1.5T 或以上的系统，主要产品有 Magnetom Symphony 系统（1.5T）、Magnetom Espree 系统（1.5T）、Waukesha WI 系统（3T）和 Philips 系统（3T）等。高场强术中磁共振系统术中成像质量很高，而且能进行脑功能成像。高场强系统成像时将患者移入系统内或根据需要将磁体移入、移出手术室，术中仍可使用多数传统手术器械及仪器，节约了器械方面的投资，患者体位和医师操作与常规手术一样不受限制。此外，高场强术中磁共振系统信噪比、空间分辨率提高，成像质量更佳，可完成常规诊断 MRI 的各种功能成像。这些功能使高场强术中磁共振既有诊断功能，又有治疗功能。但高场强术中磁共振系统使用成本高，多需专业改建和严密屏蔽的手术室。此类系统更适合具有一定术中磁共振使用经历，需要进行临床研发的较大型医疗机构使用。在术中磁共振问世之初，由于技术和经济条件的限制，多数单位使用低场强术中磁共振系统。近年来，高场强术中磁共振系统因图像清晰且不限制患者体位和医师的操作空间，吸引了许多单位选择使用。

低场强术中磁共振指磁场强度低于 0.5T 的系统，主要产品有 Signa SP（0.5T）、MAG-NETOM Open（0.2T）和 PoleStar N10（0.12T）、PoleStar N20（0.15T）等。低场强 iMRI 多

为开放式系统，使用成本低，对手术室改建要求不高，手术及麻醉器械要求低磁性，术中成像相对较方便，可以确认肿瘤边界，指导穿刺活检，纠正脑移位。但低场强磁体导致成像时间延长，信噪比低，空间分辨率低，扫描序列单一，且无法进行术中脑功能成像，多数设备限制了患者的体位及医师的操作空间，造成使用效率下降。低场强 iMRI 适合刚刚开始采用 iMRI 的医疗机构使用。

二、术中磁共振辅助的多模态神经导航

导航辅助下的神经外科手术是微侵袭神经外科技术的重要组成部分之一，是由立体定向手术、数字化扫描技术、计算机软硬件技术和显微外科技术等的最新进展综合发展而来，是一种人工智能化的神经外科手术辅助系统，它可使神经外科手术的定位更精准，术中精细测量变得非常简单，误差降低到最小，减少手术时间和侵袭性，能够保证手术的精确定位、最大切除病灶、最小神经功能损伤，使一些神经外科手术禁区得以突破。如果说显微镜是对神经外科的第一次革命性发展，那么神经导航技术无疑是神经外科的第二次革命。

虽然 20 世纪 90 年代才逐渐发展起来，但是随着计算机技术日新月异的发展，神经导航技术已经从最早的单纯解剖导航发展成了多模态功能神经导航，即通过图像融合技术，将脑磁图（MEG）、功能磁共振成像（fMRI）、弥散张量成像（DTI）、磁共振波谱成像（MRS）等功能影像资料与 CT、磁共振解剖成像等融合在一起并进行三维重建，从而直观地定位病变与功能皮质、传导束及血管之间的空间关系，在术前帮助手术医师制订虚拟手术计划。通过先进的注册配准技术，将影像坐标系统与手术野内的位置动态链接起来，能够提供术中实时持续定位。如果神经导航系统与手术显微镜整合在一起，还可以实现显微镜下导航，术者能够在显微镜下更加直观地看到导航的指示。此外，神经导航系统与术中磁共振系统、术中超声、术中皮质电刺激等结合在一起，能够不同程度地纠正术中脑移位造成的导航偏差，其中术中高场强磁共振成像技术能够根据术中成像结果实时更新导航，被认为是目前纠正脑移位的最佳方法。

功能神经导航的技术流程包括术前患者影像学资料的采集，术前手术计划的制订，导航注册，术中实时定位等，如果与显微镜结合使用，需要与显微镜进行连接、校准，以实现显微镜下导航，如果与术中影像手段联合使用，则可以在术中更新手术计划，纠正术中脑移位引起的导航误差。

神经导航系统采用的影像资料来自术前，随着手术的进行，脑组织发生移位，会造成术中导航定位不同程度的误差。影响因素包括病理生理性和物理性因素，其中病理生理因素包括肿瘤性质、部位、体积、脑水肿、麻醉剂、脱水剂的使用、机械性通气等；物理性因素包括重力、脑脊液流失、骨窗范围、患者体位、脑室引流、脑组织牵拉及组织切除等。采集术中影像资料并更新导航数据是纠正术中脑移位误差的主要方法，包括术中超声、术中 CT、术中 MRI 等。术中超声具有使用灵活、简单、安全、相对成本较低等优点，但缺点是分辨率较低，不能发现小的、深在的病灶，不能作出实质性肿瘤的定性诊断，不能明确病灶边界；术中 CT 组织分辨率较超声高，使用较灵活，缺点是 X 线剂量较高，增加患者的 X 线暴露，不适合多次扫描；术中 MRI 组织分辨率最高，术者能够利用术中扫描的影像资料更新导航计划，重新注册，高场强的术中 MRI 图像质量与术前几乎相当，术中 DTI 成像还能够显示手术对传导束的影响，判断残余肿瘤与传导束的关系，缺点是设备昂贵，目前还不能普

及应用。术中成像技术能够纠正脑解剖结构的移位，但难以在术中精确定位脑功能皮质。而术中唤醒及皮质电刺激技术虽然能够在术中定位皮质功能区，解决导航下功能区移位的问题，但是术中皮质电刺激有一定风险，手术需要暴露的皮质面积要更大一些，电刺激有可能导致癫痫的发生，此外术中唤醒也有一定的失败率。未来发展方向可能会集中于如何将上述两种技术更好地结合起来，起到相辅相成的作用。

三、术中磁共振及多模态神经导航系统的临床应用

自 1986 年神经导航系统技术应用于临床以来，经过 30 余年的发展和推广，已广泛应用于临床神经外科。近年来，更增加了术中磁共振、术中 CT、术中 B 超等术中成像手段，应用范围和使用效果有了长足的进步。下面结合一些典型病例，简单介绍一下术中磁共振和多模态神经导航在颅脑肿瘤、脑血管病、穿刺活检、功能神经外科、脊髓及脊柱病变等领域的临床应用。

（一）术中磁共振及多模态神经导航辅助下颅脑肿瘤外科治疗

1. 胶质瘤

胶质瘤呈浸润性生长，与周围脑组织没有明确的边界，在显微镜下很难与正常脑实质相鉴别，皮质表面也常常无明显异常，即使经验丰富的手术医师也必须在探查中多次取组织进行快速冰冻病理检查，以确定切除范围。术中借助导航虽可提示当前手术操作的部位与肿瘤边界的关系。然而，由于"脑移位"的发生，导航系统术中有可能发生较大移位，影响肿瘤边界的判断，此时需要使用术中磁共振在术中更新导航影像，并客观评估肿瘤切除范围。据文献报道，术中磁共振首次术中扫描时，残留肿瘤的发现率高达 30%~60%，这说明单纯使用导航系统评估胶质瘤边界和切除程度的不确定性，并强调了使用术中影像手段实时更新导航的重要性。另外，如果肿瘤位于功能区附近，术前导航计划可以标记功能区皮质及相邻传导束的空间位置关系，并在术中提供进一步切除病灶的方向，避免伤及周围组织。而术中高场强磁共振系统可以在术中进行脑功能成像，并将病变附近的重要功能结构影像导入神经导航系统以指导手术。

2. 垂体腺瘤及鞍区脊索瘤

经蝶垂体腺瘤及鞍区脊索瘤手术中导航有助于定位，内镜下经鼻腔蝶窦入路切除垂体腺瘤已经广泛开展，目前手术并发症的发生率仍较高。甲介型蝶窦患者的蝶窦发育不良，过去是经鼻蝶入路手术的禁忌证，但在神经导航辅助下经蝶入颅手术切除甲介型蝶窦垂体微腺瘤已能够取得满意的疗效。对于解剖变异及二次手术的患者，术者难以判断蝶窦前壁、鞍底、鞍膈、鞍旁及海绵窦等主要结构，利用神经导航系统可以摆脱对骨性标志的依赖，使操作更准确。在术前进行导航计划时，利用 MRA 影像将颈内动脉进行三维重建可以更加直观地了解肿瘤与颈内动脉的关系，并在导航的辅助下防止损伤颈内动脉。

3. 脑膜瘤

对于中央区及窦旁脑膜瘤等，术前导航计划可以利用 fMRI 和 MRV 成像将运动皮质和静脉窦标记出来，导航可确定手术切口的位置及范围，评价受压移位的中央前回、锥体束、矢状窦等，最大限度地利用皮瓣及骨窗，避免开颅误伤引起大出血。

转移瘤、淋巴瘤、血管网织细胞瘤、神经鞘瘤、生殖细胞瘤、炎性肉芽肿等均为导航的选择性适应证，尤其是病灶位置处于重要功能区或位置较深时。

（二）功能神经导航辅助下脑血管病的外科治疗

1. 海绵状血管瘤

海绵状血管瘤常位于脑实质的深部，有的在脑干、丘脑等致命部位，病灶一般较小，传统的手术治疗方法易造成周围结构的损伤，引起术后不同程度的神经功能障碍。术前导航计划可以标记病变位置及邻近的功能区、传导束等，术中根据导航所确定的皮质切口位置，在导航引导下寻找病灶，能最大可能地减少对周围正常脑组织、神经功能的损伤。如果结合术中磁共振成像技术，可以在术中更新导航计划以纠正脑脊液流失造成的脑漂移。

对于重复出血和有症状的海绵状血管瘤病例，手术是首选的治疗方法。而当病变紧邻功能区时，术前详细的风险评估十分必要。手术病例的选择标准可参考相关文献资料。对于手术来说，由于海绵状血管瘤特殊的病理特点（病变多较小，不包含脑实质，血供不丰富并与静脉系统不交通），均能做到全切但保留相关的静脉异常。传统开颅手术与影像导航下的开颅手术在切除率和术中远期并发症方面没有显著区别。影像导航技术的积极意义在于使得这类病变的手术适应证进一步扩大，与传统开颅手术相比，更小和更深的病变也可以积极进行手术治疗。而功能神经导航技术的引入，使得对于重要功能区和白质纤维束变得可见，更加有利于功能的保护。对于功能区的保护，仍然强调精确显微解剖暴露及细致的手术操作，而功能导航系统的辅助更多体现在手术入路的设计及皮质切开位置的选择。通过在导航系统中显示的病变与各个功能结构的位置关系，从而选择有效避开上述结构的入路。对于皮质下病变，还能够选择避免重要功能区及距离病变位置最近的皮质切开位置。目前影响影像导航技术的一个主要因素是术中脑漂移。脑组织漂移的影响因素很多，从开放硬膜开始，脑组织就可能开始产生漂移，而目前认为其方向和程度无法预测。这一问题带来两个方面的影响：①使得病变位置产生偏差；②使得功能导航标注的功能结构（传导束、皮质功能区）与实际不符。上述问题对于深部的、小的海绵状瘤来说尤其明显，甚至导致导航指导下仍然无法找到病变。而术中磁共振技术是解决病变漂移问题的一个有效方法。对于小的海绵状血管瘤，目前一个新的手术方法是无框架导航技术结合神经内镜进行微创手术切除。通过特制的透明带芯鞘在导航下穿刺脑组织到达病变，取出内芯后，应用内镜辅助，在鞘形成的空间内进行病变切除。海绵状血管瘤明确的边界及缺少大供血动脉及引流静脉，使得这种方法可行。优势是不但对脑组织创伤小，而且可以有效克服脑移位问题。而通过精确选择穿刺通道，可以有效避免对重要结构的损伤。

2. 动静脉血管畸形

神经导航对一些位置深、体积小，位于运动语言功能区、脑干、丘脑的动静脉血管畸形显得尤为重要。术前可将 MRA 和 MRV 影像学数据输入到神经导航系统中进行三维重建，获得动静脉畸形的供血血管及引流，对手术提供重要的帮助。利用 fMRI 和 DTI 成像将皮质功能区及重要传导束进行标记，能够帮助术中避免损伤功能皮质及传导束。

3. 动脉瘤

由于传统血管造影的图像不能用于导航系统，导航对于动脉瘤手术的辅助作用受到限制。在对多数动脉瘤的导航手术中，术前计划的意义大于术中影像引导。术前利用 CTA 及 MRA 资料进行三维血管重建，可直观了解动脉瘤大小、形状、瘤颈、走行及与周围血管、神经的毗邻关系，分析动脉瘤与载瘤动脉的角度，选择最合适的手术入路，在最安全的位置、最好的显露角度下彻底夹闭动脉瘤，从而减少术中动脉瘤破裂出血及术后脑梗死的发生率。对于复杂性动脉瘤，如巨大动脉瘤、大脑前动脉远端、小脑后下动脉（PICA）、小脑前下动脉（AICA）的动脉瘤，导航辅助下制订详尽的术前计划是非常必要的。

（三）功能神经导航辅助下无框架穿刺活检和功能神经外科

传统的神经外科穿刺活检是利用有框架立体定向仪进行的，患者术前安装金属框架有一定痛苦，而术者需要进行复杂的运算，有一定的操作难度。Kratimenos 等在 1992 年将神经导航系统应用于癫痫外科手术，称为计算机辅助的立体定向选择性海马杏仁核切除术，取得了良好的效果。现代导航系统平均精确度在 2 mm 以内，无须安装头颅框架，且可提供穿刺过程的多角度动态图像，使得穿刺过程更安全、更精确。安装专用的功能神经外科手术导航软件及相关附件后，导航系统可完全取代传统的框架立体定向仪，完成苍白球损毁术、海马切除等手术。术前应用 fMRI、DTI 和 MEG 成像进行导航计划，将癫痫灶、重要传导束和皮质功能区融合到神经导航系统中，能在术中标记出病灶和重要传导束及功能区的位置，从而在准确切除病灶的同时保护重要功能区。Rydenhag 等报告 654 例手术，较严重并发症仅为 3.1%。Oertel 等在神经导航系统辅助下进行 37 例颞叶癫痫手术，结果发生轻度偏瘫、颅神经麻痹、失语、术后感染等并发症的概率明显少于没有应用神经导航系统的颞叶癫痫手术。

（四）功能神经导航辅助下的脊髓及脊柱外科治疗

新一代导航系统均开发了脊髓脊柱手术软件包及专用配件，使导航系统得以应用于脊髓及脊柱外科手术。神经导航可适用于髓内星形细胞瘤、室管膜瘤、神经纤维瘤、海绵状血管瘤等常见髓内外病变的手术治疗，并可引导椎弓钉的固定，降低手术损伤的发生率。

（孟庆明）

第二节　神经导航

20 世纪 90 年代神经外科进入微创时代，神经导航是微创神经外科技术的重要组成部分。

神经导航系统使神经外科手术定位更准确，可最大限度切除病变并避免损伤正常脑组织。神经导航定位和实时引导为微创神经外科手术提供了可靠的技术支持，广泛应用于脑血管病、肿瘤、活检、脑内异物取出、脊髓/脊柱病变等手术，日益得到神经外科医师的重视，在一些经济发达国家已经成为神经外科的常规手术设备。

脑内手术最困难的问题是如何在不（或少）损伤正常脑组织的状态下，探查到脑内病灶。神经导航用途：①手术前定位颅脑病灶部位和颅脑重要解剖标志，形成三维模拟图像，设计手术入路并准确、安全地开颅；②手术中发现脑内占位病灶，确定切除范围；确定动静脉畸形血管边界，协助判断巨大动脉瘤与源生动脉的关系；利用功能磁共振导航确定重要脑功能；③神经导航与多普勒超声技术合作，实时了解病灶切除状态。

一、神经导航发展历史

神经导航又称影像引导神经外科（IGS）或无框架立体定向，是现代立体定向外科技术之一。

1906 年英国 Horsley 和 Clarke 研制出脑立体定向仪，用于动物实验研究。1941 年后

Specigel 和 Wycis 发明了人体脑立体定向仪，并利用脑室造影定位技术，采用前后联合线，以脑室标志为基础，获得人体三维立体定向图谱，并应用立体定向技术，通过毁损苍白球治疗帕金森病。以后，相继出现 Leksell、Reichert、Gillingham 和 Mccaul-Fairman 等脑定向仪。有框架立体定向外科又称有框架导航外科，用于脑组织活检、帕金森病手术和脑内放疗。

早期有框架导航外科应用脑室、气脑造影和 X 线平片技术，不仅定位欠准确，而且操作复杂，创伤性比较大。另外，采用带框架脑立体定向手术时，患者需配戴框架，操作较复杂且不能实时导航，长期以来带框架导航外科发展缓慢，临床应用范围比较小。

20 世纪 80 年代，临床医学向微创发展，CT 和 MRI 等数字化影像资料可输入计算机，出现无框架立体定向外科，也称神经导航。

神经导航系统在模拟数字化影像与神经系统实际解剖结构之间建立起动态联系，使医师能够"透视"患者脑内微细结构，个体化地设计手术入路；实时了解病变与周围重要结构，如脑干、颈内动脉和脑神经的关系，目前已被广泛应用于颅内肿瘤、脑血管病、血肿清除和活检等手术。神经导航技术改变了神经外科传统的开颅手术方式。

二、神经导航方法

（一）术前准备

1. 贴标

术前 1 日将 6~9 枚定位标记尽量分散贴放在不易移动的部位，如耳上、岩骨乳突、顶结节、枕骨隆凸等处。

2. 获得影像资料

将 MRI 资料录入 4 mm 磁带或通过网络传入导航工作站。如病变呈等 T_1 信号，需增强扫描以确保三维建模成功。

3. 影像资料处理

将 MRI 输入导航系统工作站后，进行头皮、病变、血管及脑室等结构三维建模；在工作站注册定位标记；计划手术入路。

（二）开颅前准备

1. 导航设备旁注册

患者全身麻醉后装头架，将头颅参考环安装在头架上，确保头部与参考环位置相对固定。校对照相机的角度及距离，与参考环之间无屏障。连接有线探针，在参考环注册点进行注册。

2. 定位标记联合注册

用有线探针按标记顺序逐一注册头部定位标记，随后工作站自动计算定位误差（机显定位误差），应确保误差<4 mm，否则导航程序无法继续运行。同时监视器也可显示导航精确范围，由此评估机显病灶误差，尽量确保<2 mm。

（三）设计手术入路

手术前在神经导航工作站可以获得头皮、病灶、血管和脑室结构三维图像，选择最理想的个体化手术入路，改变了传统开颅入路模式。

实时导航下用有线探针在患者头部描出病灶投影设计手术入路。选择入路原则：①非功能区；②手术入路最短；③尽量利用脑自然沟、裂，缩小皮瓣面积或采用微骨孔入路，减少脑组织暴露。

注册成功后拆除术野内有菌设备，包括头颅参考环、探针及定位标记。

(四) 术中导航

（1）头皮常规消毒铺巾，安装消毒的头颅参考环，用有线或无线探针注册。

（2）翻开骨瓣前在骨窗四周用微钻磨四孔为精确定位点，探针依次注册。如头部、参考环移位，通过对四点再注册给以纠正。

（3）实时导航探查病灶及毗邻重要解剖结构位置，处理病变时尽量减小脑组织损伤。

三、神经导航系统存在问题及对策

脑漂移影响导航效果仍是未完全解决的问题，术中应用超声波扫描提供补偿影像可纠正。有学者采用以下方法减少脑漂移影响。①骨缘进行精确定位点注册后，可纠正因钻孔、体位变化、头架移位等造成的漂移。②侧卧位较仰卧体位脑漂移位轻微。③少用或不用脱水剂，缓慢释放脑脊液。④利用鞍结节、嗅神经、视神经、颈内动脉、内听道等做参考标志。⑤及早发现脑室内及其附近病灶，避免过早开放脑室。⑥脑干、第四脑室底深部脑结构相对固定，漂移影响不明显。⑦先切除功能区病灶，尽量避免切除脑组织。此外，AVM 和（或）伴有癫痫的血管病骨窗设计要足够大。

四、神经导航的应用

(一) 脑血管病

1. 脑内海绵状血管畸形（CM）

脑内 CM 是神经导航的绝对适应证。脑 CM 多位于脑实质深部，甚至在脑干、丘脑等致命部位，有反复出血的病史。多数脑 CM 经 MRI 及 CT 扫描可清楚显示，因此，导航系统可精确地引导手术进程，结合微骨窗入路和脑沟入路能最大限度地保护正常脑组织并减少神经功能的损伤。然而值得注意的是，一些非常微小的脑 CM 在出血后仅残留机化样组织，如果手术距出血时间较长，手术显微镜下很难与周围脑组织区别，因此以 MRI 作为导航数据时，在术前 3 日内应该再次为患者进行 CT 扫描以明确出血吸收情况。

2. 脑 AVM

对于位置较深、体积较小、位于运动区、语言区、丘脑及脑干的 AVM 导航辅助的作用不可或缺。出血在 1 个月内尚未完全吸收的 AVM，应以 CT 影像作为导航数据；未出血或出血已经完全吸收的病例使用强化 MRI 作为导航数据，导航经验丰富的医师可在术前重建出主要的供血及引流血管，这对手术有很大帮助。

3. 动脉瘤

颅内动脉瘤是导航的相对适应证。多数动脉瘤的导航手术，术前计划的意义大于术中影像引导。利用导航系统重建的三维图像，将强化后 CT 及 MRI 资料转化为立体血管影像，可直观了解实际手术视野中动脉瘤与周围神经、血管的毗邻关系，分析动脉瘤与载瘤动脉的角度，选择同侧或对侧开颅，决定翼点或眶上眉弓入路，在最安全的角度显露并夹闭动脉瘤。对位于颈内动脉近段、眼动脉、椎动脉、基底动脉的动脉瘤而言，导航系统辅助下制订详尽的术前计划尤其必要。

一些特殊部位如大脑前动脉远端、小脑后下动脉（PICA）、小脑前下动脉（AICA）的动脉瘤，应用导航系统更有价值。在导航下经纵裂入路可以准确地夹闭前动脉远端的动脉瘤，而不必从 A1 段近端开始探查，减少了血管痉挛及损伤前动脉的风险。

（二）颅脑肿瘤

1. 胶质瘤

胶质瘤特别是低恶性度的星形细胞瘤是导航的绝对手术适应证。实性的 I 级星形细胞瘤在显微镜下很难与正常脑实质相鉴别，皮质表面也无明显异常，即使经验丰富的医师也必须在探查中多次取组织进行快速冰冻病理检查以确定切除范围，如果肿瘤位于功能区附近，则很容易造成术后神经功能缺失。因这类肿瘤不易在平扫、增强 CT 及 MRI 获得肿瘤与脑组织的边界，因此以 T_2 加权像 MRI 数据作为导航资料，在术中根据导航提供的肿瘤位置及范围全切肿瘤，不会过多损伤正常组织。对于高恶性度胶质瘤，应以增强 MRI 数据为导航资料，尽可能地完全切除肿瘤。对于囊性胶质瘤而言，应特别注意打开硬脑膜后要先利用导航确定肿瘤位置及范围，一旦释放囊液后出现影像漂移，导航的准确性会明显降低。

2. 转移瘤

位于皮质下的脑转移瘤是神经导航绝对适应证，其注意事项同恶性胶质瘤。

3. 脑膜瘤

多数脑膜瘤都是神经导航的绝对适应证。窦旁及大脑突面的脑膜瘤导航可以帮助确定手术切口位置及范围，显示受压移位的矢状窦可避免开颅误伤引起大出血。脑膜瘤包绕重要的血管和（或）神经，如蝶骨嵴内侧或 CPA 脑膜瘤，开启导航前瞻窗口可时刻提醒手术医师肿瘤与血管、神经以及脑干的距离，避免损伤。

4. 垂体腺瘤

经蝶（单鼻孔）入路切除垂体腺瘤手术中导航定位是必不可少的。在以往的手术学中，经蝶入路手术必须在 C 型臂 X 线机监测下进行，由于操作不便及放射性污染，已经逐渐被安全的神经导航取代。平扫的 CT 或 MRI 数据均可作为导航资料，术中可明确提示鞍底的位置，避免误穿斜坡骨质导致致命的损伤。

5. 其他肿瘤或病变

颅内淋巴瘤、血管网织细胞瘤、神经鞘瘤、生殖细胞瘤以及炎性肉芽肿等均为神经导航选择性适应证，其中位置较深的淋巴瘤、生殖细胞瘤和肉芽肿等，神经导航系统辅助完成手术是非常必要的。可根据肿瘤的影像学特点选择 CT 或 MRI。

（三）穿刺组织检查

穿刺活检是神经导航的绝对适应证，经典神经外科活检是利用有框架立体定向仪进行，术前需安装金属框架，患者有一定痛苦。现代神经导航系统平均精确度在 2 mm 以内，无须安装头颅框架，且系统可提供穿刺过程的多角度动态图像，使得穿刺过程更安全、精确。

（四）功能神经外科手术

安装专用的功能神经外科手术导航软件及相关附件后，导航系统可完全取代传统的框架立体定向仪，完成苍白球损毁术、海马切除等手术。

（五）脊髓及脊柱手术

神经导航下定位椎体节段，颅颈交接手术时螺钉固定等。

（孟庆明）

第三节　微骨窗入路

一、微骨窗入路的由来

神经外科学发展历史，大致经历了人类环钻术、近代神经外科、经典神经外科、显微神经外科和微创神经外科5个阶段。回顾其历程，不仅体现了人类科学技术的进步和智慧的结晶，还可以看到患者和医师一直不懈地追求一个共同的目标，即在以最好的疗效治疗疾病的同时，尽量保护正常组织，最大限度地降低手术的并发症，使患者手术后尽早康复。

早期神经外科开颅手术的皮肤切口和骨窗都很大，其中原因是多方面的。第一，受限于当时的诊断技术，病变只有达到巨大的体积时才能得到诊断，大多数只能通过大的切口才能治疗。第二，手术照明设备简陋，因此只有采用足够大的切口才能使光线照射入手术部位。第三，当时应用的器械多是为普通外科设计的，而不是为神经外科设计的专用器械，体积相对较大，不适合在狭小的骨窗内使用。第四，当时神经外科手术人员至少有3人，6只手和手术器械覆盖了术野的大部分，所以骨窗必需够大，以便充分观察手术部位。

20世纪60年代起，手术显微镜被应用于神经外科手术。随后在以Yasargil等为代表的神经外科医师的努力和推动下，显微神经外科手术技术广泛地应用于神经外科的各个领域，手术疗效得到大幅度提高，手术病死率和残废率大幅度下降。然而，在手术显微镜被引入以后不久，许多神经外科医师就意识到传统的神经外科显微手术技巧和方法仍需要不断地更新和完善。主要原因有以下几方面。①各种手术入路有一个共同的特征，即相对较大范围的脑组织暴露和牵拉，可能造成神经血管的损伤，导致与手术而非病变本身相关的手术致残率的增加。其实在各种常规显微外科手术中，对脑组织的有效牵开空间一般多在2.0 cm左右，过大的骨瓣及脑组织暴露并无必要。②对于累及或起源于颅底的病变，为了解决显微镜下深部手术的照明和操作问题，常需对颅面部的正常骨结构进行扩大切除，造成术后许多并发症，如脑脊液漏、感染和影响美观等。③随着影像诊断技术的进步，越来越多的患者获得早期诊断，其病变很小，几乎无症状，患者对手术效果的要求提高。

20世纪70年代初，Wilson等在显微神经外科手术的基础上首先提出微骨窗入路，也称为"锁孔"入路概念，倡导采用比传统手术小得多的皮肤切口和骨窗以减少不必要的手术损伤。然而，受限于当时的影像学诊断技术水平和显微手术器械发展的水平，早期微骨窗的理念仅强调通过有限的暴露节省手术时间，并取得较好的伤口愈合，一直未能被广泛接受。

20世纪末，在神经影像、神经导航、神经内镜、血管内介入和立体定向放射等技术和设备迅速发展的推动下，出现了微创神经外科。微创神经外科的形成主要基于医学模式从生物医学模式向"生物—社会—心理"模式转变。随着社会的进步，患者对治疗疾病的要求、对手术结果的期盼、对重返社会的渴望不断提高。越来越多的患者要求"微创"的神经外科治疗；现代临床影像技术的进步，为早期发现、准确定位颅内病变提供了可靠的影像学保证，并可根据每例患者的个体解剖特点，制订出个体化手术入路计划；手术技术的发展和相关应用解剖的研究，开创了新的微创手术入路和手术方法，加之上述微创技术手段的应用，使过去的不可能成为今天的现实可行。

现代神经外科微骨窗入路是在开展神经内镜手术的基础上逐步发展起来的。内镜辅助下的显微神经外科手术的开展，促进了相关应用解剖的研究，也促使医师们对术中脑牵拉、手术入路以及对微骨窗概念实施策略的研究。1991 年日本神经外科医师福岛孝德等报道采用3 cm 直径的纵裂锁孔入路对 138 例前交通动脉瘤进行手术夹闭，开启了微骨窗手术技术在临床上较大范围应用的大门。1999 年德国的 Perneczky 等出版了《神经外科的锁孔概念》专著，对锁孔技术的概念和应用进行了较系统的论述，标志着该项技术走向成熟。这样神经外科微骨窗的概念在出现 20 多年后，迎来了第二次复兴。

二、从对微骨窗入路的争议看如何正确理解微骨窗入路理念

由于对微骨窗入路理念存在理解上的误区，关于微骨窗手术的争论一直存在。实施微骨窗入路手术的主要依据是"锁孔"的门镜效应，即离微骨孔越远，视野越宽，能满足切除病变操作的需要。但曾有学者认为将"锁孔"门镜效应的理论应用到神经外科是一个错误。也有学者怀疑在一个小孔下手术是否必要和可行。解决争议，无疑是要正确理解神经外科"微创"理念的内涵与微骨窗入路理念之间的关系。

对于微创显微外科手术来说，仅仅操作轻柔是不够的。它不仅要求对靶点及其周围神经组织、血管最低限度的损伤，而且也包括对手术入路中所遇到的所有组织最低限度的损伤。必须强调的是，通过一个个微创的入路进行手术，如不能充分和最佳地处理病灶，如非肿瘤本身原因而未能完全切除、动脉瘤颈未能完全夹闭或术中破裂无法处理，这种入路的手术就不能称之为微创手术。另外，任何大的手术入路虽然能有效地切除病变，但是在手术过程中未考虑到将对各层组织的损伤减到最小也不能叫作微创。

早期微骨窗入路的理念过分强调孔径大小，这是许多专家反对的原因之一。现代微骨窗入路的理念是指将成熟的显微神经外科技术与现代神经影像技术结合在一起，采用三维空间精确的立体定位，使用新型的设备和器械，经过头部体表微小切口入路，到达颅内深部区域，进行微创显微手术。其宗旨在于根据个体解剖及病灶特点设计手术入路，充分利用有限的空间，去除不必要的结构暴露或破坏，凭借精湛的显微手术技术，以最小的创伤（包括心理创伤和物理创伤）取得最好的手术疗效。其核心并不在于微骨窗孔径的大小，而在于能够提供一个对脑组织重要结构最小损伤的手术通道，它既大到有足够空间处理病变，又尽可能地小到摒除了一切不必要的损伤。而这个损伤必须考虑同时降低颅内外组织的医源性损伤，尤其是颅内脑组织、神经、血管的损伤。其优点包括：术中暴露和创伤微小，缩短手术时间，术后感染率下降，症状轻，外观影响少；节省费用，减少患者对手术的恐惧，缩短住院时间等。

由此可以看出，现代微骨窗入路体现了微创神经外科的特征，即具有减少创伤的优越性，和标准的显微外科手术相比，至少能同样有效地切除病变。它是对传统神经外科手术入路的一种革新。随着越来越多的人对现代微骨窗入路理念的深入理解，它从初始不断受到质疑和不被理解，到目前广泛应用于神经外科各个领域，已成为现代微创神经外科的一大内容。大量的临床实践，如德国美因兹大学 Reisch 等报道了 3 000 余例微骨孔显微手术，国内兰青等也开展了近 4 000 例微骨窗入路手术，应用于各种脑肿瘤、脑血管病及脊髓病变等的

治疗，均证实了该入路手术是可行、安全、微创和有效的。世界著名神经外科专家 Samii 教授也认为，利用 2 cm 左右直径的骨窗，再磨除近 1 cm 的内板，足以进行各种手术，可成为一种标准式式。

三、微骨窗入路实施策略与方法评析

遵循微骨窗入路手术是以尽可能小的创伤代价追求最佳手术疗效的神经外科微创手术方法这一核心理念，是实施微骨窗入路手术的关键所在。

（一）开展微骨窗入路既要积极又要稳妥

一方面，微骨窗入路手术作为微创神经外科的一个重要组成部分，无疑值得去积极尝试和开展。另一方面，由于对手术操作有较高的要求，为确保手术的安全、有效，更强调应在条件具备的基础上稳妥地开展。这就涉及开展这项技术的基本要求，包括技术与知识要求和硬件要求。

1. 技术与知识要求

（1）术者熟练掌握常规开颅手术，并经过显微神经外科训练，具备显微手术的基础和经验。

（2）掌握了相关的解剖、疾病和影像知识。

（3）对神经外科微创理念和微骨窗入路手术理念有全面、正确的理解。

2. 硬件要求

微骨窗入路由于具有骨窗小、手术通道狭小、需通过不断变换体位和光线角度来实现对病灶的暴露和处理等特点，因此，在配备手术器械和设备时应能满足实现微骨窗开颅、建立有效手术通道和对病变安全、有效处理的要求。为达到这些要求，其基本配置包括高性能手术显微镜、专科电动手术床、头架、磨钻、铣刀、显微器械（特别是枪式或杆状显微器械）、脑软轴牵开器等，高档配置包括超声吸引器、射频刀、激光刀、神经内镜、神经导航等。

（二）如何把握微骨窗入路的适应证

是否所有的病灶都可以采用微骨窗入路手术呢？又或者是否仅简单、浅表或小体积的病灶才适合微骨窗入路手术呢？对于一些解剖位置固定的病灶，如鞍区、桥小脑角、脑室系统肿瘤、各种动脉瘤等，可选择相应的微骨窗入路到达病灶，因上述病灶最适合微骨窗入路手术。而对于大体积肿瘤，特别是颅底肿瘤来说，常规手术时，因病灶周围神经、血管结构众多，通常采用分块切除病灶的方法，微骨窗入路完全可以满足此类手术的要求。微骨窗入路的"锁孔"效应仅对深部病变有效，对脑表面病变仍应按其表面大小设计手术骨窗，在暴露其全貌的前提下手术。对一些颅内压较高的急诊手术患者，特别是脑疝患者，还是以大骨瓣开颅为佳。

（三）做好术前计划，确保微骨窗入路手术安全、有效、微创

周密的术前计划是微骨窗入路手术成功的保障。其目的是使手术尽可能地安全和有效。

首先，术前设计有赖于对病灶本身的位置、性质、大小和生长方式等特点、邻近解剖关系、可能的手术入路进行综合分析，选择一种既能有效手术，又能避开重要结构，取得最小手术创伤的入路。其次，因微骨窗开颅时已确定了到达靶区的手术通道的大小，因此，骨窗

位置必须精准，以避免造成手术困难或术中迷失方向。精确确定骨窗的位置就需要对手术靶区有精确的三维概念，这依赖于对术前多模式影像资料详细的研究。必要时，辅以神经导航或立体定向系统。更精确的计划，还可以利用三维手术计划平台，来进行影像重建与模拟手术，显示手术入路相关结构可视的三维空间，以精确设计微骨窗位置和手术通道。

（四）实施微骨窗入路手术应关注的要点

（1）微创理念必须贯穿于每一步操作和手术全过程。在切除病灶时，应时刻注重对周围脑组织、神经和血管的保护。

（2）"三位"正确，即摆好体位、头位，准确定好骨窗位。在术中还要根据手术需要，通过调整手术床以调整头位、体位。

（3）手术的关键步骤包括微骨窗开颅，有效手术通道建立，以及病灶的安全、有效处理。

（五）各种微骨窗（"锁孔"）手术入路概述

1. 经眉弓眶上额下"锁孔"入路及其变型

经眉弓眶上额下"锁孔"入路及其变型包括经眉弓眶上额下入路、外侧变型（也称为额外侧入路）、内侧变型、眶上—眼眶联合开颅等。各种切口及骨窗见图3-1。

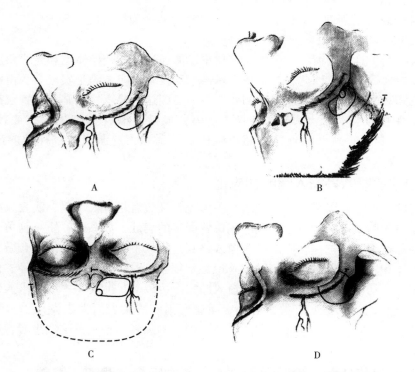

图3-1 经眉弓眶上额下"锁孔"入路及其变型各种切口及骨窗

注 A. 经眉弓眶上额下入路；B. 外侧变型；C. 内侧变型；D. 眶上—眼眶联合开颅。

眶上入路可达双侧基底动脉环前环，暴露对侧眼动脉、颈内动脉内侧壁、大脑中动脉M1段、大脑前动脉A1段、后交通动脉、前交通动脉、大脑后动脉P1段和小脑上动脉，并夹闭动脉瘤。对鞍区、鞍上区的垂体瘤、颅咽管瘤、鞍结节、前颅底脑膜瘤等也均可采用该入路进行手术。

1885 年，Francesco 和 Durante 描述了经额下—额叶入路，1908 年 Krause 描述了眶上额下入路。此后，Frazier、Cushing、Heuer、Dandy 和 Poppen 先后报道过类似入路。由于当时条件的限制，各种眶上及额下入路骨窗大、创伤重，导致与手术而非病变本身相关的病残率增加。Reisch 在 2002 年和 2005 年描述了经眉弓眶上额下"锁孔"入路，它基本包含了经翼点入路的前额部分，其优点是从前方进入时，鞍上的解剖结构可不受阻挡，可较早到达侧裂的内部，并能将直接倾斜于入路外半侧的侧裂轻易地由内向外分离而不需要处理颞叶。

2005 年，芬兰 Juha 教授根据 10 年超过 2 000 例的手术经验，提出了"经眶上外侧入路"，认为与 Yasargil 标准翼点入路相比，其开颅范围更小、创伤更小、手术更迅速，避免了颞肌萎缩、面神经损伤、脑脊液漏、术后硬膜外血肿、感染等并发症。骨窗范围 3.0 cm× 4.0 cm 左右，该入路足以到达双侧基底动脉环前环，位置高于前床突的基底动脉前部，以及鞍区、鞍上区，进行动脉瘤夹闭或病变的切除，适用于绝大多数标准翼点入路的适应证，可作为标准翼点入路的替代方法。该入路不适用于瘤颈朝向后的大脑后交通动脉动脉瘤、大型和巨大型大脑中动脉动脉瘤（尤其是瘤颈朝向外侧的蝶骨嵴）以及位置较低的基底动脉顶端动脉瘤。上述入路与经眉弓眶上额下"锁孔"入路外侧变型相似，与经眉弓眶上额下"锁孔"入路相比，不仅在于锁孔骨窗的位置更靠外侧，而且要部分切除蝶骨小翼，同时暴露额叶和颞叶硬脑膜。可从侧面更多暴露颞叶前内侧、额叶外侧基底大脑皮质、外侧裂以及鞍旁三角，能够安全地对海绵窦的前部和床突旁区域进行解剖。通过磨除前床突，也可以暴露颈内动脉床突旁段。但是需要牵拉视交叉及对侧视神经才能暴露对侧颈内动脉。

2. 翼点"锁孔"入路

标准翼点入路是到达双侧基底动脉环前部、鞍区和鞍旁、外侧裂以及斜坡和基底动脉上部病变的经典入路。标准翼点入路也存在一些缺点，包括：术前多要剃光头，造成某些患者心理负担；可能有面神经额支的损伤和颞肌萎缩；皮瓣切开范围大，周围软组织水肿显著，延长了住院时间；脑组织暴露面积大，增加了损伤或感染的机会。翼点"锁孔"入路则避免了传统翼点入路缺点，保持了它所能提供的良好的视线角度。翼点"锁孔"入路，只剃掉手术切口发际后宽 2 cm 左右的头发；直线切口，减少了肌肉萎缩的可能性；避免损伤面神经额支；大大减少了脑组织不必要的暴露；缩短手术时间，术后恢复较快。从图 3-2 可以看到与传统翼点手术入路相比，翼点"锁孔"入路可极大地缩小头皮切口、骨窗切开的范围。该入路适合于前循环动脉瘤（不包括 A2、M3 以后各段）、颅前窝底、鞍上、鞍旁、鞍后、海绵窦上壁、蝶骨嵴、额极、颞极、颅中窝底前端、脚间池等区域手术。

3. 颞下"锁孔"入路

包括颞下入路、后颞下及后颞下—乙状窦前联合入路两种变型。后颞下变型骨窗位于颞后乙状窦前，优点是可显著减少对颞叶的牵拉。对小脑幕切迹周围结构的视线较少受到颞叶的阻挡。颞下—乙状窦前联合入路可从幕上及幕下更广泛暴露岩骨后上方周围结构。后两种入路难点在于对 Labbe 下吻合静脉的处理。多数病例通过仔细解剖，将颞叶桥静脉从皮质表面和硬脑膜入口处分离可避免发生梗死。如果桥静脉必须牺牲，则应尽量减少颞叶的牵拉，以利于颞叶表面静脉吻合血流的开放。颞下"锁孔"入路可达岩斜区、天幕缘、海绵窦侧壁、三叉神经节、视神经后区的视神经—颈内动脉窗和颈内动脉后窗、鞍上垂体柄、鞍背、

ICA 床突上段、PCoA、动眼神经、滑车神经、BA 顶部脑桥前池、PCA 的 P1 段及 P1~P2 交界处、SCA、中脑和脑桥上部的前面和侧面。该入路适合于治疗颈内动脉后至内听道前方的岩斜区及鞍上区肿瘤，PCA 的 P2 段动脉瘤和基底动脉顶端动脉瘤及 BA-AICA 交界处动脉瘤。颞下"锁孔"入路还可达海绵窦侧壁，进行大部分海绵窦的手术。

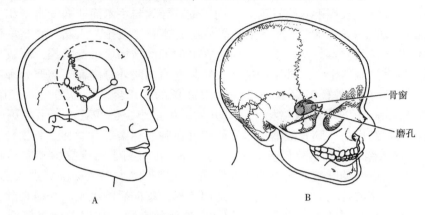

图 3-2　传统翼点入路与翼点"锁孔"入路切口及骨窗比较

注　A. Yasargil 翼点入路切口及骨窗；B. 翼点"锁孔"入路切口及骨窗。

4. 乳突后"锁孔"入路

乳突后入路可显露三叉神经、面神经、听神经、后组脑神经、脑桥外侧面、前外侧面、小脑半球外侧面、椎动脉、小脑后下动脉，可用于听神经瘤、三叉神经鞘瘤、脑膜瘤等脑桥—小脑角或岩斜区肿瘤、脑桥侧方肿瘤手术、三叉神经痛、面肌痉挛等血管减压手术，椎动脉及其分支小脑后下动脉瘤的夹闭手术。对于后组脑神经处病灶手术时，手术切口及骨窗位置可相应下移。

5. 枕下正中"锁孔"入路

枕下正中入路可显露整个第四脑室，适用于该部位各种肿瘤手术。如将手术切口下移，可用于 Chiari 畸形手术。

6. 经半球间—胼胝体"锁孔"入路及其变型

包括经半球间—胼胝体入路以及经前额胼胝体下、经枕叶胼胝体下半球间入路两种变型。可显露侧脑室体部、第三脑室、丘脑、松果体区等结构，适合于该区域的各类肿瘤手术。采用经半球间入路时，保护矢状窦及其静脉分支非常重要。尤其是在合并了大脑牵拉后，静脉的闭塞可造成广泛的静脉性脑梗死，导致术后神经功能恶化。当桥静脉闭塞后，使用脑压板可能严重压迫静脉吻合，引起随后周围区域的梗死。因此，大脑的牵拉必须限制在所需的最小范围。通过适当的设计锁孔骨窗位置、仔细解剖以及限制脑牵拉才可有效降低手术损伤。

7. 幕下小脑上"锁孔"入路

松果体肿瘤位于颅内正中线脑干平面以上，在解剖上对其安全的暴露和切除造成一个很大的手术挑战。早期手术为了获得足够的光线进入位置深在的松果体区域，曾采用创伤巨大的开颅暴露，甚至切除整个枕叶等，因而手术结果也不理想，病死率可高达 58.8%~70.0%。20 世纪 70 年代早期引入显微技术后，将显微神经外科技术应用于 Krause 幕下小脑上入路，开创了松果体区手术暴露的一个新时代。该入路优点在于松果体区的解剖结构无须手术分离，天幕与小脑之间提供一个不易侵犯到任何脆弱的颅内结构的手术通道。位于中线附近、Galen 静脉水平及以下的肿瘤最适用于该入路，可降低深部静脉损伤的风险。锁孔骨窗的最佳位置取决于病变的精准定位。胼胝体压部顶端附近骨窗位置可比较靠颅底方向；相反，四叠体板及小脑中脑裂的病变最好从靠顶部方向进入。该入路也适用于中线外侧的病变，可采用旁中线开颅从对侧暴露目标区域。

8. 经皮质"锁孔"入路暴露侧脑室及第三脑室

经皮质入路最常见的并发症包括皮质扩大切除后引起的术后癫痫，牵拉半卵圆中心导致的偏瘫，尾状核牵拉或梗死引起的记忆下降，以及意识障碍、缄默症等。"锁孔"技术限制了大脑皮质的暴露范围，可以将对脑组织的损伤降至最低，近乎相当于脑室穿刺的损伤。另外，通过扇形手术切开，有限皮质切开足以窥视脑室腔的不同部位。

除上述入路外，还有椎板"锁孔"入路等。综上所述，上述各种微骨窗（"锁孔"）入路有以下几点启示。①微骨窗手术出现既得益于现代科学技术的发展，也是神经外科医师们对微创理念不断追求的结果，是他们智慧的结晶。②各种微骨窗手术与传统常规手术相比，可缩小头皮切口、骨窗、硬膜切开范围及脑组织暴露范围，显著减少与开颅手术相关的并发症，缩短手术时间。③微骨窗手术并不拘泥于一种手术入路，各种手术入路又有其变型，有利于根据个体病变特点选择恰当的手术入路进行个体化治疗，达到以最小创伤取得最佳治疗效果的目的。

（李　猛）

第四节　立体定向放射外科

一、立体定向放射外科发展历程

1949 年瑞典神经外科学家 Lars Leksell 在实验室设计出首台立体定向导向的放疗装置，他将正电压 X 线球管固定在轨道，并围绕靶点进行弓状面旋转，使 X 线呈聚焦状集中照射于颅内靶点，达到局灶性放射性坏死灶，奠定了立体定向放射外科的发展基础。

立体定向放射外科（SRS）指利用立体定向技术对颅内靶点精确定位，单次大剂量放射线聚焦照射靶组织，使之产生局灶性坏死，达到类似手术切除效果的治疗手段，是立体定向影像定位技术和放疗技术及计算机图像处理技术的结合。

世界上第一台以 γ 射线为治疗源的立体定向放射外科治疗系统（静态式 γ 刀）设计完成，其选用钴-60 作为放射源，采用静态几何聚焦的方法，将 179 个钴-60 发出的 γ 射线聚集在预选靶点上，使脑内靶点组织经一次照射就产生局限性盘状坏死灶，在技术上具有两个鲜明的特点：①精确的立体定向手段；②多路径照射，实现了对靶点组织的大剂量精准 γ 射线照射，同时降低了对周围组织的损伤。

1984 年第三代 γ 刀问世，钴源增加至 201 个，在脑内形成的放射性毁损灶由盘状变成球型，并配备 4 种不同型号的准直器头盔，以治疗不同形状和大小的靶灶。从 1987 年美国匹兹堡大学引进全美第一台 γ 刀，至 1992 年世界安装有 32 台 γ 刀，至 1995 年底猛增至 83 台。

20 世纪 90 年代，在静态式 γ 刀的基础上做出重大改进，在放射源总活度保持不下降情况下将放射源减少至 30 个，采用了旋转聚焦的方法，装在旋转式源体上的 30 个钴-60 放射源绕靶点中心做锥面旋转聚焦运动，由于射线束不是以固定路径穿越周围组织，周围组织所受的照射剂量更加分散，每个单位体积的周围组织只受到瞬时、几乎无伤害的照射，从而在靶灶中心形成良好的聚焦治疗效果。旋转式 γ 刀极大地减少了放射源的数目，去除了笨重的头盔装置，简化了结构，节省了装源时间和费用，取得了巨大发展。

核物理技术研究也发现重粒子（也称带电粒子）如中子、质子、氦离子束等具有穿透力强、散射性小，并在穿越组织时能量会在某一组织内突然释放（Bragg 峰）等特点，此特性均较 X 线和 γ 射线更适用于放射外科治疗。1954 年，Lawrence 利用重粒子束 Bragg 峰释放的原则来照射垂体，从而治疗转移性乳腺癌患者的顽固性疼痛，1980 年 Fabrikant 应用氦离子束技术治疗脑血管畸形患者，这些都属于直线加速器放疗技术。1982 年，医用直线加速器被改装和小型化，配上二次准直器后与立体定向技术结合起来，对颅内小的肿瘤和血管畸形进行放射外科治疗，这种直线加速器高能 X 线非共面、多弧度、等中心旋转集束照射装置即被称为 X 刀。由于 X 刀造价低廉，易于改装，且其放射线剂量分布和对组织的放射生物效应以及临床治疗效果等均与 γ 刀相似，故发展更为迅速，至 1992 年，仅在北美就有 140 多台 X 刀在运行。

二、传统 SRS 技术的局限性和技术革新

具有代表性的传统头部 SRS 设备包括 γ 刀装置和 X 刀，技术特点是小野三维集束单次大剂量照射，高能放射线从不同方向入射，聚焦于颅内肿瘤病灶，获得高剂量梯度，达到杀死肿瘤、同时保护瘤体周边正常组织的效果。但是为防止治疗过程中因患者体位改变而导致照射部位的变化，在治疗颅内和头颈部肿瘤时，大多数 γ 刀和 X 刀系统均需螺钉将金属定位头架固定在患者头部。对于身体其他部位的肿瘤，由于体位固定比头颈部困难得多，而且患者本身器官运动的不可避免性（如心脏和肺等）以及充盈度的不可预测性（如胃、膀胱和直肠等），这些因素导致 SRS 的应用一直局限于头颈部肿瘤。

1997 年，美国斯坦福大学医学中心神经外科专家 Adler 等经过近 20 年的研究，成功开发出基于影像引导无须定位框架、并采用机械手臂的放射投射系统，即射波刀系统，将 SRS 技术从头颈部肿瘤延伸至脊椎以及全身其他部位肿瘤。1999 年获得美国食品与药品管理局（FDA）认证，用于颅内疾病治疗，并于 2001 年获得 FDA 认证用于全身可放疗疾病的治疗。

射波刀的技术特点：①射波刀系统整合数字化 X 射线摄影系统（DR），是一种近乎实时的图像引导放疗系统（IGRT）；②射波刀系统整合可移动式直线加速器（LINAC），可以分散成 1 200 个射束对靶区进行照射，是一种对靶区高度适型的三维适型放射系统（3D-CRT）；③射波刀系统整合机械臂及近乎实时图像引导，可以引导射束对随呼吸移动的靶区进行呼吸追踪、照射，是一种机器人放射外科治疗系统。

射波刀系统以其精准、灵活的自动化机器手臂、X 线实时影像定位系统、呼吸追踪系统和 6 mV 直线加速器的完美结合，提供了传统放射外科所无法比拟的靶区照射高度精确性，无论是使用骨性结构，还是采用经皮植入金属微粒作为肿瘤靶区定位的参考标志，均可取得与过去以刚性金属框架为定位参考标志的空间精确性，克服了传统金属框架的有创性、不可重复性以及要求病灶直径不能超过 3 cm 的缺陷，并将适应证扩大至全身肿瘤，真正成为放

射外科卓越的新利器，它的诞生是放射外科领域又一次革命性的进步。

三、SRS 与普通外放疗的差异

SRS 原理和操作技术与普通分次放疗有很大差别。普通放疗主要依赖照射野内病理细胞和正常组织对放射线的敏感性差异，将一定的辐射剂量分次施照，达到治疗肿瘤、保护正常组织的目的，分次照射对迟发反应组织作用弱。

立体定向放射外科的原理是将生物学有效剂量一次性传送到靶组织，即单剂量电离辐射，单剂量辐射对增殖缓慢或迟发反应组织可产生显著效应，治疗方式是利用射线几何聚焦原理，在精确的立体定向技术辅助下，将规划的放射剂量在短时间内聚焦分布于颅内的预选靶点，一次性致死性地摧毁靶结构，而靶结构与周围组织受照剂量出现陡直的梯度峰值变化，靶结构边缘剂量锐减，靶外组织仅接受较小的照射剂量，以达到类似外科切除的效果。靶结构可以是脑内正常组织（如神经纤维传导束或脑深部灰质核团），也可以是颅内病理组织，如脑动静脉畸形、脑肿瘤等。

四、立体定向放射外科治疗生物学效应

靶点区域聚焦放射剂量场梯度极大，靶点结构内部受照总剂量极大，使得靶组织内几乎所有活细胞出现不可逆的、致死性的放射性损害，即使有少数细胞存活，也很难再进行有丝分裂；而靶外结构，因为射线的剂量场梯度的陡直变化，分布剂量锐减，虽然有轻度的放射性反应，但通常是可逆的。分散的射线通过正常组织的径迹中，正常脑组织只可以耐受低放射剂量，而数百道放射径路射线聚焦到一个靶点，剂量累积达到放射性坏死的程度，则产生凝固性坏死，形成边缘锐利、清楚的损毁灶。

生物细胞经过一定剂量照射后可发生一系列放射生物学变化。首先是射线的原发作用，即射线的辐射物理学过程（电离、激发）和辐射化学过程（自由基的形成）。原发作用可导致大分子化合物结构以及细胞某些细微结构的破坏。接着便是射线的继发作用，指由于分子水平化合物的变化而引起的一些生理性、代谢性和细胞结构的变化。生物细胞在接受辐射之后可发生：蛋白崩解；DNA 或 RNA 链断裂；直接破坏某些酶或辅酶；生物酶性结构破坏；线粒体能量系统发生障碍；粗面内质网上的核蛋白体解聚；溶酶体破裂等。照射后细胞的反应与损伤程度和吸收剂量有关。

一般聚焦照射组织的退变、坏死先从辐照中心开始，逐渐扩展到边缘。在坏死区及瘢痕区周围可伴有水肿样改变。聚焦照射治疗后，病灶的形成可分为 3 期。①坏死期，靶点中心吸收剂量为 200 Gy 时，3~4 周出现照射后的急性退行性改变和炎性反应。②吸收期，坏死期后至照射后 1 年或数年，主要改变是病灶内细胞活动增强，细胞裂解碎片被吸收，胶质细胞增生，病灶周围组织带呈慢性炎症反应，血管闭塞，内皮细胞增生，并出现新生毛细血管。③后期，可持续数年至数十年，主要特点是胶质瘢痕形成，炎症反应消失，不再形成新的毛细血管。

五、SRS 适应证

与传统神经外科手术相比，立体定向放射外科治疗有以下优点：治疗无创伤，无须全身麻醉，患者无痛苦，无术后出血和感染的危险；治疗时间短，患者常常不必住院，在门诊即

可完成手术；治疗精确，对颅内重要功能结构极少造成损伤，术后并发症少；对适应证掌握良好的患者可达到显微手术切除的效果。作为一种新的治疗手段，立体定向放射外科在治疗颅脑疾病方面确有其独特之处，但并不能完全代替手术或其他治疗方法（如分次放疗、化疗、免疫治疗等）。

只有严格掌握该技术适应证，才能发挥其最大功效。立体定向放射外科适应证主要包括：年老体弱，合并有严重心、肺、肝、肾疾病，不能耐受全身麻醉手术者；凝血机制障碍，不能开颅手术者；病变位于重要功能区不宜手术或位于脑深部难以手术者；颅内肿瘤手术切除后残留或复发者；单发或多发（不超过 3 个）脑转移瘤；患者拒绝手术而选择放射外科治疗者；作为全脑照射的补充治疗。

六、SRS 治疗基本流程

目前，用于立体定向放射外科的设备（或称放射源系统）主要有 3 种：γ 刀的钴-60 放射源、等中心直线加速器（X 刀）和紧凑型能产生 6 mV X 射线和电子束的轻型直线加速器和重粒子束，放疗设备的设计原理不同，其操作程序不同。

传统框架立体定向定位系统结合的放疗设备（如 X 刀、γ 刀）基本的治疗程序相似。①安装立体定向头架，在头皮局部麻醉下，用 4 个螺钉（如以磁共振定位，需用无磁性螺钉）将头架牢固固定在颅骨上。如果病变靠近颅底或位于小脑、脑干等部位，应适当降低头架位置，尽可能使病灶位于定位框架的中心。②病灶定位，将定位框架固定在头架上，使用磁共振、CT 或脑血管造影等成像方法对病灶进行定位。③治疗规划，将病灶定位的影像学资料输入计算机工作站，在每张图像上勾画出病灶边界和颅内某些重要结构的轮廓，如眼球、视神经、视交叉、脑干等，并对上述结构进行三维重建。根据病灶的大小和形状，选择不同大小的准直器和靶点数目；依据病变性质，选择合适的照射剂量和照射时间。在治疗规划时，应反复比较各种治疗方案，使所给剂量尽可能多地集中在靶区内，而颅内重要功能结构的受照剂量应尽可能低。④实施照射，根据治疗方案，利用不同的放射源系统对病变进行照射治疗。⑤去除头架，包扎创口。

Cyber 刀使用人体骨骼结构作为参考框架，颅内病灶与颅骨之间、脊柱及其周围肿瘤与脊柱之间有着固定的刚体对应关系。天花板上安装的两组 X 线球管和安装于治疗床头端两侧地面上的单晶硅影像板（X 线摄像机）组成了靶区定位影像追踪系统。是由两组 X 线球管发出低能 X 线相互垂直，交叉穿过头颅（或患者肿瘤的治疗部位），X 线摄像机获得一对相互垂直的高清晰颅骨（或骨骼）数字图像，并将图像传输到计算机，计算机与事先 CT 扫描获得的颅骨数字重建图像（DDR）相比较，首先确定颅骨的精确位置，然后得出治疗靶目标（病灶）的精确位置。安装有轻型直线加速器的机器人机械臂，按照计算机预设的路线，带动直线加速器围绕患者在前、后、左、右、上、下 6 度空间自由转动，直线加速器根据机械臂的转动可调整到 100 个位置（或节点），每个节点处又可以从 12 个角度投照射线。因此，多达 1 200 个方位投照射线、配合计算机程序控制的治疗床运动和靶区定位影像追踪系统、呼吸同步追踪系统的实时图像调整校核，最终完成靶区的适形聚焦照射。

七、临床应用选择的争鸣

立体定向放射外科治疗范围包括功能性神经外科疾病、脑血管病和颅内肿瘤，但在不同病种，治疗选择上随着研究深入认识上有所转变。

1. 功能性神经外科疾病

（1）顽固性疼痛：丘脑腹内侧核损毁术治疗恶性疼痛是最早应用 γ 刀进行的手术之一，该治疗是缓解恶性疼痛较为有效的方法，损毁靶点常选择脑原点上方 0~5 mm，后方8~12 mm，中线旁开8~12 mm，中心剂量为160~180 Gy。但是近来随着核团电生理监测技术的发展，该术式临床应用逐渐减少，被微电极引导的神经核团射频毁损手术所替代。因为 γ 刀毁损的核团在影像学上是"不可见"靶点，即不能通过增强扫描来显示的靶点，它的影像学定位往往是把 AC-PC 中点作为脑原点，根据国人脑神经核团解剖图谱测量均值，换算成毁损坐标，会因为不同患者头颅大小的个体化，存在靶点定位误差，而毁损的靶点又比邻内囊后肢，常常导致严重的不可逆性并发症。立体定向微电极引导的核团射频毁损，首先通过解剖影像学定位导入探测—刺激电极，对选择的核团靶点的精确性进行电生理学测定验证，同时通过刺激参数变化结合功能学观察，验证靶点和内囊的安全距离，经过反复验证调整后，首先可逆性预毁损验证治疗效果，确定安全性后进行核团毁损，这大大降低了并发症的发生率，提高了手术的安全性。

（2）三叉神经痛：立体定向放射外科治疗三叉神经痛的效果与靶点定位的准确性密切相关。因为随着医学影像技术的发展，三叉神经磁共振三维成像定位技术中（包括血管时间飞跃成像 TOF），三叉神经脑池段能清晰显示，以三叉神经感觉根进脑桥区前段为照射靶点，单个 4 mm 准直器，脑干表面剂量 ≤30% 等剂量曲线，首次治疗靶中心剂量为70~100 Gy，能取得很好的效果。有作者对 γ 刀治疗随访 110 例三叉神经痛患者，治愈率为54.5%，显效率16.1%，有效率19.6%，无效9.8%，效果良好（治愈+显著）70.5%，总有效率（治愈+显著+有效）90.2%。效果良好的患者中复发率16.5%，复发时间平均15.6个月。4 例较重的影响生活的并发症，发生在较高剂量组。目前临床争论较大的是：影像学上三叉神经根有明显血管压迫患者，因患者惧怕微血管减压手术风险而直接选择 γ 刀治疗是否符合循证医学依据。目前主流的思路仍旧是：对于术前明确有责任血管压迫的患者，首选微血管减压手术，年龄和身体一般状况不能耐受外科手术时，γ 刀才作为备选方案。

（3）精神性疾病：立体定向放射外科治疗的精神疾病主要限于严重的强迫症和焦虑症，靶点选择尾状核头部与壳核之间的内囊前肢。一般认为使用 4 mm 准直器，中心剂量 130~180 Gy，产生毁损病灶体积在 50 mm 左右。和顽固性疼痛核团毁损一样，精神性疾病立体定向放射外科治疗也因微电极电生理监测+射频热毁损技术的发展有所萎缩，但也有学者融合两者的特点，用微电极探测确定靶点，用聚焦照射代替射频热烧灼制造毁损灶，也取得同样的效果。

（4）癫痫：伴有癫痫发作的脑血管畸形和脑胶质瘤患者，经病灶和周边的立体定向放射外科治疗后，部分患者癫痫发作完全消失或发作次数减少。立体定向放射外科治疗癫痫的机制尚不清楚，部分学者认为可能与放射线直接破坏致痫神经元或致痫神经元的传入神经纤维阻滞有关。若是明确的单侧局限性颞叶内侧型癫痫，立体定向一侧海马头端和杏仁核的聚焦毁损，有时能达到开颅海马和杏仁核选择性切除的效果，手术创伤很小；致痫灶局限且影像学能显示者，立体定向放射外科的定点行照射清除，治疗效果也不错。但对于癫痫灶泛化、多数不能明确癫痫灶的患者，SRS 治疗争论较大，其根源还是原发性癫痫毁损灶的"可视化"影像定位和电生理学靶点验证上。Barcia 等采用立体定向技术埋置脑深部微电极可以对致痫病灶定位和勾画范围，然后用 X 刀对电极测定的范围进行立体定向放射外科治疗，照射剂量 10~20 Gy，治疗后多数患者癫痫发作完全消失或发作次数明显减少，未出现并发症。目前此治疗领域的发展在于，首先使用立体定向脑深部电极植入直接记录脑深部的异常放电活动，然后根据电极触点位置信息转化为致痫灶的定位信息，结合应用 CT 及磁共振图像融合技术，在深部电极引导下进行致痫灶的 γ 刀低剂量治疗，据报道治疗效果很好，特别适合多灶性癫痫患者，认为 10 Gy 的剂量小范围照射不产生脑坏死灶，但可控制癫痫发作。

2. 脑血管疾病

（1）脑动静脉畸形：SRS 治疗脑动静脉畸术后血管闭塞率高，并发症少，现已成为无法切除或栓塞治疗的脑动静脉畸形首选治疗方案。血管闭塞的机制可能与照射后血管内皮细胞增生、管壁增厚、管腔变窄和血栓形成有关，术后血管闭塞率与脑血管畸形团的体积和照射剂量密切相关。研究发现，当脑血管畸形直径在 2 cm 以内，边缘剂量达到 25 Gy 时，血管闭塞率明显提高。对于较大的脑动静脉畸形，宜在手术部分切除或部分栓塞后行立体定向放射外科治疗。用小准直器多靶点照射剂量布局充分，把血管巢严密包裹，可使 AVM 闭塞率明显提高。有学者所在科室 γ 刀治疗 AVM 319 例，采用的中心剂量为 32.5~50.0 Gy（平均 37.5 Gy），周边剂量 13~25 Gy（平均 19 Gy）。254 例获 24 个月以上随访者中，DSA 或 MRA 检查显示治疗后 1 年的完全闭塞率为 60.2%，2 年完全闭塞 80.5%。而且 AVM 体积越小，闭塞越早。单支动脉供血者，多在 1 年内完全闭塞。治疗主要并发症为血管破裂出血，发生率约 5%，与脑动静脉畸形的自然出血率大致相符，随着手术后时间延长，出血率逐年下降。

（2）海绵状血管畸形（CM）：既往国内外曾对脑组织深部（特别是脑干）海绵状血管畸形立体定向放射外科治疗持赞同意见，近来随着研究深入，认识观念有了巨大转变，认为存在以下几点问题。①理论依据问题，CM 没有明显的供血动脉以及引流静脉，不能用照射后血管内皮细胞增生导致血管闭塞来解释。②放射剂量控制问题，早期治疗颅内 CM 的放射剂量类似于 AVM 放射剂量，但术后患者发生顽固性脑水肿发生率及脑水肿严重程度明显高于 AVM 患者，继发性脑水肿所导致的临床症状比疾病本身临床症状严重，治疗效果差。临床实践试图通过降低放射剂量来减少脑水肿的发生和降低脑水肿严重程度，但是收效甚微。研究发现，为避免放射性脑水肿的发生，周边治疗剂量应控制在 15 Gy 以下。③靶区勾画容积与病灶实际体积存在偏差，照射容积与病灶体积越接近，越能降低周边正常脑组织的放射性损伤，病灶体积与边界精确的勾画有赖于影像学的支持，但颅内海绵状血管瘤周围含铁血黄素沉着带要比病灶本身体积大得多，影像学异常信号多为含铁血黄素沉着的异常脑组织而非病变本身结构。④含铁血黄素的放射增敏问题，多数 CM 反复少量出血，周边脑组织有大量含铁血黄素沉积，因为含铁血黄素有强烈的放射增敏效应，此部分的容积照射会导致周围正常脑组织的顽固性放射性损伤，增加术后脑水肿的发生率。⑤疗效评价标准，CM 在 DSA 上通常不显影，不能像 AVM 那样通过术后血管闭塞来评价疗效。CM 本身不是实体组织，而是由异常扩张血窦组成，治疗后病灶影像学大小改变同样难以观测。目前国内外多数学者认为，立体定向放射外科仅对脑内 CM 含铁血黄素沉积引起的癫痫发作控制有效，不能作为闭塞血管、减少出血的首选措施。但对海绵窦的海绵状血管瘤，国际上已经达成共识，立体定向放射外科治疗效果极佳，可以作为首选治疗措施。

3. 颅内肿瘤

（1）听神经瘤：γ刀是治疗中小型听神经瘤的安全有效的方法之一，可以作为显微外科手术以外的一种替代治疗选择，尤其对年龄大、不能耐受手术者；手术后残留或复发肿瘤和需要保留听力者。适应证包括：肿瘤直径<2.5 cm；年老体弱、不能耐受开颅手术者；希望保留听神经和面神经功能者；双侧听神经瘤，听力尚未完全丧失的一侧肿瘤等。根据肿瘤大小和肿瘤周边结构选择不同的周边剂量，肿瘤直径<30 mm 的治疗效果要比大肿瘤好。尸检发现，治疗后的患者肿瘤坏死或瘢痕化，在影像学上表现为肿瘤缩小或未增大，虽不像开颅手术那样将肿瘤切除，但肿瘤已不再生长。治疗剂量：10~20 mm 直径处方剂量 14~17 Gy（平均 15 Gy）；21~30 mm 直径处方剂量 12~18 Gy（平均 14 Gy）；>30 mm 直径处方剂量 8~14 Gy（平均 12 Gy）。采用40%~50%等剂量曲线，等中心照射点 3~7 个，平均 5.2 个，脑干受照射剂量均低于 10 Gy，肿瘤总控制率91.3%。

（2）脑膜瘤：显微神经外科技术的发展，使绝大多数脑膜瘤可以通过开颅手术彻底切除，因此，脑膜瘤患者应首选手术切除。但特殊部位的脑膜瘤，如岩斜部、鞍区、蝶骨嵴内侧，海绵窦内以及与颅内静脉窦广泛粘连的脑膜瘤，手术全切困难，并发症多，术后残留或复发率高。对于上述部位的脑膜瘤，可以应用立体定向放射外科治疗，也可以先行手术切除，对难以切除的肿瘤残留部分进行照射，既可根治肿瘤，又可避免脑神经损伤。

（3）垂体腺瘤：立体定向放射外科是治疗垂体腺瘤的一种安全、有效的方法，但要严格掌握适应证，对不同类型的肿瘤应规划不同治疗方案，以期达到最佳效果，同时对放射性损伤等并发症应有充分认识，主要治疗垂体微腺瘤或不适合全身麻醉手术者或术后复发者。SRS 对垂体腺瘤患者内分泌症状的控制率可达 70%，术后主要并发症为垂体功能低下和视力下降，为防止视路受损，应将视交叉和视神经的受照剂量控制在 10 Gy 以下。

（4）颅咽管瘤：囊性颅咽管瘤可行立体定向穿刺术，对于实质性肿瘤或囊性颅咽管瘤的实体部分，如果范围不大（<2.5 mm），可以选择立体定向放射外科治疗。治疗时应注意保护视交叉、视神经和眼球。

（5）松果体区肿瘤：松果体区肿瘤开颅手术的病残率和病死率较高，普通放疗易引起脑干放射性损伤，而立体定向放射外科治疗该区域肿瘤却十分安全，受术者无死亡，对脑干损伤小。为预防照射后发生急性脑积水，治疗前最好先行脑脊液分流术。

（6）脑转移瘤：脑转移瘤在发现时往往较小，形状规则，边界清楚，很适于立体定向放射外科治疗。尽管大多数转移瘤对分次照射不敏感，但对单次大剂量定向照射却反应良好。治疗后 1~3 个月，肿瘤消失或缩小。经大宗病例随访，肿瘤控制率达 90%。因此，从延长患者寿命和提高生存质量的角度考虑，对于单发或多发的脑转移瘤，在全脑照射的基础上进行放射外科治疗是一种明智的选择。

（7）胶质瘤：脑胶质瘤尤其是低分化肿瘤，在脑内呈浸润性生长，肿瘤边界不清，并不适于立体定向放射外科治疗，为了充分发挥立体定向放射外科的优点，减少放射性脑损伤，目前的主要治疗策略有全脑照射后追加 X 刀或 γ 刀治疗，多等中心照射，分次立体定向放疗，手术大部切除后放射外科治疗等。γ 刀对体积较小、边界相对较清的低恶度胶质瘤的治疗是有效的，对高恶度胶质瘤在短期内可有效地杀死靶区内肿瘤细胞并延缓肿瘤的生长，但并不能有效地控制周边肿瘤细胞的生长和复发。

（李　猛）

第五节　脑肿瘤立体定向活检技术

一、立体定向脑内病灶活检的意义

明确的组织病理学诊断是临床治疗颅内病灶的基础，是神经内、外科医师决定是否手术以及后继如何治疗（放疗和化疗）的依据。例如：对于不能切除的脑内病灶微创活检，若证实为恶性肿瘤，可以行内放疗或化疗；对脑内多发弥散病灶、影像学上不能提供明确诊断的病灶，脑组织活检明确诊断后可以为后期治疗（放化疗、内科治疗）提供指导意见。白血病、艾滋病（AIDS）、克—雅病（CJD）、中枢神经系统血管炎、系统性红斑狼疮（SLE）、风湿病等全身性疾病引起的颅内病灶，有时也需要采用活检方法来明确病理学诊断。

虽然先进影像学技术的发展使脑内病灶的确诊率明显提高，但很多情况下脑内病灶的影像学表现并不典型，特别是早期病变和神经变性病灶，病灶界限不清，影像特征不明显。Alesch 对比一组 181 例脑内病灶的 CT 诊断与活检病理结果，发现两者诊断出入很大；1995年他又比较了 195 例颅内病灶术前诊断和术后病理学诊断，发现 CT 对胶质瘤的诊断符合率仅 33%，误诊率达 28%；非肿瘤性病变诊断符合率为 30%，误诊率为 40%。因此，临床仅根据影像学检查决定脑内病灶的病理性质是不可靠的，活检病理组织学检查仍然是诊断脑内病灶的金标准。

脑深部病灶标本可以通过开颅手术切除、徒手钻孔穿刺、立体定向穿刺和脑室镜钳取这4 种外科技术获得；前两种方法由于创伤大、定位不准确，在临床实践中已逐步减少应用。CT/MRI 引导立体定向活检技术较开颅或徒手穿刺手术优势明显：对体积较小（<5 mm）、位于脑深部病灶能够做到精确定位取材。立体定向脑组织活检术的灵敏性、精确性和安全性很高，靶点误差<1.0 mm，特别适合脑中线区、脑干、脑主要功能区病变活检。神经外科医师可以在微小创伤下，准确获得脑深部病变组织，从而完成对病灶性质或病原学诊断。微创活检术对脑内病灶的病理学诊断可以从很小块的标本中获得。Chandrasoma 等对立体定向活检与手术切除的病理组织各 30 例进行了对比性研究，发现活检组 28/30 与临床手术结果相符合，表明活检的小块标本即可提供准确的诊断信息。Plunkett 等统计 141 例诊断不明确的中枢神经系统病变进行立体定向手术活检结果，其中 57 例（40%）避免了不必要的开颅手术。由此可见，立体定向脑组织活检术具有十分重要的临床意义，已作为神经内、外科医师必须重视的诊疗常规。

目前多数神经外科和放疗科医师达成了统一认识：单纯依靠影像诊断和医师个人经验，对颅内病灶采取开颅探查或无病理诊断的外放疗是缺乏循证医学证据的，对于颅内诊断不明确的病灶（特别是脑深部或功能区病灶），应当首选立体定向活检确定病理诊断，再制订下一步的治疗方案。

二、立体定向脑组织活检的适应证和禁忌证

1. 立体定向脑组织活检的优点

（1）确定病灶的性质，从而决定后续治疗是否行开颅手术、放疗或化疗。

（2）帮助制订手术计划，如病灶切除范围等。

（3）对特殊感染、脱髓鞘疾病、AIDS 等，帮助制订特殊的治疗计划。

（4）确定颅内多发性肿瘤是否为多源性。

（5）活检同时可协助疾病治疗等。

随着影像技术、立体定向技术和计算机技术的飞速发展，颅内病变立体定向活检术已经成为一项安全、可靠、微创的诊断技术。立体定向活检具有定位精确、损伤小的特点，完全可以替代开颅手术探查，这一微侵袭性的术式为颅内病变的治疗提供了更多的选择与指导。

2. 脑内病灶立体定向活检的适应证

立体定向病理学活检的意义是能够明确肿瘤的性质和病理分级，同时对全身性疾病和（或）神经内科疾病在脑内形成的病灶作排除诊断。

（1）颅内各部位（大脑、胼胝体、基底节、脑干、小脑等）病变性质不明确。

（2）颅内多发病灶，不能明确病理性质。

（3）开颅手术风险大而且性质不能明确的肿瘤。

（4）可疑为病毒性脑炎或者全身病变引起的脑内病灶。

（5）患者体质差、不能耐受开颅手术，欲明确肿瘤性质，决定化疗或放疗方案或者采取肿瘤内放疗。

（6）脑内病灶需要鉴别是炎性病灶、原发性肿瘤或者转移性肿瘤。

（7）怀疑是放疗敏感的肿瘤（生殖细胞瘤、淋巴瘤等），需要放疗前证实诊断。

（8）准备接受放射外科、间质内放疗的病变，需得到病理学证实。

（9）脑肿瘤复发与放射性坏死，需作出鉴别诊断。

3. 脑内病灶立体定向活检的禁忌证

（1）年龄<2 岁，颅骨骨板薄（<3 mm），无法固定定向仪框架（目前无框架机器人系统可以替代）。

（2）出凝血功能严重障碍者。

（3）低位脑干延髓内弥散性病灶。

（4）疑为血管性病变或血液供应丰富病灶者（动静脉畸形、动脉瘤、血管网织细胞瘤），活检易产生严重出血之虞。

（5）怀疑细菌性炎症、脓肿或寄生虫，病变可以通过活检扩散者。

（6）CT/MRI 影像学检查不能明确显示目标者。

（7）手术头皮局部感染者。

三、立体定向脑内病灶活检手术方法和步骤

1. 术前准备

（1）血常规、血小板、凝血功能和免疫学检查。

（2）术晨禁食水，术区剃头或者灭菌溶液洗头、局部剃发。

（3）术前苯巴比妥肌内注射。

2. 麻醉与体位

（1）一般采用局部麻醉，小儿及不配合的患者可加用基础麻醉或全身麻醉。

（2）病情许可时，一般采用坐位，也可根据脑内病变活检部位决定患者的体位。额叶及基底节病变活检采取仰卧位，顶叶、颞叶病变活检采取半坐位，枕叶及小脑病变活检采取

侧卧或俯卧位，鞍区病变经鼻腔活检采取平卧仰头位。

3. 常规框架立体定向手术步骤

（1）安装框架：患者头部应置于立体定向仪框架（或基环）的中心，局部麻醉后固定框架。安装框架时，尽量保证靶点位于框架的中心原点周围，并设法将固定钉置于靶点平面的上方或下方，避免在同一个层面造成影像定位伪影。

（2）扫描定位靶点：将定位板（或定位环）置于框架（或基环），进行 CT/MRI 扫描定位。为使病灶显示清晰，可采用增强扫描方式。在 CT/MRI 定位片上确定穿刺靶点，将片上的二维数据转换成三维坐标值，并据此安装好定向仪导向装置。

（3）钻透颅骨：单纯病变活检可不用切开头皮，仅用细小颅钻（直径 2 mm）在钻套保护下直接钻透颅骨内板。钻颅的部位根据病变部位而定。病变在额叶、鞍区，一般采用冠状缝前、矢状缝旁开 3 cm 处钻孔。松果体区、顶叶、颞叶、枕叶病变，多采用顶骨结节处钻孔。脑干病变，若选用前额入路，在冠状缝后 1~2 cm、中线旁 3 cm 处钻孔，以保证穿刺径路与脑干纵轴平行；若选用后颅窝经小脑入路，则在枕外粗隆下 3~5 cm、中线旁 5 cm 钻颅。

（4）选择活检器械：根据病变情况，可选用各种活检穿刺器械。

（5）穿刺靶点：结合影像学确定穿刺活检靶点。刺透或切开硬脑膜，将立体定向活检针或立体定向活检钳深入至靶点。

（6）留取病变组织：肿瘤中心可能是坏死组织，故活检时不应只选择病变的中心，应穿刺病灶适当部位，留取 2 或 3 块病变组织，以提高诊断准确率。具体操作时，可将活检针经导向器深入至病变内 5 mm 处采取组织，然后每深入 3~5 mm 采取一块组织。穿刺及采集病变组织时，进针要缓慢、轻柔；退出活检针时若阻力明显，应缓缓放开活检组织，不可用力撕拉，以免伤及重要结构。

（7）闭合创口：取下立体定向仪，缝合、包扎头皮小切口。

4. 无框架立体定向的手术步骤

（1）扫描定标：手术当日，贴标记点，行 CT/MRI 扫描。

（2）手术规划：图像经通信网络或磁盘输入无框架手术系统计算机，选定靶点并做好穿刺路径规划。

（3）注册锁定：手术室内用塑形枕固定患者头部，施用机械臂注册并锁定进针方向。

（4）手术操作：术者按常规定向手术方法进行穿刺、取材等操作。

四、立体定向脑组织活检手术注意事项

1. 穿刺径路选择

穿刺径路的选择主要依据病变的部位和体积，此外还应注意以下几点。

（1）脑表面静脉网纵横交错，穿刺要避开主要血管走行部位，在 MRI 定位下选择脑回作为穿刺点，而不是脑沟（血管走行区）。

（2）避开脑皮质的主要功能区，一般入颅点应在颅骨投影的矢状缝旁 2 cm 前后连线上或在额前部、顶结节部；颅后窝入颅点应选在背正中线两外侧各 2.5 cm 范围内。

（3）硬脑膜要用尖针芯刺破，避免用钝针头将硬膜向颅内推开造成硬膜外血肿。具体操作时，当套管针抵到硬膜后，撤出圆头针芯，验证有无硬膜外出血涌出，如有，可以注入凝血酶止血；如没有出血，则换入尖针芯穿透硬膜，然后换圆头针芯继续深入。

（4）从皮质进入瘤区前，导向器要用圆头针芯分离通道，以防锐器刺破通道上血管引起出血。

（5）尽量避免穿刺通道经过脑室系统，防止脑脊液流失导致的靶点移位或病灶扩散。

（6）病灶扫描增强的程度如何常能说明血管是否丰富。要掌握重要浅、深部静脉的空间结构关系，特别注意侧裂血管、大脑大静脉、大脑内静脉等。

一般而言，病变的中心部位常为坏死组织；此处取标本虽然安全，但难以作出正确的病理诊断。活检取材的标本应包括病变周边的强化部分，此处取材阳性率高，但出血概率也明显增大。外科医师应当清楚地知道病变周边取材的危险性，做好局部止血的准备，必要时需行开颅手术清除血肿。

2. 影响病灶定位精度的因素

（1）影像学因素：靶点定位的精度通常与影像的矩阵有关。目前常用 CT 机的矩阵为 512×512，已能够满足立体定向活检手术精度的要求；新型 CT 机矩阵达 1 024×1 024，靶点精度显示更佳。目前大多数立体定向仪采用直角坐标定位原则。在 CT 定位图像中，扫描的层厚对 Z 坐标精度有影响；而 X、Y 坐标的精度误差，与像素大小有关。先进的 CT、MRI 设备能够保证定位精度在 0.5 mm 之内。

（2）活检器械因素：活检器械包括活检针、活检套管、活检钳等，其加工精度直接影响穿刺靶点的精度。随着机械加工技术的提高，活检器械已相当精致，其误差在 0.5 mm 以内。

（3）病变性质因素：病变体积较小、组织较为硬韧，穿刺时可能造成移位。病变突入脑室时，也会使实际穿刺活检落空；此时立体定向活检，要考虑应用特殊的活检器械，也可在内镜直视下活检。

3. 术中操作要点

（1）颅骨钻孔及进针位置选择：穿刺针进入的脑皮质点应避开重要功能区（如中央前回）。

（2）穿刺针至活检靶点的径路上，不应造成脑深部重要结构损害。

（3）穿刺针从皮质到活检靶点的距离，应尽可能短。

（4）活检针取标本：Backlund 活检针外径 2.1 mm，其针芯尖端有长 10 mm 螺旋钢丝，用于采取病理标本。采取的病变标本应当包括 3 部分：CT/MRI 显示增强病灶的外周组织、扫描增强的病灶、病灶的中心。

（5）防止并发症：注意观察患者的意识、精神状态、语言、瞳孔、深浅反射、肌肉张力等变化，以便尽早发现神经损害症状，及时调整活检针的方向或深度。

4. 立体定向脑组织活检术后处理

（1）注意观察意识及生命体征变化。

（2）常规应用止血剂和抗生素。

（3）术后发生脑水肿时，应用甘露醇、激素对症治疗。

（4）颅内感染偶有发生，可有针对性地选择抗生素控制。

五、如何提高活检的阳性率

立体定向活检术取样小是确定诊断的不利因素。标本 <1 mm³ 时，对于确定同性质肿瘤（如星形细胞瘤、少枝胶质细胞瘤等）并不困难；但对于确定不同组织成分的肿瘤（如颅咽管瘤、畸胎瘤、转移癌等），则很容易误诊。为了提高脑内病变活检的阳性率，术者和病理科医师应注意下述原则。

1. 手术操作中注意原则

（1）术者与病理科医师密切合作，及时通告患者的情况（病程、体征等）、影像学结果（包括 CT、MRI、血管造影）和术中所见（肿瘤呈囊性、实性、坏死、钙化等）。

（2）根据病变体积，沿穿刺道尽量多采取组织标本。对于大脑半球的较大病变，每个病灶可采取 2~10 块标本（通常 3~6 块），每块标本长 3~10 mm（用螺旋活检针）或 1~4 mm（直径 0.8~1.2 mm 的活检钳）。对于重要功能区的病变虽然不可能留取很多标本，但根据影像学检查能够选准靶点、有针对性地取材，可以用细针抽吸的方法。取标本时，要注意不能只取病灶中心的坏死区。

（3）活检标本取材要包括病变的外周、边缘和中心，最好能够贯通病变。术者可将取材部位标记在 CT/MRI 片上，供神经病理医师确定组织学诊断时参考。

（4）微型活检钳取材很小，其长处为不会造成正常解剖结构推移。对于质地较软的病变，抽吸方法留取标本效果也较好，手术将一根外径 1.9 mm 的尖锐穿刺针插入瘤内，穿刺针的末端接 2 mL 注射器抽吸。

（5）术中快速病理检查不能做出诊断时，应及时更换穿刺靶点。特殊病变的取材，需做相应的病理检查。

（6）囊性病变除留取囊壁外，抽出的囊液也要进行细胞学检查。

2. 病理标本处理的注意原则

（1）神经病理医师必须熟悉立体定向活检取材的微小标本检查技术，方能及时作出正确的诊断。

（2）有条件的单位，快速病理检查室可设在手术室内；至少应邻近手术室，以利及时检查和反复核实。

（3）中枢神经系统病理学分类可按照世界卫生组织（WHO）的标准。肿瘤的分级标准对于选择治疗方法，如手术、放疗、化疗，具有重要的意义。

（4）病理检查的常规技术包括冷冻切片、快速涂片和石蜡包埋。术中病理检查除可用冷冻切片技术外，目前也常采用快速涂片技术。将数块活检标本置于玻片上，轻轻涂布并加压，亚甲蓝染色（Loeffier 法）2 分钟，然后在显微镜下观察，并可照相留底片。目前，石蜡包埋作为常规病理检查手段，结果最可靠。此外，根据病变情况，也可对所取标本进行特殊包埋，供超薄切片和电镜检查。

（5）基于上述方法获得的病理诊断可分为两类。一类是快速病理检查，通过冷冻切片或涂片，使术者及时得到病理诊断，为下一个手术步骤（如脑肿瘤内放疗）提供依据，但此种方法有时对肿瘤的分类较困难；另一类是普通病理检查，取出的标本立即放入 10% 甲醛液中固定，留作常规石蜡切片，以便获得准确的病理诊断，指导日后临床治疗。有时术中快速病理诊断实难确定，可在靶点区置入一个小银片（用半个银夹折叠而成），待术后普通病理检查确定为肿瘤后，再依此靶点标记进行放疗。

六、颅内出血并发症的防治

1. 颅内出血发生率

颅内出血是立体定向手术活检的严重并发症，发生率 0.5% ~ 3.0%。Kelly 报告立体定向活检 131 例，出血率为 3.6%；文献中报告立体定向活检的病死率和致残率为 0 ~ 24%。Mundinger 报告立体定向活检 1 551 例脑瘤中，活检部出血 21 例（1.3%），无死亡与严重并发症。Bemstein 等报告 300 例立体定向活检中严重并发症（死亡和严重致残）的发生率为 3.0%，轻微并发症发生率为 3.3%，总发生率为 6.3%。

2. 颅内出血种类

颅内出血的种类涉及穿刺道的各部位：硬膜外血肿、硬膜下血肿、脑实质内血肿、脑室内出血等。出血的原因：一是穿刺道出血，因活检穿刺本身带有一定的盲目性，即使选入颅点时尽可能避开皮质静脉走行部位，但遇有走行异常或因某因素存在静脉多分支者也难以判断，而脑深部的一些小血管则无法避开，穿刺损伤后引起出血；二是取材点出血，恶性肿瘤生长快，多含有丰富的新生毛细血管网和异常的血管结构，活检时可能损伤瘤内的血管而引起出血。

3. 定向活检出血的预防

（1）术前依据影像学检查，充分估计脑内病变的血液供应情况，根据影像学检查判断肿瘤是否易于出血；对易于出血病灶，采用侧方开口双套活检针较弹簧活检针更为适合。穿刺道选择尽量有目的地避开皮质血管。活检过程中操作轻柔，遇有阻力时要反复旋转方向，慢速进退针，遇有阻力时不要用力过猛，避免损伤脑组织和撕破血管，必要时改换穿刺点或活检靶点。

（2）选择穿刺点和穿刺道，应避开颅内重要血管。由于脑组织是富有血管的组织，在脑表面有许多回流静脉网纵横交错走行，且穿入点既小又深在，无法用肉眼看到。因此，确定入颅内通道时要注意：避开脑表面主要血管的走行部位，避开脑皮质的主要功能区。一般入颅通道点应在颅骨投影的矢状缝旁 2 cm 的前后连线上或在额前部、顶结节部；颅后窝入颅通道应选在枕部正中线两外侧各 2.5 cm 范围内，这样造成脑表血管损伤、颅内出血的机会较少。

（3）调整好细颅钻钻骨孔的深度，防止固定架滑脱使长钻头刺入脑内过深。

（4）刺破硬脑膜要用尖头穿刺针，避免用钝器将硬膜向颅内推开造成硬膜外血肿。针尖到达硬膜外时，撤出针芯，验证是否有硬膜外出血。从皮质到病变靶区时，穿刺针要钝性分离通道，以防锐器刺破通道上的血管引起出血。

（5）应用头端圆钝的穿刺针继续通过脑组织，直至靶点。

4. 定向活检出血的处理

（1）术中发现穿刺针尾部有动脉血或静脉血涌出时，应立刻停止移动穿刺针，外套管可暂不退出，以便向外引流血液，避免形成脑内血肿；较小的出血一般可以自凝，局部可以注入止血药如凝血酶、巴曲酶（进入蛛网膜下腔可引起癫痫发作）等，也可以将细条状吸收性明胶海绵从外套管内送至出血点压迫止血。一般经上述处理，均可在短时间内达到止血目的。活检区少量出血（3~5 mL）无须特殊治疗，一般术后 3~5 日就能自行吸收。为防止术后出血或水肿加重引起脑疝，活检后 48 小时内应进行生命体征监测，并行 CT 复查；一旦发现血肿形成，应立刻开颅或立体定向手术清除血肿。

（2）出血量较多时，可应用凝血酶 500~1 000 U（溶于 2~5 mL 注射用水）直接经穿刺针注入，常即时达到止血效果。确认无活动出血后，拔出穿刺针，更换穿刺靶点，不得再于该处采取标本。对于瘤床多量的出血，即使置入少许吸收性明胶海绵仍难以压迫止血时，不能排除血肿增大的可能，尤其是深部病变。采用经穿刺针反复用等渗盐水冲洗后观察，一般能止血，但术后需要及时进行 CT 复查。术中出血难以止住时，可行立体定向引导神经内镜进入靶区，直视下电凝止血。

（3）活检完毕，可应用穿刺针检查穿刺道有无出血。将穿刺针插入活检的最低靶点，取出针芯后缓缓拔针，术者确认有否活动性出血。如果针尾有血液流出，应将穿刺针固定此处，处理同上。由于立体定向手术穿刺具有不可视性，即使采取了上述措施，仍有刺破血管引起较大出血的可能，对怀疑出血的患者应及时进行 CT 复查；若血肿较大且造成脑压迫症状时，要尽早行立体定向或开颅手术清除血肿。

（古选民）

第六节　神经内镜技术

一、概述

现代神经外科一个具有划时代意义的里程碑是微侵袭神经外科理念和技术的形成，神经内镜手术技术是其中重要的组成部分。近 10 年来，得益于现代科学技术的迅猛发展，内镜神经外科的理论体系日新月异。神经内镜手术治疗的疾病种类从传统的脑室、脑池疾病以及颅底疾病扩展至包括脊柱脊髓疾病、硬膜下血肿、脑室内出血、脑血管病变、脑脊液漏、三叉神经痛、面肌痉挛、脑脓肿、脑实质肿瘤、动脉瘤等各个神经外科亚专业领域。

目前，根据内镜手术操作的途径是完全在内镜中还是在内镜外，将内镜神经外科分为如下两类。

1. 镜内内镜神经外科，简称内镜外科

手术过程中内镜是唯一的照明设备，所有的手术操作都是通过内镜的工作管道来完成。这种手术包括三脑室底造瘘术、脑室内囊肿造瘘、透明隔造瘘、脑室内肿瘤活检以及切除等。

2. 镜外内镜神经外科，简称内镜外神经外科

手术过程中内镜是唯一的照明设备，所有的手术操作是在内镜管道之外来完成的。这种手术方式并不需要内镜工作管道。它包括内镜下经鼻颅底肿瘤切除术、部分内镜下脑室肿瘤切除手术以及脊柱内镜手术等。

二、神经内镜手术的仪器设备

（一）神经内镜分类

神经内镜根据其功能、所达部位及结构可分为不同类型。

按神经内镜的功能分为单功能镜及多功能镜。单功能镜主要是指没有工作通道仅有光学系统的观察镜。多功能镜除了具有观察镜的功能外，在同一镜身还具有至少 1 个的工作通道，具有照明、手术、冲洗、吸引等多种功能。

按神经内镜所达到的部位或应用领域的不同分为脑室脑池内镜（又包括工作镜和观察镜）、颅底内镜、脊髓脊柱内镜。根据内镜观察角度不同分为 0°、25°、30°、70°、110°等。根据神经内镜的结构和形状分为硬性内镜和软性内镜。

（二）神经内镜构成

神经内镜主要由镜体、光源及成像系统、监视器及图像记录装置等部分构成。

1. 神经内镜镜体

目前临床上有许多不同类型的软性和硬性神经内镜在使用，各种内镜的应用范围不同，可以根据手术操作进行选择。

（1）硬性内镜：简称硬镜。硬性内镜外径一般在 2~8 mm，其中硬性多功能镜内部可有多个通道，如照明、冲洗、吸引、工作等通道，长度一般为 130~300 mm。内镜操作器械可以沿着内镜内、外进入术野，手术在显示器引导下完成。物镜可有不同的视角，如 0°、30°、45°、70°、120°等。不同视角的神经内镜其用途各异。0°内镜给出一个直线视野。30°镜给出一个侧面视野，这种内镜在颅底手术观察各个手术角落时很有用，例如在听神经瘤切除时观察内听道，在经鼻垂体瘤切除时观察海绵窦，切除颅底表皮样囊肿时观察显微镜死角残余瘤体。拥有更大角度的内镜，如 70°和 90°内镜，使用相对难度较大，偶尔使用。

（2）软性内镜：简称"软镜"，包括纤维内镜和电子内镜。软性内镜一般细而长，最长可达 1.0 m，外径为 0.75~4.00 mm，头端直径为 2~4 mm。因软性多功能内镜外径小，通常将工作通道、冲洗通道和吸引通道合而为一。软性内镜除镜体柔软、可屈伸等特点外，头端还可以根据需要作成角或偏侧，最大视角可达 160°。软性内镜用途多，非常灵活，可以在脑室或脑池内移动，抵达硬性内镜无法到达的部位进行观察和操作。

（3）观察剥离镜：是一种短小的硬式内镜，头端直径约 1 mm，像显微神经外科器械一样，使用灵活但视野较小。最初用于脊柱手术，后逐步用于颅内蛛网膜下腔的观察。

（4）其他：应用于脑室—腹腔分流术的内镜，外径仅有 1 mm，主要用作将分流管脑室端放置入脑室正确的部位，避免损伤血管，减少脉络丛包裹的机会。

2. 光源及成像系统

神经内镜常用的光源有卤素灯和氙灯。电子内镜的成像主要依赖于内镜前端的微型图像传感器传输图像数据。图像数据传输至图像处理器，经过处理后，显示在电视监视器的屏幕上。

与显微外科技术相反，内镜技术的操作过程不能在手术部位直接控制，而是要通过电视屏幕。术中需要摄像头、监视屏和图像记录装置。

（1）摄像头：与神经内镜的目镜相接，通过摄像转换机将图像传至监视屏。理想的摄像头应体积小、重量轻。最近，高清、全数字摄像头使得图像质量进一步提高。

（2）监视屏：监视器显示整个内镜手术过程中摄像头摄取到的所有图像，它是外科医师的"眼睛"。

（3）图像记录装置：良好的图像记录装置有助于记录和保存完整的资料信息。

（4）计算机管理系统：理想的神经内镜系统应配备一套完整的计算机管理系统，包括内镜图像管理软件和内镜多媒体图文系统。前者实际上是一个图文数据库，后者能够与各种内镜组成先进的图像显示和图像处理系统。

（三）神经内镜手术基本器械和辅助设备

神经内镜的手术器械和辅助设备包括内镜手术器械、内镜固定装置和导向设备。

许多特殊的显微器械被专门设计用于神经内镜手术，包括显微剪刀、显微吸引器、双极电凝、显微剥离子以及其他显微器械。这些内镜器械共同的特点是比传统器械更细、头端更小。

根据用途，内镜器械可分为以下几种。

1. 用于活检和颅底硬膜、囊肿、脓肿壁切开的器械

显微钩刀和显微剪刀。

2. 用于磨除骨质的高速磨钻

主要用于内镜经鼻和经口颅底手术磨除颅底骨质，同时用于生成锁孔骨窗和钻磨颅骨内骨性结构。对于内镜颅底手术，笔式、小型、动力强、重量轻的微钻使得外科医师在狭窄的空间内能够平稳操控。

3. 用于切取整块病变或取异物的器械

如取瘤钳和不同大小的环形刮匙等。

4. 用于囊肿穿透、脑室造瘘的器械

如球囊导管。

5. 用于止血的器械

如单、双极电凝。用于工作腔道内操作的双极电凝有点式、叉式和剪式。使用时剪式双极电凝最佳，可在术中夹住出血点，止血灵活可靠。

6. 冲洗设备

内镜图像的清晰度需要清晰的介质。为了避免频繁移动、清洁、重新置入内镜的危险操作，内镜有专门的冲洗通道，该通道和冲洗泵相连，使用无菌盐水冲洗镜头，而内镜无须移动。在需要清洁术野时，动力化脚踏控制的泵输送清洁的水流以冲洗内镜的头部。

7. 工作套管

内镜的工作套管是脑室内镜手术所必需的。单腔套管适用于本身带有工作通道的内镜。先将套管插入脑内，之后通过套管腔将内镜引导入脑内。多腔套管上有多个通道，包括观察镜通道、器械通道和冲洗通道等。无论何种方式，套管外径均不得超过 8 mm，否则易造成脑组织的撕裂出血。

三、神经内镜治疗的主要疾病

（一）脑积水

传统治疗脑积水的方法多采用脑室—腹腔分流术，但存在分流管堵塞、感染等较多并发症，另外还可能导致分流管依赖以及心理障碍。目前，内镜下第三脑室底造瘘术（ETV）已经成为治疗梗阻性脑积水的首选方式。ETV 治疗脑积水操作简便，构建的脑脊液循环较脑室—腹腔分流术更符合生理状态，且无须放置分流管，消除了分流手术的诸多缺点。

特别强调在实行 ETV 手术前动态评价脑脊液的吸收功能。对于脑脊液吸收功能正常的脑积水患者，即使影像学提示交通性脑积水，ETV 对部分患者仍然有效。对于脑脊液吸收障碍的脑积水患者，即使影像学提示为梗阻性脑积水，仍应采取分流手术。

其他用于治疗梗阻性脑积水的手术有中脑导水管扩张术，适用于中脑导水管狭窄、闭塞所引起的梗阻性脑积水。

另外，特殊造瘘技术包括透明隔穿通术、室间孔成形术、侧脑室—四叠体池穿通术等，被应用于复杂脑积水的治疗。内镜手术治疗脑积水可同时对病灶进行活检。多房性脑积水可采用内镜手术沟通脑室分隔，将多房变为单房，以利下一步治疗。

脑积水的内镜手术方法与指征如下。①室间孔成形术，属于疏通手术，用于单纯室间孔狭窄或闭塞所致一侧或双侧侧脑室积水。②透明隔造瘘术，属于旁路手术，用于透明隔囊肿所致一侧或双侧脑室积水；单侧室间孔狭窄成形困难者可通过透明隔造瘘使患侧脑脊液经过透明隔造瘘口由对侧侧脑室—室间孔进行循环。③导水管成形（必要时支架植入术），属于疏通手术，用于导水管短程狭窄或膜性闭塞所致梗阻性脑积水以及孤立第四脑室。④第四脑室流出道造瘘术，属于疏通手术，用于第四脑室流出道膜性闭塞。⑤第三脑室造瘘术，包括终板造瘘、第三脑室底造瘘、第三脑室—小脑上池造瘘等多种方式，属于旁路手术，用于导水管狭窄且导水管成形困难的梗阻性脑积水，部分正常压力脑积水和交通性脑积水通过第三脑室底造瘘术治疗也有效。⑥脉络丛烧灼术，通过减少脑脊液分泌治疗脑积水。⑦内镜下脑室灌洗术，用于出血后脑积水或感染后脑积水的脑室清洁。⑧脑积水的病因治疗：四叠体池蛛网膜囊肿可因压迫导水管导致梗阻性脑积水，内镜下四叠体池蛛网膜囊肿造瘘术能够重新开放导水管，对脑积水达到病因治疗效果；脑室内囊虫导致的脑积水可通过内镜下囊虫摘除术进行病因治疗。

（二）颅内囊肿以及脑室内及脑室旁病变

颅内囊肿包括不同部位蛛网膜囊肿、脑室内囊肿、脑实质内囊肿及透明隔囊肿等。这些疾病大多为先天性病变，对于有症状者是内镜手术很好的适应证。应用神经内镜技术治疗颅内囊肿能够做到较大范围的囊壁开窗或部分囊壁切除，使囊肿和蛛网膜下隙、脑池或脑室充分沟通，效果确切，损伤小。所有颅内囊肿均应首选神经内镜手术治疗。

在切除脑室内病变时，神经内镜不仅能看清脑室内形态和结构，还能使术者明确脑室内病变的位置以及多发病变的数目，从而避免盲目操作可能带来的副损伤。同时，神经内镜可观察和切除脑室内显微神经外科手术盲区的残留肿瘤。

（三）颅底疾病

使用内镜经鼻、经口可直接显露从前颅底到鞍区、斜坡、枕骨大孔等颅底中线区域的病变。

经鼻颅底手术，内镜和显微镜比较，具有以下优点。①手术视角广，可多角度观察，显示某些手术显微镜所无法到达的盲区和死角，内镜可以把外科医师的"眼睛"带到使用显微镜无法想象能够清晰地看到的手术区域，经过同样的手术通道，其观察及手术操作范围明显扩大。②在较深的术野，手术显微镜的光亮度可能出现衰减。神经内镜可以近距离观察病变，不受术野深度影响，为深部术野提供更好的观察质量，分辨清晰度优于显微镜，更有利于精细手术。③手术创伤小。

1. 垂体瘤

内镜下经鼻蝶手术切除垂体瘤的技术已经成熟。与传统的显微镜经蝶垂体瘤切除术比较，应用内镜治疗垂体瘤，可以利用鼻腔生理通道，无须切开鼻中隔黏膜，也无须使用蝶窦牵开器，甚至术后可以不填塞膨胀海绵或油纱，从而将手术创伤降到最低；并可以明显扩大病灶显露，增加直观切除病变的机会，最大限度地保护了鼻腔的正常结构。

在垂体瘤切除手术中，内镜独特的近距离和多角度观察优势如下。①对于位于显微镜观察死角的病变不再是使用刮圈等器械非直视操作，而是将内镜深入瘤腔内直视操作。②对于垂体微小腺瘤，可以利用内镜近距离精细观察明确瘤体和垂体的界限，从而在较小损伤正常垂体的前提下，全切肿瘤。③垂体纤维型大腺瘤在显微镜下切除时，由于视野显露缺陷，只能看到肿瘤下部，肿瘤质地硬韧又无法用刮圈刮除，盲目牵拉更不可行，所以切除困难。此时，在内镜下，可以从不同方向、路径切除肿瘤，更利于达到全切肿瘤。

总之，内镜经鼻蝶手术治疗垂体瘤是一种创伤小、治疗效果好的微侵袭神经外科技术，目前已经成为许多国内外医疗机构的首选方法。

2. 脊索瘤

目前神经内镜应用于颅底脊索瘤的范围包括：①内镜经鼻蝶入路，并以此为中心向周围扩展，适合位于蝶筛窦、斜坡的肿瘤；②内镜经口咽入路，适用于位于下斜坡、枕骨大孔、上位颈椎前方的肿瘤；③内镜与显微镜结合使用，适用于生长范围广泛、单纯一种方法难以彻底切除的肿瘤。

内镜治疗颅底脊索瘤光源充足，术中投照的视野相对宽广，颅底肿瘤显露良好，能发现在显微手术中"死角"处的肿瘤，有利于全部清除肿瘤，降低肿瘤复发。手术中随着肿瘤的分步切除，操作腔隙可进一步扩大，故而应用神经内镜切除脊索瘤能够增加肿瘤的显露，避免非直视盲目切取肿瘤，且手术创伤小，术后严重并发症少，患者恢复快，住院时间短。

3. 颅咽管瘤

随着内镜手术技术、颅底重建技术及设备的不断进步，对于完全位于硬膜内的颅咽管瘤也开始采取神经内镜手术技术切除。适合内镜经鼻切除的颅咽管瘤为鞍内型、鞍内鞍上型以及部分鞍上型颅咽管瘤，不适合内镜经鼻切除的颅咽管瘤为三脑室型。

4. 脑膜瘤

颅底脑膜瘤基底位于肿瘤腹侧，血供主要也来源于腹侧，而其相邻的重要血管和神经则位于肿瘤背侧，所以从肿瘤的腹侧切除颅底脑膜瘤更适合肿瘤的病理特点和生长方式。

但是因为解剖结构的限制，内镜经鼻手术目前主要应用于切除颅底中线区域的颅底脑膜瘤，其优势为：可以首先切除肿瘤的基底，首先切断肿瘤的血供，而且对于肿瘤基底的切除更彻底。

5. 胆脂瘤

颅底胆脂瘤有沿蛛网膜下腔向邻近部位生长的特性，从而形成巨大、不规则占位性病变。因病变不规则，单纯显微手术常因镜下存在"死角"而使肿瘤难以全部切除。神经内镜能直接到达颅内深部，凭借其良好的光源和不同角度的镜头，施术者可清晰地观察到各种直线视野无法看到的死角病变以及周围的结构，有助于发现残存在显微镜"死角"处的肿瘤，提高全切率，减少肿瘤复发；同时能够有效地避免损伤深处病灶周围重要的脑神经、血管，减少手术并发症。

（四）颅内实质肿瘤

应用神经内镜技术切除脑内实质肿瘤仍然处于起步阶段。对于此项技术的应用还需要长期的观察来验证。

（五）动脉瘤

颅内动脉瘤手术中最大的难度是手术空间小，容易造成神经和血管的损伤。神经内镜应用可以减小动脉瘤手术的开颅范围，缩小头皮切口，避免过多地暴露脑组织。使用神经内镜不但可以多角度观察动脉瘤结构，还可以探查到瘤蒂具体位置以及动脉瘤后壁下隐藏的穿通支血管，可以在动脉瘤夹闭后从后方、侧方观察瘤夹的位置是否恰当，从而减少对周围脑组织、重要神经和血管的损伤。

（六）颅内血肿

神经内镜手术技术可用于治疗外伤性和自发性脑室内出血、脑实质内血肿、慢性硬膜下血肿等。其原则是在不损伤血肿壁或引起新的出血的前提下，尽量清除血肿。较传统治疗方法，手术创伤更小。

（七）肿瘤活检

内镜神经外科技术是脑室或脑池内位置深在肿瘤活检最理想的工具，可以尽可能地减少周围重要结构的损伤，同时能够直视下进行活检操作。与影像学介导的立体定向活检比较，神经内镜介导的直视下操作大大减少了活检组织的误差，并可以在获得明确诊断的前提下尽量减少并发症。另外，神经内镜最大的优势在于脑室肿瘤经常会伴有脑积水的发生，神经内镜可以在活检的过程中同时治疗脑积水。

（八）脑脓肿

神经内镜手术治疗脑脓肿，对脑皮质层及脓肿周围正常脑组织损伤小，既能直视脓肿腔，冲洗脓液，也可避免盲视操作下穿刺而引起的脑出血。对于多房性脑脓肿，可在内镜直视下打通脓肿腔之间的间隔，以便更有效地冲洗引流。

（九）脑脊液鼻漏

脑脊液鼻漏是由于硬膜和颅底支持结构破损，使蛛网膜下腔与鼻腔相通，脑脊液经鼻腔流出而形成，常见于外伤、肿瘤、鼻窦疾患和手术后。用内镜经鼻腔修补脑脊液漏有微创、直视下操作、术中瘘口判断准确、无面部瘢痕、不易感染等优点，已成为治疗脑脊液鼻漏的首选治疗方法。

（十）微血管减压

使用神经内镜进行微血管减压术具有锁孔开颅、对脑组织牵拉轻微、照明清楚、寻找责任血管确切、能够多角度观察等优点。

（十一）脊柱脊髓疾病

采用特制的椎管内镜可行椎管内脊髓探查，能明确诊断经椎管造影、数字减影血管成像、磁共振检查不能确诊的脊髓病变。神经内镜下应用管状牵开器切除硬脊膜内、外肿瘤，可使肿瘤完全切除，与传统的后正中椎板切开肿瘤切除术比较，具有创伤小、住院时间短、失血少、术后麻醉用药剂量少等优点。经皮内镜下椎间盘切除、椎间孔成形术已渐趋成熟。

内镜下治疗寰枢椎脱位或畸形、脊髓空洞症、脊髓栓系以及内镜下脊柱内固定、椎旁脓肿引流、胸交感神经节切除术等报道也日益增多。神经内镜技术可以减少脊柱脊髓手术时间，明显减少术中出血，手术切口小，患者住院时间明显缩短，恢复期的疼痛也明显减轻。

四、垂体瘤内镜经鼻蝶入路手术方法

（一）手术设备和器械

1. 内镜

目前内镜经鼻蝶入路手术使用外径 4 mm、长 18~20 cm 的硬性内镜，多使用 0°镜和 30°镜。

2. 内镜设备

光源和光纤，双极电凝器，冲洗泵，摄像装置，显示器，图像记录系统等。

3. 手术器械

长柄双极电凝，高速磨钻，蝶窦咬钳，直镰状刀，钩刀，枪装剪刀，取瘤钳，不同角度的刮圈和细吸引器等。

4. 可配合内镜使用的设备

B 超，神经导航系统，超声吸引，激光切割系统等。

（二）手术技术（经鼻孔中鼻甲—鼻中隔入路）

（1）常规气管内插管全身麻醉，患者取仰卧位，头部后仰 15°。消毒鼻腔。

（2）根据术前头颅 CT 和 MRI 结果选择鼻孔。在内镜直视下逐步进入鼻腔，首先辨认下鼻甲，继续深入鼻腔可见到中鼻甲，中鼻甲和鼻中隔间为手术通道，向蝶筛隐窝的方向塞入 0.01%肾上腺素盐水棉条，逐渐扩张手术通道，找到蝶窦开口。

（3）从蝶窦开口内上缘，沿蝶窦前壁和鼻中隔后部，弧形切开鼻黏膜，用枪装剪刀从鼻腔黏膜和蝶窦黏膜的连接部剪开，将黏膜瓣掀向下方，显露蝶窦前下壁和骨性鼻中隔。

（4）在两侧蝶窦开口间，用磨钻磨除蝶窦前壁骨质和骨性鼻中隔后部，开放蝶窦腔。部分去除蝶窦黏膜，可见蝶窦间隔。

（5）用磨钻磨除蝶窦间隔，显露鞍底、两侧颈内动脉隆起和鞍底—斜坡隐窝。对于甲介型蝶鞍或蝶窦气化不良的患者，可在导航引导下进行定位，磨钻磨除骨质。

（6）用磨钻从鞍底下部磨开鞍底骨质，根据肿瘤大小，开放直径 1.0~1.5 cm 的骨窗，显露鞍底硬膜。

（7）用穿刺针穿刺鞍内，抽吸排除动脉瘤后，用直镰状刀十字形或放射状切开硬膜，显露肿瘤。

（8）先用取瘤钳取部分肿瘤组织留做病理检查，用环形刮圈和吸引器分块直视下切除肿瘤。切除肿瘤的顺序应当先从前下切向后下，达到鞍背水平，两侧达到海绵窦水平。再从后上到前上依次切除，这样可使鞍隔从后向前逐渐塌陷，有利于减少因鞍隔下陷过早而增加视野死角。

（9）切除肿瘤后，瘤腔内充填吸收性明胶海绵或止血纱布，可用人工硬膜封闭鞍底。

（10）将蝶窦前壁黏膜瓣和中鼻甲复位。蝶窦内尽量减少充填物质，保持蝶窦内引流通畅。

五、三脑室底部造瘘（ETV）手术方法

（一）手术设备和器械

内镜设备同常规神经内镜手术，单纯第三脑室底造瘘术有硬性内镜和软性内镜两种选择。其他器械包括钝头活检钳、内镜专用的单、双极电凝、激光以及专用的扩张球囊导管等。大多数第三脑室底造瘘手术操作简单，用时较短，不需采用支持臂来固定内镜。

（二）手术技术

1. 体位

采用仰卧位，气管插管全身麻醉。

2. 手术切口的确定

成人采用直切口，小儿头皮和颅骨较薄，容易发生脑脊液漏，多采用马蹄形切口，小骨瓣开颅。颅骨钻孔部位根据脑室形态、室间孔的位置和大小决定。通常采用冠状缝前 1 cm，中线旁 2~3 cm 处钻孔。尽量采用"笔直"路径经室间孔到达第三脑室底造瘘部位，以减轻对脑组织的牵拉。

3. 脑室穿刺

"丨"形或弧形剪开硬脑膜，双极电凝电灼皮质后切开，以内镜穿刺导鞘行侧脑室穿刺，穿刺方向为两外耳孔假想连线中点，稍偏向中线。

4. 置入内镜，脑室探查

内镜下可显露额角和室间孔，辨认脉络丛、丘纹静脉、室间孔、隔静脉等重要解剖结构。通过室间孔，到达第三脑室底，可观察漏斗、乳头体及第三脑室底等结构。

5. 第三脑室造瘘

造瘘位置选在漏斗隐窝和乳头体之间的三角区，最薄弱的无血管处。先用内镜活检钳在第三脑室底进行穿刺，再用扩张球囊导管或活检钳置入穿刺孔，扩大瘘口，通常瘘口直径不应小于 5 mm，以避免术后瘘口粘连闭塞。检查下方的 Liliequist 膜，用同样方式打通该膜，以保证在镜下可清晰辨别基底动脉分叉和斜坡结构，确认瘘口通畅、与脚间池充分沟通。

（古选民）

第四章

神经外科急重症

第一节　颅内高压的处理

在大脑损伤的患者中，颅内压（ICP）增高是导致发病率和病死率的首要因素。头颅骨是一个刚性容器，有固定的体积容量，包含物由大脑（80%～90%）、脑脊液和血液组成。颅内压的基本规则是一个组成部分的扩大，必将有其他部分的损失。例如，如果患者有颅内血肿，颅骨内的压力线性上升，直到一个临界点到达，这时候颅内容物不能在容量上补偿。在这一点上，颅内压增高指数陡升。随着颅内压的增加，机体通过反射增加全身血压，试图保持脑灌注压。如果这个过程不中止，会产生脑缺血，从而使颅内压进一步增高，最终导致死亡。

一、颅内压监测指征

不应轻易决定连续监测患者的 ICP，但是一般而言，任何一个颅内压可能升高的患者及接受内科或手术治疗的患者应给予 ICP 监测。脑外伤基金会指南推荐下列患者给予 ICP 监测：重度颅脑损伤患者（GCS 评分 3～8 分），入院头颅 CT 异常，显示血肿、挫伤、基底池挤压或水肿，或者头颅 CT 正常，但同时有两个或多个以下情况存在：年龄>40 岁、收缩压<90 mmHg 或查体发现运动体态。CT 扫描发现的血肿可能来源于硬膜下（SDH）、硬膜外（EDH）或脑实质内（IPH）。ICP 监测的最重要目的是维持合适的脑灌注压（CPP），以及监测药物或手术治疗的反应。

二、颅内压监测的禁忌证和并发症

清醒的患者没有必要监测 ICP，可于临床追踪。放置 ICP 监测装置时，凝血功能障碍为相对禁忌证。凝血障碍是头部严重外伤中常见但常被忽视的问题，高达 30% 的外伤患者可能会出现。在这种情况下，应推迟放置 ICP，直到凝血功能障碍通过应用新鲜冷冻血浆（FFP）、Novoseven［一种重组人凝血因子Ⅶa（rFⅦa），可通过激活凝血外部途径，促进凝血级联反应］、血小板或其他血液制品得以纠正。

在严重的脑水肿和侧脑室受压的患者中，经脑室造瘘术放置导管可能非常困难。这种情况下，可以选择在脑实质内或蛛网膜下隙放置监测器，来代替脑室造瘘术放置导管。

ICP 监测的两个主要并发症如下。

1. 脑内出血

一项大型研究显示，脑出血概率为1.4%，与凝血功能障碍和（或）放置困难相关。发生需要手术引流的颅内出血的风险是0.5%。

2. 感染（脑室炎）

感染是一种较常见的并发症，与监测的时间密切相关。Mayhall等发现，85%的脑室外引流（EVD）相关的感染发生于监测>5日之后，监测<3日的患者无感染发生。然而，近来关于皮下隧道导管放置的经验对这些发现提出疑问。最近的分析发现，在最初的10~12日风险呈非线性增加之后感染率快速下降，但患者在5日内预防性更换新导管时感染率并没有显著下降。

其他并发症包括由于放置不正确或凝块、碎片闭塞引EVD功能失常或反复尝试插入导管到脑室引起的脑肿胀。颅内压监视器的类型见表4-1。

表4-1 颅内压监测的类型

类型	优点	缺点	注解
脑室造口（引流），AKA 脑室外引流（EVD）	能引流脑脊液 准确，可靠，能够重新校准以尽量减少测量偏移；低成本	多为有创性，有出血、感染的风险 在脑室受压时可能置入困难	在多数情况下，首选ICP监测
脑实质	创伤小，易放置	不能引流脑脊液，置入后不能重新校准	对脑室受压的患者可能是较好的选择
蛛网膜下隙	创伤小	不能引流脑脊液，较长时间可能导致不准确	
硬膜下	创伤小	不能引流脑脊液，较长时间可能导致不准确	

三、颅内高压的治疗措施

1. 头部和颈部的位置

头部和颈部的位置可以通过改变平均动脉压、颈内静脉引流和脑血容量来影响颅内压和脑灌注压。研究表明，头抬高30°可减少颅内压而不会影响脑灌注压和脑血流量。颈静脉挤压可以改变大脑灌注压，应该使颈部保持在一个中立位，并确保妥善安置护颈项圈，以避免这种情况的发生。

2. 镇静和麻痹

躁动可能缘于疼痛、中毒或脑损伤，它可能是颅内压增高的早期征象。躁动可导致脑代谢需求增加和颅内压增高。因此，镇静在治疗颅内压升高方面能起一个显著的正性作用。但是，它会影响神经学检查并可能会导致血压和大脑灌注压下降。

多种方法可治疗颅脑损伤患者的躁动。可根据患者能接受的最低镇静需求调整药物剂量，只有当患者出现躁动的迹象时才使用镇静药，因此这种方法有导致颅内压波动的风险。如果从神经系统的角度来看，患者不能耐受周期性使用镇静药的不良反应，最好给予基础剂量或持续静脉滴注。

没有一种镇静催眠药有特别优势，但丙泊酚在神经外科 ICU 中的使用有大幅增长。它的半衰期短，便于临床医师进行频繁的神经系统体检，此外，丙泊酚是一种强抗惊厥药。但是，应谨慎使用丙泊酚，它可以产生过多热量，导致三酰甘油水平升高。它还可引起低血压，尤其是低血容量患者，长时间使用可导致肝功能障碍和代谢性酸中毒。"丙泊酚综合征"最初报道于儿童，随后在成年人中也观察到，其为一种罕见并发症，特征是心力衰竭、代谢性酸中毒和横纹肌溶解症。

其他镇静药物包括咪达唑仑和劳拉西泮。咪达唑仑产生的具有长效的代谢产物也具有镇静属性，因此长期持续静脉滴注时，劳拉西泮的效应较咪达唑仑清除得更快。长时间使用劳拉西泮可能导致丙二醇中毒，尤其是当高剂量、长时间使用时。虽然苯二氮䓬类药物是有效的镇静药，但是由于没有镇痛效应，因此，镇静催眠药往往与阿片类药物联合使用。

神经肌肉阻滞药可通过控制躁动和防止人机对抗来降低颅内压，但是这种情况下常规应用并未显示可改善患者预后，并且事实上还是有害的。麻痹可以防止咳嗽，但咳嗽有助于清除分泌物、防止肺炎。致麻痹药物的应用可掩盖癫痫发作，并与持续的肌无力和肌病的发生有关。虽然琥珀酰胆碱（一种非去极化药物）可能会增加 ICP，但不经常发生。患者应用神经肌肉阻滞药时，应该根据临床和四联（TOF）监测来评估，目的是调整神经肌肉阻滞的程度。在开始使用神经肌肉阻滞药前，应该给予患者镇静药和镇痛药，以保证足够的镇静和镇痛。

3. 过度换气

过度换气是一种已被证实可有效地降低颅内压的方法，但有越来越多的证据表明，过度换气可通过大脑血管收缩，降低脑血流量（CBF）和血容量，从而导致脑缺血突发或加剧。然而，过度换气在处理急性颅内高压和减轻脑疝综合征时可能是有用的。在准备其他长期介入治疗时，过度换气可作为一项临时措施应用。$PaCO_2$ 的有效低限值尚未确定，但 $PaCO_2$ 降低至 $30 \sim 35$ mmHg 似乎是安全的。对 ICP 的影响快速产生，颅内高压的下降开始于 30 秒内，并于 8 分钟时达高峰。

4. 脱水疗法

脱水药常规用于治疗颅内高压和脑水肿。甘露醇以及近来的高渗盐是常用药。

（1）甘露醇：是一种强效高渗溶液（$20\% \sim 25\%$），入血（0.9）后可导致细胞外渗透压的急剧升高。完整的血脑屏障可防止甘露醇离开血管，从而创建一个梯度，便于水离开细胞内和细胞外室进而进入血管内。通常需要 $15 \sim 30$ 分钟起效，疗效持续 $1.5 \sim 6.0$ 小时。

甘露醇作用的另一个机制是，它可增加红细胞膜的弹性并降低血黏度（改善血液流变学），从而导致脑血流量和 O_2 输送增加。甘露醇还可用做一种自由基清除剂。

每 $3 \sim 6$ 小时间歇静脉注射甘露醇（$0.25 \sim 1.00$ g/kg）较连续输液疗效更好；后者一旦输液停止，可能引起颅内压反弹。长时间连续输注实际上还可能恶化脑水肿。外伤性脑损害患者的血脑屏障破坏，甘露醇可渗入脑实质，从而促使液体注入损伤的大脑。

甘露醇是一种强效利尿药，并可能在输注中导致血容量不足和低血压。应放置尿管并监测尿量，并换用等渗盐水，目标是保持高渗和正常容量状态。每 6 小时常规测量血清电解质和渗透压是很重要的。血清渗透压的上限值为 320 mOsm/L。血清渗透压 >320 mOsm/L 时，同时应用肾毒性药物、败血症及原有肾病者应用甘露醇可能会导致急性肾衰竭。

髓祥利尿药可通过低渗性利尿增加血管内渗透压来降低颅内压，从而降低脑水肿和脑脊液（CSF）的生成。它可与甘露醇产生协同作用。

（2）高渗盐水：近年来，应用高渗盐水替代或辅助甘露醇用于颅内高压的治疗引起学者们的关注。类似于甘露醇，高渗盐水可通过增加大脑和血液之间的渗透压梯度，随后会导致液体从细胞内转移进入血管内室，从而减轻脑水肿。

实验数据表明，即使甘露醇已经不能产生疗效，高渗盐水仍可非常有效地降低颅内压，但是，使用高渗盐水仍然被认为是研究性的。目前正在研究如何确定最佳浓度、体积及输液时间。

高渗盐水可以改善和维持平均动脉压（MAP）已经在动物研究和人体试验中得到广泛证实。这可能是缘于容量扩张，也可能是由于增加心排血量的作用。MAP 的增加和随后的 CPP 改善使得大脑受损区域得到更好的灌注。目前没有证据支持哪种浓度更能有效控制 ICP 和脑水肿。有学者使用的方案为连续输注 3%氯化钠注射液或每隔 4~6 小时静脉输注 7.5%氯化钠注射液（2 mL/kg）。使用甘露醇治疗时，建议经常测量血清电解质和渗透压。

高渗盐水治疗同样有并发症和不良反应，渗透脱髓鞘综合征（ODS）、急性肾功能不全和血液学异常均可能发生。关于 ODS 的知识大多来自动物模型。ODS 的机制可能是由于血清中迅速升高的钠破坏了髓鞘结构。然而，动物实验中诱发 ODS 发生的血清钠增加的速度是人体的 5 倍，因此目前没有人体试验中发生 ODS 的报道。虽然急性肾功能不全主要与甘露醇有关，但目前已有发生于高渗盐水治疗的报道。有研究者报道，与应用乳酸林格液的患者相比，使用高渗盐水治疗的患者发生肾衰竭的可能性增加了 4 倍。

糖皮质激素可减少脑肿瘤周围的血管源性水肿，但是在治疗脑卒中、脑细胞毒性水肿、出血或头部受伤等情况时没有任何作用。

（3）巴比妥类药物：可通过抑制大脑的新陈代谢活动，降低需氧量和脑血流量、脑血容量，继而降低颅内压。巴比妥类药物的其他理论上的获益包括清除自由基、降低细胞内钙离子及稳定溶酶体。毫无疑问，即使当其他治疗失败，巴比妥酸盐仍能有效降低颅内压。然而，使用巴比妥类药物在改善临床结果方面存在的数据仍有争议。巴比妥昏迷通常是在严重的顽固性颅内高压的情况下，当所有常规治疗方法均失败时，才最后使用。

开始巴比妥酸盐应用前所需的辅助措施如下。

1. 漂浮肺动脉导管

巴比妥类药物需要能诱导等电位脑电图的剂量，可能有心脏毒性，因此需要密切关注心排血量。

2. EEG 监测

应用巴比妥的目的是诱发"化学昏迷"。EEG 可评估暴发抑制程度，目标是每分钟暴发 3 次以下。

3. 高剂量的巴比妥类药物可导致麻痹性肠梗阻

所以应放置一个鼻胃管。通常需要静脉高营养。

本机构使用的巴比妥昏迷方案如下。

（1）戊巴比妥 10 mg/kg 静脉注射（输注时间>30 分钟）。

（2）随后在 3 小时内，每 1 小时给予 5 mg/kg 静脉推注 1 次以建立等电位 EEG。

（3）继之以巴比妥 1 mg/（kg·h）维持静脉滴注，并逐渐调整剂量以逐步实现暴发抑制。

巴比妥昏迷疗法中低血压和心肌抑制很常见，通常需要应用血管活性药物（如多巴酚丁胺、多巴胺、肾上腺素、去氧肾上腺素）。巴比妥昏迷的并发症包括败血症、肺炎、急性肾衰竭和肺栓塞。

四、低体温

类似于巴比妥昏迷，在大脑受伤的患者，低体温也可降低脑代谢率并降低脑血容量、脑血流量和颅内压。已有报道显示，与常温相比，降低到目标温度 32~33 ℃持续 24 小时，并在 24 小时内复温，可减少神经系统预后不良的风险。期间患者必须监测是否发生心排血量减少、血小板减少症、凝血功能障碍及胰腺炎。寒战可增高颅内压，必须避免。

颅内压增高的手术治疗包括通过脑室造瘘术进行脑脊液分流、肿块清除（血肿、肿瘤、缺血性或在极端情况下的脑组织挫伤）或减压性颅骨去除术。

五、结论

虽然脑外伤和颅内压增高诊疗的建议在很大程度上基于Ⅱ类和Ⅲ类的证据，与既往的对照相比，指南和草案指导下的对这些患者的诊疗改善了患者的预后。颅内压监测已经成为颅内高压患者诊疗中的一个非常有用的工具。脑室 ICP 监测是最可靠的方法，包括其重新校准能力和排放脑脊液以及低成本的优势，仍然被认为是"金标准"。

（何星河）

第二节　垂体卒中

垂体卒中是一种罕见但可能致命的疾病，临床特点为突然发作的剧烈头痛伴有神经系统或内分泌恶化。垂体卒中很容易漏诊，因为大多数患者的垂体腺瘤未能诊断，在临床上，其影像可被误认为蛛网膜下腔出血（SAH）或脑膜炎。垂体卒中是神经外科在紧急情况下快速干预可能会中止甚至逆转神经缺失和危及生命的情况。

垂体卒中继发于蝶鞍内肿块的突然扩张，通常为出血和（或）梗死的结果。一个较好的理论描述是，随着肿块的快速增长，肿瘤超过了其血液供应，造成缺血和继发出血。Cardoso 和 Petersen 推测内在血管病变使得垂体腺瘤更容易发生梗死和出血。这也许可以解释为什么垂体腺瘤比其他任何肿瘤更容易发生血管损伤。

虽然多数情况下垂体卒中为自发性，但仍有许多促发因素。Biousse 等报道多种卒中突发的因素，分为 4 类：①腺体中的血流减少；②脑垂体血液急性增加；③过度刺激脑垂体；④抗凝状态。多巴胺受体激动药的应用及停药（如溴隐亭和卡麦角林）也已报道与卒中有关。

垂体卒中的临床特点多样，可由轻度症状到灾难性的表现，如永久性的神经缺失症状或甚至死亡。约 95%的病例表现为头痛。头痛为突发性，通常在眼窝部位，常伴有呕吐。头痛的机制归结为脑膜刺激和（或）颅内压增高。垂体卒中时，与脑垂体邻近的视器和动眼脑神经（即海绵窦）受累，导致视觉缺失和眼肌麻痹。经典的视觉缺失发生于双侧颞部上象限。

动眼神经最常受累，从而导致单侧瞳孔散大、上睑下垂、眼球向下、侧方偏离。患者也可因继发脑积水或低钠血症（艾迪生危象）导致精神萎靡。其他临床表现包括霍纳综合征、颈部僵硬、畏光、低血压、癫痫发作和下丘脑功能障碍。

头颅 CT 可能显示蝶鞍区的出血性肿块；然而，磁共振是首选的成像技术，因为它可清晰地显示出血和梗死的特征：蝶鞍上扩展，压缩视交叉，并扩展到海绵状窦。有时需要脑血管造影区分垂体卒中和动脉瘤性蛛网膜下隙出血。

脑垂体残余到 10% 时仍能分泌适量的激素，但激素不足可导致肾上腺危象。最重要的是立即给予垂体卒中患者开始类固醇替代治疗。每 8 小时静脉注射 1 次 100 mg 的氢化可的松。垂体卒中的明确治疗方法是手术减压，尤其是在患者视力下降或视野缺失、意识水平下降、视觉或动眼神经功能进行性恶化时。大多数的病例适合经蝶窦手术路径。视觉的预后与损伤的持续时间、最初视觉缺陷的严重程度、视神经盘的形态和早期减压相关。

少数文献报道显示，孤立的和稳定的假性脑膜炎或眼肌麻痹可经内科治疗。内科治疗包括严密的内分泌、神经、眼肌功能监测，使用激素、液体和电解质的静脉支持。

（何星河）

第三节 动脉瘤蛛网膜下隙出血的急性 ICU 管理

蛛网膜下隙出血（SAH）是血液出现在蛛网膜下隙时发生的病理状况。最常见的原因是头部受伤。头部受伤的患者中蛛网膜下隙出血的发病率随着伤害的严重性增加和穿通伤而增加。自发性蛛网膜下隙出血最常见的原因是动脉瘤破裂。但并非所有的蛛网膜下隙出血都是由于动脉瘤破裂，而且并非所有的动脉瘤破裂主要进入蛛网膜下隙。动脉瘤破裂后，脑内、脑室出血超过硬膜下出血。

破裂的脑动脉瘤与高病死率相关。约 12% 的患者在就医前死于动脉瘤蛛网膜下隙出血。流行病学研究估计，约 40% 到达医院时死亡。根据 Mc Cormick 的尸检系列报告显示，10 万~15 万美国人有隐匿性动脉瘤。

由于动脉瘤破裂，血液进入蛛网膜下隙，直到局部或全身性的颅内压增加，才使出血停止。这可以导致继发于脑脊液循环和吸收受阻的急性脑积水、局部血块形成、脑实质水肿及局部刺激。这些颅内事件可伴发全身表现，如心律失常，心肌梗死和肺水肿，所有这些都加剧了潜在的脑损伤。

蛛网膜下隙出血导致的脑损伤的发展有两个主要阶段：①原发性损害，发生在出血时；②继发性损伤，是由复杂的过程导致，它开始于出血时，但直到晚些时候才会有临床表现。超过 2/3 的 SAH 死亡患者，病理证实为继发性脑损伤，即弥漫性水肿、脑疝或坏死。这些损伤是由于缺氧而引起脑供氧减少、全身性低血压和由于颅内压升高引起的相对低灌注。

一、患者的评估

患者通常会突发剧烈头痛、恶心、呕吐、头晕、晕厥、颈强直、畏光或局灶性神经征象。25%~50% 的患者在大的 SAH 前数日或数周有"警告性渗漏"（局灶出血）的病史。10%~25% 的 SAH 患者通常在出血后的最初几分钟有癫痫发作。这是由于突然升高的颅内压和（或）直接由血液皮质脑刺激导致。癫痫发作更常见于前循环动脉瘤和大脑中动脉

（MCA）的病变。30%～40%的患者 SAH 发作于休息时。剩余的 60%～70%的患者发病与身体或情绪应激、排便、性交、头部外伤的严重程度相关。

不同部位的动脉瘤破裂可能会产生不同的临床特点。瞬间的双侧下肢无力可能是由于大脑前动脉瘤破裂。来源于大脑中动脉动脉瘤的 SAH 更容易产生轻偏瘫、感觉倒错、偏盲、言语障碍。第Ⅲ对脑神经麻痹或单方面的后眼窝痛表明破裂的动脉瘤可能来源于颈内动脉与后交通动脉交界处或小脑上动脉。颈动脉—眼动脉瘤可能导致单侧视力减退或视野缺陷。SAH 后的局灶性神经性缺失可能是由于动脉瘤的占位效应、血管痉挛、癫痫发作或大脑或硬膜下/蛛网膜下隙血肿引起。

常见的误诊有全身感染或病毒疾病、偏头痛、高血压危象、颈椎疾病（如关节炎或椎间盘突出）、脑肿瘤、无菌性脑膜炎、鼻窦炎和乙醇中毒。表 4-2 是根据临床表现对 SAH 严重程度进行分类的 Hunt 和 Hess 量表。

表 4-2　Hunt 和 Hess 评分量表

分级	描述
1	无临床症状或轻度头痛和轻度颈强直
2	中枢神经麻痹，中、重度头痛，颈背僵硬
3	轻度局灶性缺血，昏睡，意识错乱
4	木僵，中至重度偏瘫，早期去大脑强直
5	深昏迷，去大脑强直

注　有严重全身疾病（如高血压、糖尿病、慢性阻塞性肺疾病）或血管造影有严重的血管痉挛时加 1 分。

1. 诊断

当怀疑为 SAH 患者时，应首先进行头颅平扫 CT。如果动脉瘤破裂的 48 小时内完成平扫 CT，约 95%的患者将有 SAH 的证据。最高敏感度是在出血 24 小时内，3 日时敏感度为 80%，1 周时敏感度为 50%。头颅 CT 对蛛网膜下隙出血的定量和定位能够为血管痉挛和 SAH 后的后果提供重要信息。Fisher 等在一项前瞻性研究中，认为 CT 显示的蛛网膜下隙出血的位置和厚度与发生血管痉挛的可能性及临床预后具有相关性（表 4-3）。

表 4-3　Fisher CT 分级量表

Fisher 分级	CT 表现	发生血管痉挛危险性（%）
0	未见出血或仅脑室内出血或脑实质内出血	3
1	仅基底池出血	14
2	仅周边脑池或侧裂池出血	38
3	广泛蛛网膜下隙出血伴脑实质内血肿	57
4	基底池和周围脑池、侧裂池较厚积血	57

2. 腰椎穿刺

如 CT 正常而有指征，则行腰椎穿刺（LP）以诊断蛛网膜下隙出血。因为如果仅有一个非常小的 SAH 时，扫描可能为正常或是由于 SAH 后至第 1 次扫描之间的时间过长导致无异常表现。腰椎穿刺的禁忌证包括血凝异常，由于占位性病变引起的颅内压增高、怀疑脊髓动静脉畸形或穿刺部位的感染。风险包括动脉瘤再出血或脑疝导致的神经系统恶化。

3. 血管造影

血管造影的风险包括缺血性事件、神经系统恶化、对造影剂的过敏反应、肾功能不全或肾衰竭。血管造影时罕见动脉瘤破裂。

CT 血管造影已经被用于诊断脑动脉瘤。在发现直径 3 mm 以上的颅内动脉瘤时，脑 CT 血管造影与数字减影血管造影（DSA）的灵敏度相当。其对前交通动脉瘤（ACOA）和 MCA 分叉处动脉瘤具有 100% 的检出率，但对某些部位如后交通动脉瘤，诊断仍有困难。

10% ~ 20% 的患者临床诊断为 SAH ［CT 和（或）腰椎穿刺］，但血管造影结果为阴性。如果动脉瘤在出血后完全形成血栓则可能会漏诊，通常需要在出血后 10 ~ 21 日重复血管造影。

4. 处理

应该获得一个完整的病史，需进行体格检查和神经系统检查。最初的急诊处置可能包括评估气道、呼吸和循环系统功能。对意识水平，脑神经、运动功能进行简短的神经系统评估可明确是否需要紧急外科干预（如放置 EVD，清除颅内血肿）。其他抢救生命的措施包括降低严重的 ICP。治疗动脉瘤的主要目标是减少再出血的危险。

5. 血压和容量控制

最佳血压取决于多种因素，包括自蛛网膜下隙出血发生后的时间、是否已治疗动脉瘤、颅内压和患者的既往状况。理论的治疗目标是在优化大脑灌注的同时最大限度地减少跨动脉瘤的压力梯度。显然，这些目标间有矛盾，可能无法得到必要的信息来确定最佳血压。除非进行心室导管或颅内压监测，否则无法获知颅内压。最佳灌注压还取决于发病前的血压。如果患者出血前的高血压未良好控制，那么降低血压到"正常"水平以下，可能会危害脑血流灌注。一般情况下，未经治疗的动脉瘤患者，不应以降低血压来减少再出血风险。应避免高血压，尤其是在 SAH 后的前几小时，转运和血管造影期间有发生血压增高的风险。

一旦动脉瘤被去除，可不用治疗高血压，除非血压升高显著或已经发生梗死，这种状况下由于自身调节功能丧失，脑血流量可能为压力依赖性。在 SAH 后任何时间，血压升高可能为颅内压升高或血管痉挛的自我平衡反应。

6. 脑水肿

急性脑积水与术前较低的评分及预后较差相关，因此，临床医师必须严密监测患者急性脑积水的早期迹象。最可靠的临床检查是患者的意识水平。任何意识水平的改变需要一个紧急的头颅 CT 扫描以评估脑室的大小。反应迟钝的患者出现脑室扩张时需要立即行脑室造瘘术。

脑室造瘘术后，颅内压不应快速显著降低，以避免增加透壁压，而这可能会增加再出血的危险。

7. 再出血

再出血的高风险是在首次蛛网膜下隙出血的第 1 个 24 小时。SAH 的第 1 日，再出血风险为 4.1%；此后这种风险逐渐降低，至第 3 日，稳定于每日 1.5% 的风险。2 周时的累积风险是 19%，6 个月时约 50% 的患者可能发生第 2 次出血。预防再出血的最佳方法是早期行血管内弹簧圈栓塞或手术夹闭动脉瘤。

8. 血管痉挛

血管痉挛是 SAH 的延迟局灶性缺血性神经缺损。继发于血管痉挛的症状性脑缺血的发病高峰为出血后的 7~10 日，几乎不发生于 SAH 后的前 3 日。症状性血管痉挛的风险可通过入院时的 CT 预见，基底池周围层厚的血块比层薄的风险高。诊断脑血管痉挛（CVS）有一定的困难，需要排除其他可能会导致迟发性神经功能恶化的情况，如再出血、脑积水、水肿、癫痫发作和败血症。

下面的测试有助于诊断 CVS。

（1）经颅多普勒超声（TCD）：改变可能先于临床症状，基线检查结果（早期进行）较疑诊 CVS 后进行的第一次检查结果更有帮助。

（2）头部 CT 扫描有助于排除其他病因导致的精神状态下降，可能会显示提示脑梗死的低密度灶。

（3）CT 血管造影和 CT 灌注检查可显示受累区域血管痉挛和灌注减少。

（4）脑血管造影仍是诊断脑血管痉挛的"金标准"，并可通过血管成形术和（或）血管内注入维拉帕米和罂粟碱，同时获得诊断和治疗的价值。

钙通道阻滞药尼莫地平可降低血管痉挛的发病率。临床研究显示，虽然没有证据显示病死率改变，但预后改善。

通过早期干预稳定动脉瘤后，可以积极治疗而不用担心动脉瘤再破裂。血管痉挛高风险的患者给予预防性 3H 治疗者可减少发病率。这种疗法的目标收缩压为 160~220 mmHg，CVP 的目标为 8~12 cmH$_2$O，PCWP 的目标压为 12~14 mmHg。血液稀释治疗的目标为血细胞比容为 25%~33%。

9. SAH 后的心脏问题

一项对因 SAH 入院的 70 例患者的前瞻性研究显示，70 例中检测到心律失常者 64 例（91%），其中 29 例（41%）显示严重心律失常，3 例出现恶性室性心律失常，如尖端扭转型室性心动过速、心室扑动和心室纤颤。严重室性心律失常与 Q-Tc 间期延长、低血钾相关。SAH 时的心电图偶有与急性心肌梗死的异常无法鉴别的情况。SAH 时儿茶酚胺激增，可诱发心内膜下的损害。SAH 后的神经源性肺水肿患者可出现一种可逆性心脏受损，并且与特征性临床表现相关。受损的左心室血流动力学功能受损可能会导致心血管波动、肺水肿形成和并发脑缺血。心肌顿抑为一种可逆的心肌功能不全，偶见于蛛网膜下隙出血后，与急性心肌梗死的超声心动图表现一致，然而连续测定心肌酶为阴性，其持续时间短暂，通常在5 日之内可消失。

10. 肺部并发症

内科治疗持续的动脉瘤性蛛网膜下隙出血时，肺部并发症是一个挑战。有时，它可以进展为成人呼吸窘迫综合征。

11. 电解质紊乱

SAH 患者电解质紊乱现象相当普遍。SAH 后出现容量不足和低钠血症的原因尚不清楚，但可能部分是由于排钠增多或脑性盐耗综合征（CSWS）所致。部分患者在尿钠增多之前即出现心钠肽浓度显著增高，伴有其他水调节的异常（可能包括垂体后叶素浓度相对减少），从而导致血容量不足。尿钠增多的患者出现 SAH 后延迟脑梗死的风险增加。低渗透压可加重脑水肿并可导致神经系统恶化，并可能诱发癫痫发作和意识水平降低。

CSWS 的处置包括容量替换和维持充分水化，通常给予静脉注射等渗盐溶液（0.9%氯化钠注射液）和血液制品（尤其是患者贫血时）。还可给予胶体以扩容或吸收间质/第三间隙内液体，可能需要添加口服盐或高渗盐来确保钠的正平衡。氟氢可的松可直接作用于肾小管促进钠的重吸收，也可用于 CSWS 的治疗。

12. 感染

由于需要放置多个导管（中央静脉导管、动脉导管、脑室造瘘术、弗利导管），在 SAH 患者中感染很常见。由于很大比例的患者行气管插管，呼吸道感染和呼吸机相关性肺炎（VAP）并不少见。

13. 静脉血栓形成

在 SAH 患者中，静脉血栓形成是一种特殊状况，尤其是在动脉瘤得到控制前，谨慎应用标准预防措施（肝素、低分子肝素）时。报道显示深静脉血栓（DVT）事件约占 2%，有诊断依据的肺动脉栓塞（PE）为 1%。建议的预防措施是使用下肢弹力长袜和气压式弹力袜，术后尽可能早期活动。我们目前采用的措施还包括给高风险患者放置可取出的下腔静脉滤器。

二、结论

蛛网膜下隙出血与显著的发病率和病死率相关。

许多幸存者残留有持续的躯体、认知、行为或情绪的变化，这将会影响他们的日常生活。死亡和残疾的最重要预测因素是患者当时的临床状况。年龄、并发症、动脉瘤类型、出血多少也与不良预后相关。多种措施应同时进行，以实现快速准确的诊断、稳定病情以及处置神经系统后遗症。采取这些措施时，应当尽早明确针对 SAH 病因的治疗方案，以及防止毁灭性再出血的风险。

（赵　岗）

第四节　脊髓损伤的重症监护管理

脊髓损伤常发生在青少年和年轻的成年人。受累男性是女性的 4 倍；4 种最常见的脊柱骨折的原因是机动车事故、跌落、枪击伤和运动伤害。在现场早期给予脊柱固定后快速运送到三级医疗中心。

一、初步评估

颈部损伤的预后包括简单的颈部疼痛到四肢瘫痪，甚至死亡。约 85% 的患者脊髓损伤发生在创伤时，约 15% 的患者脊髓损伤为晚期并发症。损伤后的最初时期对神经功能恢复或恶化是关键性的。延迟对颈椎受伤的识别或不当的固定可导致不可逆的脊髓损伤和永久性的神经损害。临床上除外颈部脊椎损伤的标准：①无颈部疼痛；②触诊无颈部压痛；③全范围运动无疼痛；④无意识丧失史；⑤无精神状态改变/中毒史；⑥无神经系统功能缺失；⑦无放射性疼痛。

早期排除明显的脊髓损伤很重要，因为这样可避免不必要的颈椎项圈或其他制动装置来妨碍护理。然而，对于多创伤和有并发症的患者，有必要维持使用颈椎项圈和脊髓的预防措施，直到严重的损伤得到处理和脊柱受伤得到清理。

二、影像学检查

拍摄普通 X 线平片是观察颈椎最快的方式。全面的脊柱平片包括 3 个层面：横位片（其中必须包括所有 7 个颈椎以及 C_7 至 T_1 交界处）、前后位片和开口齿状突位片。CT 扫描的高质量和可获得性，使其成为多家医疗机构评估颈部脊柱的首选，特别是它可以在行头颅 CT 的同时完成。颈椎的韧带损伤较为常见。颈部明显受伤或者患者昏迷时，建议行标准的 X 线检查和 CT 扫描，并辅以 MRI 或透视检查以排除韧带不稳定。清醒的患者神经系统查体及 CT 扫描正常的情况下，仍诉有颈部疼痛或压痛，可行俯曲—伸展位 X 线检查以排除韧带损伤。

固定装置也可发生并发症。44% 的患者放置护颈圈 6 日后出现颈圈下压疮或溃疡。因此需定期检查，并优先考虑早期移除。若颈椎项圈不合适或放置不当，将通过压迫颈静脉而增加颅内压。

此外，Lind 等发现，安装 Halo 固定器可限制肺功能，神经损伤患者放置 Halo 固定器后肺活量立即下降 10%~30%，神经损伤患者受限最为显著。

三、急性内科处理

对于任何外伤患者，评估均开始于气道、呼吸和循环，还应包括对整个脊柱稳定性的评估，直到损伤被清除。推荐急性脊髓损伤均应入住 ICU 管理。

四、类固醇

是否使用类固醇有很大的争议。美国国家急性脊髓损伤研究中显示，在创伤后 8 小时内以 30 mg/kg 静脉注射甲泼尼龙（持续时间>15 分钟），此后以 5.4 mg/（kg·h）连续滴注 23 小时，神经系统的预后改善。然而，学者们普遍认为，应用类固醇的意义不大，并且增加了高血糖、肺部并发症、败血症和肺炎的风险。

五、血压的管理

脊髓缺血被认为是急性脊髓损伤后神经元损伤和神经功能缺损的最重要的因素之一。大多数较高位胸椎和颈椎受伤的患者表现为继发于交感神经受损的轻度低血压、血管扩张、心动过缓，即脊髓休克。这些患者通常静脉输液有效，但偶尔需要应用升压药。

保持良好的脊髓灌注可改善临床预后。应通过联合补液与应用升压药物使平均动脉压在第 1 周内维持在 85 mmHg 以上。

可维持最佳心脏功能和全身灌注的最佳肺动脉楔压为 12~18 mmHg。偶尔患者在较长一段时间需要升压药来维持。应用氟氢可的松和（或）口服肾上腺素受体激动药（如麻黄碱）可能有益。

慢性脊髓损伤引起的压疮的发生率很难统计，但根据对脊髓损伤（SCI）患者 20 年的随访，估计大约为 30%。

压疮是由于压力持续未减轻导致组织损伤所致，通常发生于骨突部位。摩擦伤、营养差和病变水平以下的皮肤生理变化都能促发压疮。压疮的预防非常重要，尽早应用特殊病床以持续不断地改变患者体位和受压点，有助于预防压疮。

对于危重症管理团队来说，脊髓损伤患者的诊疗及护理是一个巨大的挑战。胃肠无力可导致明显的胃扩张，更严重者可使膈肌上抬，导致呼吸功能不全，这种情况可通过放置鼻胃管进行胃减压来缓解。胃肠功能紊乱可能会持续数周，此外，颈髓损伤患者通常为负氮平衡，所以可能需要肠外营养。

在早期常通过口服肠道药物（大便软化剂多库酯钠，肠道刺激药番泻叶和比沙可啶，膨胀剂蚤草）建立定时排便的模式，然后逐渐停用。

六、自主反射障碍

在脊髓损伤患者，无论副交感神经（迷走神经）的传入和传出通路是否完整，由于交感神经支配障碍导致自主功能调节改变，从而产生多种临床表现。具体而言，严重的自主神经反射异常可以被定义为"收缩期血压至少增加 20% 伴有相应的心率改变，同时至少伴有下列一种体征（出汗、立毛、面部潮红）或症状（头痛、视物模糊、鼻塞）；它常常限定于 T_6 以上的脊髓病变患者"。

值得强调的是，急性脊髓损伤患者静息时收缩压和舒张压低于未受伤人群，因此，虽然血压升高大于 20% 通常被认为是在正常范围，但是对这些患者来说可能是致命的。

自主神经反射异常的调节应包括以下步骤：①如果是仰卧，应立即改为坐位；②衣物或束紧的部位需要放松；③筛查潜在的诱因，包括膀胱膨胀，肠梗阻等。如患者收缩压 ≥ 150 mmHg，进行感官刺激性检查（如直肠检查）之前，应考虑给予起效迅速、药效持续时间较短的抗高血压药物（如硝苯地平或硝酸盐）进行处理。抗胆碱药可减少这些症状的发生，但也可加重胃肠道和膀胱张力缺失；加巴喷丁作为一种神经调节药物，可能有益。自发体温波动常见，导致感染的早期诊断困难。

七、肺部护理

需特别注意呼吸系统，频繁的翻动可刺激肺的呼吸活动，从而减少肺不张和肺炎的发生。如果脊髓损伤在 C_4 水平以上，呼吸机辅助通气或膈肌的刺激可能是必需的。$C_3 \sim C_5$ 的损伤导致支配膈肌运动的神经损伤。急性住院期间，机械通气常常是必要的，但呼吸运动强度一般都能够恢复，所以通常不需要长期机械通气支持。肺功能的改善主要取决于随着脊髓炎症的消退、神经损伤水平功能的恢复、辅助呼吸肌力量的增强、肌无力功能的逐渐恢复，以及痉挛型瘫痪转为松弛型瘫痪。

$C_5 \sim C_8$ 水平脊髓损伤的患者，通过使用功能健全的膈肌以及颈部的辅助肌肉完成吸气，主要通过胸壁和肺的被动回缩力呼气，但也可能利用锁骨头部分的胸大肌增强力量。

对于脊髓损伤患者的呼吸道管理，除了呼吸肌功能，还须考虑其他几方面，包括外伤、误吸、肺水肿（通常是神经性的）和急性呼吸窘迫综合征等时的直接肺损伤。在这类患者中，气道反应性升高及支气管分泌物增多是很常见的。

这些患者也存在混合或阻塞性睡眠呼吸暂停的风险。可能机制包括颈部肌肉肥大、呼吸肌痉挛、应用镇静解痉药物、肥胖等导致气道阻塞，引起睡眠呼吸暂停发生增加或脊髓损伤累及控制睡眠的脊髓通路。

神经源性肺水肿可以发生于急性或慢性脊髓损伤阶段，但很少发生于 C_7 或其以上水平的完全性脊髓损伤。

　　神经源性肺水肿的病理生理学尚未完全了解，但认为富蛋白性水肿液是由于延髓功能障碍导致交感神经兴奋性升高所致，它可能会导致肺静脉收缩，肺血管顺应性降低，肺毛细血管通透性增强，淋巴管收缩和（或）全身血管阻力升高等复杂性改变。

　　由于脊髓损伤后患者咳嗽困难和肺部分泌物排出受限，患肺炎的风险增加。虽然肺炎的发病率在脊髓损伤后的第 1 年最高，但是这些患者此后的生命中均有患肺炎的高风险。

　　胸部理疗可以降低脊髓损伤患者发生肺不张、黏液潴留及肺炎的风险。这些策略包括刺激性肺功能锻炼、频繁变换体位、体位引流分泌物、经鼻气管吸痰和手动协助咳嗽。手动协助咳嗽是通过在上腹部向后、向头侧用力猛推，这就是"象限咳嗽法"。

八、静脉血栓栓塞症

　　深静脉血栓形成和肺动脉栓塞是急性脊髓损伤患者的常见并发症。制动是静脉血栓栓塞（VTE）的一个主要危险因素，尤其是四肢瘫痪的患者。随着时间的推移，SCI 后静脉血栓栓塞发生率下降，但是其他潜在静脉血栓栓塞的高危因素仍然存在，如纤维蛋白溶解活性改变、血小板功能异常、止血和纤维蛋白溶解指标的生理周期变化受损。

　　已证实，每日 2 次或 3 次皮下注射普通肝素 5 000 U，可减少深静脉血栓的发生。研究发现，与普通肝素相比，低分子量肝素在防止深静脉血栓形成和减少出血并发症上有良好的效果。由于大多数肺栓塞发生于损伤后 2~3 个月，抗凝预防疗程通常为 8~12 周，有效的下肢活动可降低 DVT 的风险。

　　SCI 患者放置下腔静脉滤器仍存在争议。在一项对近端 DVT 患者进行抗凝及放置下腔过滤器的随机试验研究发现，常规放置下腔静脉滤器，可降低最初 12 日内肺栓塞的发生率，但这也使得发生 DVT 的长期风险增加了 1 倍。这促进了可回收的临时下腔静脉滤器的开发。

（赵　岗）

第五章

创伤性颅内血肿

第一节　急性硬脑膜外血肿

一、概述

（一）定义

硬脑膜外血肿是由于头部创伤后，颅骨骨折等使硬脑膜与颅骨内板剥离，硬脑膜血管破裂或板障出血，血液存积于颅骨内板与硬脑膜之间形成的血肿。

（二）流行病学

自从 CT 成为颅脑创伤诊断的主要手段以来，根据 CT 诊断的硬脑膜外血肿患者占全部颅脑创伤患者的 2.7%~4.0%，占所有颅内血肿的 30%~40%。而昏迷患者中，9% 的硬脑膜外血肿患者必须手术治疗。20 岁左右是硬脑膜外血肿的发病高峰年龄，硬脑膜外血肿患者的平均年龄在 20~30 岁。60 岁以上的老年人很少发生硬脑膜外血肿。儿童患者中，硬脑膜外血肿的平均年龄在 6~10 岁，新生儿和幼儿较少发生硬脑膜外血肿。

交通事故、坠落伤和暴力伤害分别占到导致硬脑膜外血肿发生原因的 53%（30%~73%）、30%（7%~52%）和 8%（1%~19%）。婴幼儿和学龄前儿童患者中坠落伤是导致硬脑膜外血肿的主要致伤原因，占 49%（25%~59%），另外交通事故占 34%（25%~41%），学龄儿童中交通事故致伤比例明显增加。

（三）发病机制

硬脑膜外血肿多由于脑膜中动脉、板障静脉或静脉窦破裂出血所致。脑膜中动脉出血是硬脑膜外血肿形成的主要原因。手术患者中，硬脑膜外血肿多发生在颞部及颞顶部，右侧的硬脑膜外血肿比左侧略多，双侧硬脑膜外血肿占 2%~5%。

（四）临床表现

硬脑膜外血肿的临床表现可因出血速度、血肿部位及年龄的差异而有所不同，但从临床特征看，仍有一定规律及共性，即昏迷—清醒—再昏迷。以幕上急性硬脑膜外血肿为例，概述如下。

1. 意识障碍

由于原发性脑创伤程度不一，这类患者的意识变化有 3 种不同情况：①原发性脑创伤较轻，伤后无原发昏迷，至颅内血肿形成后，始出现进行性颅内压增高及意识障碍，这类患者容易漏诊；②原发性脑创伤略重，伤后曾一度昏迷，随后即完全清醒或有意识好转，但不久又再次陷入昏迷状态，这类患者即所谓典型病例，容易诊断；③原发性脑创伤严重，伤后持续昏迷，且有进行性加深表现，颅内血肿的征象常被原发性脑挫裂伤或脑干创伤所掩盖，较易误诊。

2. 颅内压增高

随着颅内压增高，患者常有头痛、呕吐加剧、躁动不安的典型变化，严重者出现库欣反应，出现血压升高、脉压增大、体温上升、脉率及呼吸缓慢等代偿性反应，等到衰竭时，则血压下降、脉搏细弱及呼吸抑制。

3. 神经系统体征

单纯的硬脑膜外血肿，早期较少出现神经受损体征，仅在血肿形成压迫脑功能区时，才有相应的阳性体征，如果患者伤后立即出现面瘫、偏瘫或失语等症状和体征，应归咎于原发性脑创伤。当血肿不断增大引起颞叶沟回疝时，患者则不仅有意识障碍加深、生命体征紊乱，同时将相继出现患侧瞳孔散大、对侧肢体偏瘫等典型征象。偶尔因为血肿发展急速，造成早期脑干扭曲、移位并嵌压在对侧小脑幕切迹缘上，则可引起不典型体征：对侧瞳孔散大、对侧偏瘫；同侧瞳孔散大、同侧偏瘫；对侧瞳孔散大、同侧偏瘫。应立即借助辅助检查定位和定性。

（五）预后影响因素

所有年龄组硬脑膜外血肿的病死率（包括手术患者的）将近 10%（7.0%~15.3%），儿童的病死率为 5%。GCS 评分、年龄、瞳孔变化、颅内损害情况、出现神经系统损害到手术的时间长短等是硬脑膜外血肿患者预后的重要影响因素。

年龄对硬脑膜外血肿预后的影响并没有其他颅脑创伤中年龄对预后的影响大。回顾性研究发现，对于硬脑膜外血肿手术患者，GCS 评分对预后的影响作用比年龄的影响大。就诊时的 GCS 评分和术前的 GCS 评分是硬脑膜外血肿预后评估的最重要影响因素。

瞳孔异常，包括瞳孔不等大、瞳孔固定和瞳孔散大在硬脑膜外血肿手术患者中占 20%~30%，60%的昏迷患者伴有瞳孔异常。

在手术清除硬脑膜外血肿患者中 30%~50%的成年患者伴有其他颅内病变。主要包括脑挫裂伤、脑内血肿、硬脑膜下血肿和弥漫性脑肿胀。儿童患者中其他颅内损害伴发率较成人少。伴有硬脑膜下血肿和（或）脑实质损害的硬脑膜外血肿患者预后差。

二、临床表现

检索文献，3%~27%的硬脑膜外血肿患者没有神经系统损害。15%~80%的患者有头痛。17%~74%的患者存在呕吐症状。22%~56%的患者就诊时已昏迷或术前突然昏迷。并不是所有患者都有"中间清醒期"，综合文献共计 963 例患者中 456 例有"中间清醒期"，占 47%。12%~42%的患者从伤后到术前一直保持清醒。18%~44%的患者有异常瞳孔改变。其他的一些表现包括脑局部受损表现，如偏瘫、去大脑强直状态、癫痫等。8%的儿童患者早期可出现癫痫。

三、辅助检查

对于颅脑外伤患者，如怀疑有颅内病变，应及时行必要的影像学检查，包括颅骨 X 线平片、脑血管造影或 CT 扫描等。其中 CT 扫描是首选辅诊方法，不但能明确诊断，而且能准确反映血肿部位、大小、占位效应、合并脑内损伤的颅骨骨折等，为手术提供可靠的依据。

硬脑膜外血肿绝大多数有典型的 CT 表现：在颅骨内板下方有双凸形或梭形边缘清楚的高密度影；有的血肿内可见混杂低密度区，是由于外伤时间太短仍有新鲜出血，并与血块退缩时溢出的血清混合所致；少数血肿可呈半月形或新月形；个别血肿可通过分离的骨折缝隙渗到颅外软组织下；骨窗位常可显示骨折。此外，血肿可见占位效应，中线结构移位，病变侧脑室受压，变形和移位。静脉源形硬脑膜外血肿因静脉压力低，血肿形成晚，CT 扫描时血肿可能溶解，表现为略高密度或低密度区（图 5-1）。

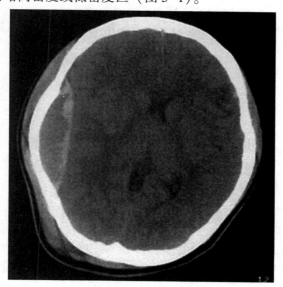

图 5-1　硬脑膜外血肿 CT 表现（急性出血性早期为低密度病灶）

四、诊断与鉴别诊断

1. 诊断

急性硬脑膜外对血肿的早期诊断，应在脑疝征象出现之前进行，尽量避免昏迷加深、瞳孔散大之后。因此，对临床症状体征的观察尤为重要，当创伤患者头痛、呕吐加剧、躁动不安、血压升高、脉压加大和（或）出现新的体征时，即应高度怀疑颅内血肿，及时 CT 扫描。CT 扫描发现骨板下梭形高密度或混杂密度占位性病变，即可诊断硬脑膜外血肿。

2. 鉴别诊断

急性硬脑膜外血肿与急性硬脑膜下血肿的鉴别诊断：硬脑膜外血肿一般范围小，不跨越颅缝，边缘光滑，呈梭形、双凸形，内缘弧度与脑表面弧度相反，多合并骨折，一般不合并脑挫裂伤，占位效应轻；硬脑膜下血肿一般范围大，常跨越颅缝，边缘波浪状，呈新月带状，内缘弧度与脑表面一致，多合并挫裂伤，一般不合并骨折，占位效应较明显，常位于外力作用点的同侧或对侧。

五、治疗

（一）手术治疗

1. 手术指征

（1）不管患者的 GCS 评分如何，如果硬脑膜外血肿超过 30 mL，均需立刻手术清除。

（2）血肿<30 mL，而且最大厚度<15 mm，中线移位<5 mm，GCS 评分>8 分，没有局灶损害症状的患者（如失语、运动障碍、偏盲等）可以保守治疗，但必须严密观察病情变化，并行 CT 动态观察血肿变化。

（3）对于创伤性后颅窝占位病变，如果 CT 扫描有占位效应以及出现与占位效应有关的神经功能异常或恶化的患者，应该进行手术治疗。CT 上确定占位效应主要依据以下方面：第四脑室的变形、移位或闭塞、基底池受压或消失、梗阻性脑积水。

2. 手术时机

对于有手术指征的患者必须马上行手术清除血肿。

3. 手术方法

硬脑膜外血肿手术方法包括开颅血肿清除术和钻孔冲洗引流术。开颅血肿清除术可以发现出血部位，消除出血原因，较完整地清除血肿，所以开颅血肿清除术已得到广泛认可。开颅术中应悬吊硬膜，常规探查硬脑膜下。

单纯钻孔引流术仅用于不能耐受开颅外科手术的危重患者挽救生命。在我国一些基层医院开展钻孔或小骨窗治疗硬脑膜外血肿也取得了一定疗效。随着开颅技术的进步，对于急性硬脑膜外血肿患者原则上应该采用开颅清除血肿，以达到彻底止血的目的。避免采用钻孔或小骨窗手术，因为这些术式可能遗留较大硬脑膜外血肿，压迫脑组织。

（二）保守治疗

幕上硬脑膜外血肿患者如果未昏迷，没有局灶性神经损害，血肿厚度<15 mm，中线移位<5 mm，出血量<30 mL，颅后窝外伤性占位性病变患者如果无神经功能异常，CT 扫描显示伴有或不伴有占位征象，在创伤中心严密的监测下以及 CT 定时复查下可以行保守治疗。保守治疗的患者在伤后 6~8 小时内应行 CT 复查。颞部硬脑膜外血肿保守治疗效果不理想的可以考虑手术治疗。

（张桂香）

第二节 急性和亚急性硬脑膜下血肿

一、概述

1. 定义

创伤后由于出血来源的不同又分为复合型硬脑膜下血肿与单纯型硬脑膜下血肿。前者系因脑挫裂伤、脑皮质动静脉出血，血液积聚在硬脑膜与脑皮质之间，病情发展较快，可呈急性或亚急性表现。有时硬脑膜下血肿与脑内血肿相融合，颅内压急剧增高，数小时内即形成脑疝，多呈特急性表现，预后极差；单纯硬脑膜下血肿系桥静脉断裂所致，出血较缓，血液积聚在硬脑膜与蛛网膜之间，病程发展常呈慢性，脑原发伤较轻，预后也较好。

2. 流行病学

硬脑膜下血肿是颅脑创伤常见的继发损害，发生率约为5%，占颅内血肿的40%左右。急性硬脑膜下血肿发生率最高达70%，亚急性硬脑膜下血肿约占5%。

3. 发病机制

硬脑膜下血肿出血多为静脉性或为大的静脉窦破裂所致。硬脑膜下血肿通常伴有不同程度的脑挫裂伤，其形成机制包括由脑挫裂伤出血引起血肿和颅骨骨折累及大血管或静脉窦出血。加速性损伤所致脑挫裂伤，血肿多在同侧；而减速性损伤所引起的对冲性脑挫裂伤出血常在对侧：一侧枕部着力的患者，在对侧额、颞叶前部发生复合型硬脑膜下血肿，甚至同时并发脑内血肿；枕部中线着力易致双侧额极、颞极部血肿；当头颅侧方遭受打击时，伤侧可引起复合型硬脑膜下血肿，即硬脑膜下脑内血肿；头颅侧方碰撞或跌伤时，同侧多为复合性硬脑膜下血肿或硬脑膜外血肿，对侧可致单纯性和（或）复合型硬脑膜下血肿；另外，前额部遭受暴力，无论是打击还是碰撞，血肿往往都在额部，很少发生在枕部，而老年人则常引起单侧或双侧单纯性硬脑膜下血肿。

4. 临床表现

急性者大多为复合型硬脑膜下血肿，多伴有脑挫裂伤，进行性颅内压增高更加显著。患者伤后意识障碍较为突出，常表现为持续性昏迷，并有进行性恶化，较少出现中间清醒期，即使意识障碍程度曾一度好转，也为时短暂，随着脑疝形成，迅速陷入深昏迷。亚急性者，由于原发性脑挫裂伤较轻，出血速度稍缓，故血肿形成至脑受压的过程略长，使颅内容积代偿力得以发挥，因此常有中间清醒期，但不如硬脑膜外血肿鲜明、清醒。颅内压增高症状：急性者主要表现为意识障碍加深，生命体征变化突出，同时较早出现小脑幕切迹疝的征象；亚急性者则往往表现头痛、呕吐加剧、躁动不安及意识进行性恶化，至脑疝形成时即转入昏迷。

伤后早期可因脑挫裂伤累及某些脑功能区，伤后即有相应局灶体征，如偏瘫、失语、癫痫等；若是在观察过程中有新体征出现，系伤后早期所没有的或是原有的阳性体征明显加重等，均应考虑颅内继发血肿的可能。

5. 预后影响因素

GCS评分、瞳孔变化、年龄、脑损伤范围、术中有无脑膨出、是否需要去骨瓣外减压和术后有无高热等项与患者预后相关。

二、临床表现

大部分急性和亚急性硬脑膜下血肿患者，就诊时 GCS 评分≤8 分。较少患者就诊前有"中间清醒期"，但这些并不是与预后密切相关的结论性因素。另外，30%~55%的患者在就诊时或术前有瞳孔异常改变。伴有脑挫裂伤患者伤后即有相应局灶体征。并发脑疝时可出现生命功能衰竭的症状。

三、辅助检查

CT 检查是硬脑膜下血肿首选检查方法。在急性期及亚急性期，CT 主要表现为颅骨内板下出现新月形高或等密度影。伴有脑挫裂伤或脑水肿的硬脑膜下血肿，在 CT 片上可有明显占位效应（图 5-2）。

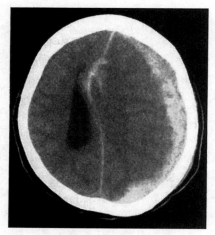

图 5-2　急性硬脑膜下血肿 CT 表现

硬脑膜下血肿的 MRI 信号改变，随着血肿不同时期而不同。急性期，T_2 加权像上呈低信号强度，而在 T_1 加权像血肿的信号与脑实质信号强度相仿。在亚急性期，在 T_1 和 T_2 加权像上均为高信号影。运用功能性磁共振成像（MRI）可以对伴有挫裂伤的硬脑膜下血肿的脑缺血及脑实质损伤进一步诊断。

四、诊断与鉴别诊断

1. 诊断

患者有明确头部创伤史，有颅内压增高表现，如头痛、呕吐、视神经盘水肿、意识障碍等，伴有或不伴有神经系统局灶体征，CT 扫描发现颅骨内板下出现新月形高或等密度影，即可诊断硬脑膜下血肿。

2. 鉴别诊断

急性硬脑膜下血肿和亚急性硬脑膜下血肿需与急性硬脑膜外血肿鉴别诊断，详见第五章第一节急性硬脑膜外血肿。

五、治疗

（一）手术治疗

1. 手术指征

（1）不管患者的 GCS 评分如何，硬脑膜下血肿厚度>10 mm 或中线移位>5 mm 的患者，都需要手术清除血肿。

（2）所有 GCS 评分<9 分的患者都应行颅内压监测。

（3）对最大厚度<10 mm、中线移位<5 mm 的昏迷的硬脑膜下血肿患者（GCS 评分<9 分），如果受伤时与医院就诊时的 GCS 评分下降 2 分以上，也应手术治疗。

2. 手术时机

有手术指征的患者都应尽快手术治疗。

3. 手术方法

硬脑膜下血肿清除有多种方法，常用方法：①钻孔冲洗引流术；②开颅血肿清除术+去骨瓣减压术；③颞肌下减压术；④大骨瓣减压术，硬膜成形。

手术方法的选择受到术者的经验、习惯以及当地设备条件的影响。有些创伤中心对硬脑膜下血肿全部采用去骨瓣减压。大多数报道认为应根据临床表现、影像资料、手术入路来制订相应的手术方法。

（1）钻孔冲洗引流术：多用于急诊脑疝患者，患者基础状态较差，不能承受开颅手术或患者病情危重，时间不允许行开颅手术。根据 CT 显示血肿所在部位，行钻孔引流或按致伤机制及着力点，结合患者临床表现进行定位，然后按序钻孔。小儿急性硬脑膜下血肿囟门未闭者，可经前囟侧角穿刺反复抽吸逐渐排出，若属固态血肿，则需钻孔引流或开颅清除血肿。目前对于急性期硬膜下血肿已经很少用该术式。

（2）骨窗或骨瓣开颅术：适用于血肿定位明确的患者；经钻孔探查发现血肿呈凝块状，难以冲洗排出者；于钻孔冲洗引流过程中有鲜血不断流出者或于清除血肿后，脑组织迅速膨起，颅内压力又复升高者。

（3）颞肌下减压术：急性硬脑膜下血肿伴有严重脑挫裂伤脑水肿或并发脑肿胀时，虽经彻底清除血肿及磨碎挫裂的脑组织之后，颅内压仍不能有效缓解，脑组织依然膨隆时，则需行颞肌下减压或去骨瓣减压，必要时尚需将受累的额极和颞极切除，作为内减压措施。一般多行单侧减压，如有必要，也可行双侧颞肌下减压。

（4）大骨瓣开颅血肿清除+去骨瓣减压术：是目前临床治疗急性硬脑膜下血肿最常用的方法。大骨瓣减压的适应证为：急性或特急性颅内血肿，伴有严重脑挫裂伤和（或）脑水肿，术前已形成脑疝，清除血肿后颅内高压缓解不够满意，又无其他残留血肿时；弥散性脑损伤，严重脑水肿，脑疝形成，但无局限性大血肿可予排除时；术前双瞳散大、去大脑强直，经手术清除血肿后颅内压一度好转，但不久又有升高趋势者。近年来，国内外学者多主张采用大骨瓣开颅术来治疗单侧急性幕上颅内血肿和脑挫裂伤。因为这种外伤大骨瓣开颅术能达到下列手术要求：①清除额颞顶硬脑膜外、硬脑膜下以及脑内血肿；②清除额叶、颞前以及眶回等挫裂伤区坏死脑组织；③控制矢状窦桥静脉、横窦以及岩窦撕裂出血；④控制颅前窝、颅中窝颅底出血；⑤修补撕裂硬脑膜，防止脑脊液漏等。经临床对比也证明外伤大骨瓣开颅术 [12 cm×（12~15）cm] 比经典骨瓣 [（6~8）cm×（8~10）cm] 疗效好。而且经改良后可用于双侧硬脑膜下血肿脑挫裂伤患者。临床证明，创伤大骨瓣开颅术能清除约95%单侧幕上颅内血肿，另外5%幕上顶后叶、枕叶和颅后窝血肿则需行其他相应部位骨瓣开颅术。

（二）保守治疗

急性、亚急性硬脑膜下血肿厚度<10 mm，中线移位<5 mm，并且在 ICP 监测下，如果伤后神经体征一直稳定，瞳孔没有异常，没有颅内高压（ICP>20 mmHg），可以暂时保守治疗。由于硬脑膜下血肿常伴有脑实质内损害，因此，对于多发病变的患者，手术治疗指征可以放宽。

（张桂香）

第三节　慢性硬脑膜下血肿

一、概述

1. 定义

慢性硬脑膜下血肿指创伤后 3 周以上开始出现症状，位于硬脑膜与蛛网膜之间，具有包膜的血肿。

2. 流行病学

慢性硬脑膜下血肿多见于小儿及老年人，占颅内血肿的 10% 左右，占硬脑膜下血肿的25%，其中双侧血肿发生率高达 14%。本病头伤轻微，起病隐匿，临床表现无明显特征，易误诊。从受伤到发病的时间一般在 1 个月，文献报道有长达 34 年之久者。

3. 发病机制

慢性硬脑膜下血肿的患者绝大多数都有轻微头部创伤史，尤以老年人额前或枕后着力时，脑组织在颅腔内的移动度较大，最易撕破自大脑表面汇入上矢状窦的桥静脉，其次为静脉窦、蛛网膜粒或硬膜脑膜下积液受损出血。近年来的临床观察发现慢性硬脑膜下血肿患者在早期头部受伤时，CT 常出现少量蛛网膜下隙出血。这可能与慢性硬脑膜下血肿发生有关。非损伤性慢性硬脑膜下血肿十分少见，可能与动脉瘤、血管畸形或其他脑血管病有关。

对慢性硬脑膜下血肿扩大的原因，过去有许多假说，如血肿腔内高渗透压机制，现已被否定。目前多数研究证明，促使血肿不断扩大，与患者脑萎缩、颅内压降低、静脉张力增高及凝血机制障碍等因素有关。据电镜观察，血肿内侧膜为胶原纤维，没有血管；外侧膜含有大量毛细血管网，其内皮细胞间的裂隙较大，基膜结构不清，具有异常的通透性，在内皮细胞间隙处，尚可见到红细胞碎片、血红蛋白和血小板，说明有漏血现象。人们研究发现，血肿外膜中除红细胞外，尚有大量嗜酸性粒细胞浸润，并在细胞分裂时有脱颗粒现象，这些颗粒基质内含有纤溶酶原，具有激活纤溶酶而能促进纤维蛋白溶解，抑制血小板凝集，故而诱发慢性出血。

小儿慢性硬脑膜下血肿双侧居多，常因产伤引起，产后颅内损伤者较少，一般 6 个月以内的小儿发生率最高，此后则逐渐减少，不过创伤并非唯一的原因，有学者观察到营养不良、维生素 C 缺乏病、颅内外炎症及有出血倾向的儿童，甚至严重脱水的婴幼儿，也可发生本病。出血来源多为大脑表面汇入矢状窦的桥静脉破裂所致，非创伤性硬脑膜下血肿则可能是全身性疾病或颅内炎症所致硬脑膜血管通透性改变之故。

4. 临床表现

慢性硬脑膜下血肿的致病机制主要在于：占位效应引起颅内高压、局部脑受压、脑循环受阻。脑萎缩及变性，有文献报道癫痫发生率高达40%。为期较久的血肿，其包膜可因血管栓塞、坏死及结缔组织变性而发生钙化，以致长期压迫脑组织，促发癫痫，加重神经功能缺失。甚至有因再次出血内膜破裂，形成皮质下血肿的报道。

5. 预后影响因素

慢性硬脑膜下血肿术后血肿复发是影响患者预后的主要因素，据文献报道，术后血肿复发率为3.7%~38.0%。常见的复发原因有：老年患者脑萎缩，术后脑膨起困难；血肿包膜坚厚，硬脑膜下腔不能闭合；血肿腔内有血凝块未能彻底清除；新鲜出血而致血肿复发。因此，须注意防范，术后宜采用头低位、卧向患侧，多饮水，不用强力脱水剂，必要时适当补充低渗液体；对包膜坚厚或有钙化者应施行开颅术予以切除；血肿腔内有固态凝血块时或有新鲜出血时，应采用骨瓣或窗开颅，彻底清除。术后引流管高位排气，低位排液，均外接封闭式引流瓶（袋），术后残腔积液、积气的吸收和脑组织膨起需时10~20日，故应做动态的CT观察，如果临床症状明显好转，即使硬脑膜下仍有积液，也不必急于再次手术。

二、临床表现

主要表现为慢性颅内压增高、神经功能障碍及精神症状，多数患者有头痛、乏力、智能下降、轻偏瘫及眼底水肿，偶有癫痫或卒中样发作。老年人则以认知障碍、精神异常和锥体束体征阳性为多，易与颅内肿瘤或正常颅压脑积水相混淆；小儿常有嗜睡、头颅增大、顶骨膨隆、囟门凸出、抽搐、痉挛及视网膜出血等特点，酷似脑积水。

国外有学者将慢性硬脑膜下血肿的临床表现分为4级：Ⅰ级，意识清楚，轻微头痛，有轻度或无神经功能缺失；Ⅱ级，定向力差或意识模糊，有轻偏瘫等神经功能缺失；Ⅲ级，木僵，对痛刺激适当反应，有偏瘫等严重神经功能障碍；Ⅳ级，昏迷，对痛刺激无反应，去大脑强直或去皮质状态。

三、辅助检查

CT的临床应用有助于慢性硬脑膜下血肿的早期发现和双侧慢性硬脑膜下血肿的诊断，慢性硬脑膜下血肿的CT表现较复杂，随出血时间长短，CT扫描可见高、低、等密度影像。一般从新月形血肿演变到双凸形血肿，需3~8周，血肿的期龄平均在3.7周时呈高密度，6.3周时呈等密度，至8.2周时则为低密度。CT扫描还可见脑室受压占位效应，并有中线移位等间接征象；个别显影欠清晰，等密度慢性硬脑膜下血肿CT平扫因血肿密度与脑质相同，不能直接显示血肿本身征象，只能显示一些由血肿占位所产生的间接征象，常见的间接征象为同侧脑室受压移位，中线结构移位越过中线，病变区脑沟消失及脑沟、脑回内移聚拢，脑灰白质界面内移，CT增强扫描显示血肿包膜弧形强化（图5-3）。

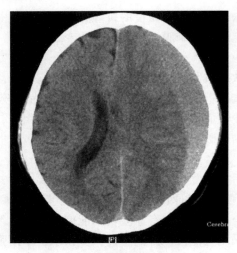

图 5-3 慢性硬脑膜下血肿 CT 表现

双侧慢性等密度慢性硬脑膜下血肿 CT 诊断比较困难，可行 MRI 检查。T_1 和 T_2 加权像，血肿均为高信号（图 5-4）。

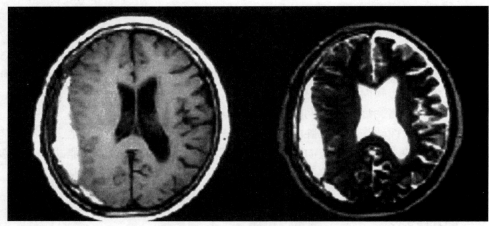

图 5-4 慢性硬脑膜下血肿 MRI 表现

四、诊断与鉴别诊断

1. 诊断

这类患者的头部创伤往往轻微，出血缓慢，加以老年人颅腔容积的代偿间隙较大，故常有短至数周、长至数月的中间缓解期，可以没有明显症状。然后，当血肿增大引起脑压迫及颅内压升高症状时，患者早已忘记头部创伤的历史或因已有精神症状、认知障碍或理解能力下降，不能提供可靠的病史，所以容易误诊。因此，在临床上怀疑此症时，应尽早施行辅助检查，明确诊断。以往多采用脑超声波、脑电图、同位素脑扫描或脑血管造影等方法辅助诊断。近年来临床都采用 CT 扫描，不但能提供准确诊断，而且能从血肿的形态上估计其形成时间，能从密度上推测血肿的期龄。但对某些无占位效应或双侧等密度慢性硬脑膜下血肿的患者，MRI 更具优势。

2. 鉴别诊断

慢性硬脑膜下积液：又称硬脑膜下水瘤，多数与创伤有关，与慢性硬脑膜下血肿相似，甚至有学者认为硬脑膜下水瘤就是引起慢性血肿的原因。鉴别主要靠 CT 或 MRI 检查。

大脑半球占位病变：除血肿外，其他尚有脑肿瘤、脑脓肿及肉芽肿等占位病变，均易与慢性硬脑膜下血肿发生混淆。区别主要在于无头部创伤史及较为明显的局限性神经功能缺损体征。确诊也须借用于 CT、MRI 或脑血管造影。

正常颅压脑积水与脑萎缩：这两种病变彼此雷同又与慢性硬脑膜下血肿相似，均有智能下降和（或）精神障碍。不过上述两种病变均无颅内压增高表现，且影像学检查都有脑室扩大、脑池加宽及脑实质萎缩等特征。

五、治疗

（一）手术治疗

1. 手术指征

对慢性硬脑膜下血肿的治疗意见已基本一致，一旦出现颅内压增高症状，即应施行手术治疗。

2. 手术时机

对于有手术指征的患者都应尽快手术治疗。

3. 手术方法

慢性硬脑膜下血肿治疗的首选方法是钻孔引流，如无其他并发症，预后良好。

（1）钻孔或锥孔冲洗引流术：根据血肿的部位和大小选择前后两孔（一高一低）。也有临床研究证明单孔钻孔冲洗引流术与双孔钻孔冲洗引流术的疗效基本相同，故不少临床医师采用单孔钻孔冲洗引流术。于局部麻醉下，先于前份行颅骨钻孔或采用颅锥锥孔，进入血肿腔后即有陈血及棕褐色碎血块流出，然后用硅胶管或 8 号导管小心放入囊腔，长度不能超过血肿腔半径，进一步引流液态血肿。同样方法于较低处（后份）再钻孔或锥孔引流，放入导管，继而通过两个导管，用生理盐水轻轻反复冲洗，直至冲洗液变清为止。术毕，将两引流管分别另行头皮刺孔引出颅外，接灭菌密封引流袋。高位的引流管排气，低位的排液，3~5 日拔除。有学者采用单纯锥颅冲洗术，可在床旁直接进行锥颅血肿清除术，排出陈血，用生理盐水冲洗至清亮，每隔 3~4 日重复锥颅冲洗，一般 2~4 次，在 CT 监测下证实脑受压解除、中线结构复位后为止。

（2）前囟侧角硬脑膜下穿刺术：小儿慢性硬脑膜下血肿，前囟未闭者，可经前囟行硬脑膜下穿刺抽吸积血。选用针尖斜面较短的肌肉注射器针头，经前囟外侧角采用 45°角斜行穿向额或顶硬脑膜下，进针 0.5~1.0 cm 即有棕褐色液体抽出，每次抽出以 15~20 mL 为宜。若为双侧应左右交替穿刺，抽出血液常逐日变淡，血肿体积也随之减小，如有鲜血抽出和（或）血肿不见缩小，则需改行剖开术。

（3）骨瓣开颅慢性硬脑膜下血肿清除术：适用于包膜较肥厚或已有钙化的慢性硬脑膜下血肿。掀开骨瓣后，可见青紫、增厚的硬脑膜。先切开一小孔，缓缓排出积血，待颅内压稍降后，瓣状切开硬膜及紧贴其下的血肿外膜，一并翻开可以减少渗血。血肿内膜与蛛网膜易于分离，应予以切除，但不能用力牵拉，以免撕破内外膜交界缘，该处容易出血，可在近缘 0.5 cm 处剪断。术毕妥善止血，分层缝合硬脑膜及头皮各层，血肿腔置管引流 3～5 日。对双侧血肿应分期分侧手术。

（二）保守治疗

随着老龄化社会的发展，大量心脑血管病患者长期服用阿司匹林或者支架植入后服用华法林预防血管堵塞，抗凝药物的广泛使用使慢性硬脑膜下血肿的发生率呈现上升趋势。对于全身状况差、凝血功能异常、颅高压、神经损害症状不明显的患者可采取保守治疗。对于高龄患者，术前一定要全面评估手术给患者带来的利弊再行决定。对于低龄患者，出血量较少的患者有自行吸收的可能。

（杨红雨）

第四节　急性和亚急性脑内血肿

一、概述

1. 定义

脑内血肿是指脑实质内的血肿，可发生在脑组织的任何部位，创伤性脑内血肿绝大多数均属急性，少数为亚急性。迟发性颅内血肿（DTICH）是指首次 CT 扫描未见，复查时发现了的血肿。DTICH 在中重型颅脑创伤中的发生率为 3.3%～7.4%。

2. 流行病学

在闭合性颅脑创伤中，脑内血肿发生率为 0.5%～1.0%，占颅内血肿的 5% 左右，好发于额叶及颞叶前端，占全数的 80%，其次是顶叶和枕叶约占 10%，其余则分别位于脑深部、脑基底节、脑干及小脑内等处。

3. 发病机制

位于额、颞前份和底部等浅层的脑内血肿，往往与脑挫裂伤及硬脑膜下血肿相伴发，多因直接冲击伤、对冲伤或凹陷性骨折使皮质组织及血管受外力破裂形成。深部血肿，多于脑白质内，系因脑受力变形或剪力作用致使深部血管撕裂出血而致。

4. 临床表现

脑内血肿形成的初期仅为血凝块，浅部者周围常与挫碎的脑组织相混杂，深部者周围也有受压坏死、水肿的组织环绕。4 日后血肿开始液化，变为棕褐色陈旧血液，周围有胶质细胞增生，此时，手术切除血肿可见周界清楚，几乎不出血，较为容易。嗣后，至 2～3 周时，血肿表面有包膜形成，内贮黄色液体，并逐渐成为囊性病变，相邻脑组织可见含铁血黄素沉着，局部脑回变平、加宽、变软，有波动感。

脑内血肿多伴有脑挫裂伤，进行性颅内压增高显著。患者伤后意识障碍明显，常表现为持续性昏迷，并有进行性恶化，较少出现"中间清醒期"。额颞部脑内血肿易发生脑疝而致意识障碍突然加重。部分伤后意识障碍较轻的患者如突发意识障碍加重，应考虑迟发血肿的可能。如病变累及某些脑功能区，伤后即有相应局灶体征。

5. 预后影响因素

影响脑内血肿预后的相关因素包括年龄、就诊时或复苏后的 GCS 评分、有无颅骨骨折、光反应或脑干反射、呼吸频率、ICP、基底池状态或三室形态。还有一些与预后相关因素，包括病变位置、脑内血肿量、复查 CT 时的 GCS 评分、GCS 评分最低值、病灶周围水肿的严重程度、手术时间、术前是否已有神经损害症状出现，以及急性脑肿胀或是否伴有硬脑膜下血肿等。

对冲伤等复杂受力导致的颅内多发血肿病情多较严重，单侧手术后，临近部位及对侧病变因失去"填塞效应"而呈进展性扩大，处理起来较为棘手。颅内占优势的病灶直接影响到创伤后多发性颅内病灶患者的预后，因此，临床处理这类患者及判断预后时，应重点考虑颅内占优势的血肿或病灶的类型。

二、临床表现

脑内血肿的临床表现依血肿的部位而定，位于额、颞前端及底部的血肿与对冲性脑挫裂伤、硬脑膜下血肿相似，除颅内压增高外，多无明显定位症状或体征。若血肿累及重要功能区，则可出现偏瘫、失语、偏盲、偏身感觉障碍以及局灶性癫痫等征象。因对冲性脑挫裂伤所致脑内血肿患者，伤后意识障碍多较持久，且有进行性加重，多无中间意识好转期，病情转变较快，容易引起脑疝。因冲击伤或凹陷性骨折所引起的局部血肿，病情发展较缓者，除表现局部脑功能损害症状外，常有头痛、呕吐、眼底水肿等颅内压增高的征象，尤其是老年患者因血管脆性增加，较易发生脑内血肿。

三、辅助检查

CT 是颅脑创伤最常用的检查手段，急性、亚急性脑内血肿 CT 表现为脑内类圆形、不规则形高密度影，边界较清，周围有环形低密度影围绕，有一定占位效应，破入脑室系统，可见脑室内高密度影。伴有脑挫裂伤患者可见脑内点片状高密度影。创伤性脑内血肿 CT 表现见图 5-5。

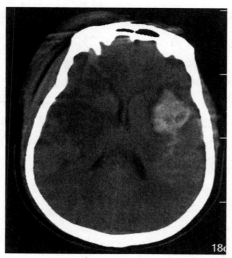

图 5-5 创伤性脑内血肿 CT 表现

四、诊断

急性及亚急性脑内血肿与脑挫裂伤硬脑膜下血肿相似，患者于颅脑创伤后，随即出现进行性颅内压增高及脑受压征象时，即应进行 CT 扫描，以明确诊断。紧急情况下也可根据致伤机制的分析或采用脑超声波测定，尽早在颞部或可疑的部位钻孔检查，并行额叶及颞叶穿刺，以免遗漏脑内血肿。由于这类血肿多属复合性血肿，且常为多发性，故而根据受伤机制分析判断血肿的部位及影像学的检查十分重要，否则，于术中容易遗漏血肿，应予以注意。急性期 90% 以上的脑内血肿均可在 CT 平扫上显示高密度团块，周围有低密度水肿带，但 2~4 周时血肿变为等密度，易于漏诊，至 4 周以上时则呈低密度，又复可见。此外，迟发性脑内血肿是迟发性血肿较多见者，应提高警惕，必要时做 CT 复查。

五、治疗

（一）手术治疗

1. 手术指征

（1）脑内血肿的患者如果有进行性的神经功能损害，药物控制高颅压无效，CT 可见明显占位效应，应行手术治疗。

（2）在颅内压监护下，如果药物治疗后颅内压≥25 mmHg，脑灌注压≤65 mmHg，应手术治疗。

2. 手术时机

有手术指征的患者应尽快开颅手术治疗。

3. 手术方法

对急性脑内血肿的治疗与急性硬脑膜下血肿相同，均属脑挫裂伤复合血肿，两者还时常相伴发。手术方法多采用骨窗或骨瓣开颅术，在清除硬脑膜下血肿及挫碎糜烂脑组织后，应随即探查额、颞叶脑内血肿，予以清除。如遇有清除血肿后颅内压缓解不明显或仍有其他可疑之处，如脑表面挫伤、脑回膨隆变宽，扪之有波动时，应行穿刺。对疑有脑室穿破者，尚应行脑室穿刺引流，必要时须采用术中脑超声波探测，以排除脑深部血肿。病情发展较急的患者预后较差，病死率高达 50% 左右。对单纯性脑内血肿，发展较缓的亚急性患者，则应视颅内压增高的情况而定，如为进行性加重，有形成脑疝之趋势者，仍以手术治疗为宜。至于手术方法是采用开颅或是钻孔冲洗引流，则应根据血肿的液态部分多寡而定，如果固态成分为多时，仍以手术切开彻底排出血肿为妥。有少部分脑内血肿虽属急性，但脑挫裂伤不重，年龄大，血肿较小，不足 20 mL，临床症状轻，意识清楚，病情稳定或颅内压测定不超过 3.33 kPa（25 mmHg）者，也可采用非手术治疗。对少数慢性脑内血肿，已有囊变者，颅内压正常，则无须特殊处理，除非有难治性癫痫外，一般不考虑手术治疗。

（二）保守治疗

患者有脑实质损伤但无神经损害表现，药物控制高颅压有效或 CT 未显示明显占位的患者可严密观察病情变化。

（杨红雨）

第六章

颅脑损伤

第一节　原发性颅脑损伤

一、开放性颅脑损伤

开放性颅脑损伤是指致伤物造成头皮、颅骨、硬脑膜和脑组织均向外界开放的损伤。如硬脑膜未破裂、颅腔与外界不相通，则脑损伤仍为闭合性。开放性颅脑损伤一般分为锐器或钝器造成的非火器性颅脑开放伤和枪弹或弹片造成的火器性颅脑损伤两大类。本节介绍非火器所致开放性脑损伤。

（一）临床表现

1. 局部体征

开放性颅脑损伤创伤局部头皮创缘多不整齐，掺杂有头发、布片、泥沙、玻璃碎片和碎骨片等异物，有时可见脑脊液及坏死液化脑组织从伤口溢出或脑组织由硬脑膜和颅骨缺损处向外膨出。

2. 全身症状

（1）意识改变：局限性穿刺伤、切割伤，如未伤及脑功能区，不发生颅内血肿、脑受压，则可无意识障碍或仅有短暂意识障碍。钝器伤、坠落伤常合并有较广泛的脑损伤，可出现不同程度的意识障碍。

（2）生命体征改变：局限性穿透伤多无生命体征变化。脑损伤严重伴有颅内出血、急性脑水肿或肿胀，急性颅内压增高时，可表现为血压升高、脉缓和呼吸频率改变。

（3）局灶神经系统症状：损伤累及脑功能区，可出现相应的神经系统症状，如肢体瘫痪、失语、意识障碍、偏盲、外伤性癫痫等。如伤及脑神经，则出现相应神经损伤症状。

（4）颅内感染症状：致伤物穿入颅腔，往往将头皮、头发、布片和颅骨等碎片带入脑组织内，如清创时间延迟或清创不彻底，容易发生化脓性脑膜炎、脑炎或脑脓肿。表现为头痛、恶心、呕吐，体温升高，心率快，颈项强直，血白细胞增多等。

（二）诊断

开放性颅脑损伤可见头部伤口易诊断，但对颅内损伤情况则需仔细检查。

（1）检查伤口：注意伤口部位、大小、形态，有无脑脊液和脑组织外溢，有无活动性出血。在未做好手术准备之前，严禁探查伤口深部，以防大出血。

（2）颅骨 X 线平片：颅骨正、侧位及切线位片可了解颅骨骨折部位、类型、程度，颅内异物数目、位置、性质，插入物位置，有利于指导清创。

（3）CT 和 MRI 扫描：CT 扫描可了解脑损伤的性质、位置和范围以及颅内出血和血肿的大小，有助于确定碎骨片和显示异物的存留，但对脑内分散的碎骨片数目和形态不如颅骨平片确切。MRI 一般不用于急性期检查，但对后期判定脑损伤程度、脑水肿、慢性血肿等有一定意义。

（4）脑血管造影：当患者有颈内动脉颅内段和海绵窦的损伤征象时，脑血管造影可以证实血管损伤部位和性质，作为治疗依据。

（5）腰椎穿刺：一般不用于创伤性质诊断，多于手术后或创伤晚期确定有无颅内感染和蛛网膜下隙出血。

（三）治疗

（1）维持呼吸、循环稳定。

（2）急救时尽量少扰动伤口，尽快用敷料包扎，减少出血和继发损伤、污染；伤口内留有致伤物者不可拔出或摇动。

（3）手术清创：开放性脑损伤原则上需尽早行清创缝合术，使之闭合。清创缝合应争取在伤后 6 小时内进行；在使用抗生素的前提下，72 小时内尚可行清创缝合，清创从头皮到脑伤道逐层进行，去除失去活力的头皮组织和异物，修齐创缘；去除游离的碎骨片，于邻近损伤部位钻孔，咬除污染区碎骨片；最小限度地切除硬脑膜边缘，最后彻底清除血凝块、异物及嵌入的骨碎片。清创后若脑组织塌陷、脑搏动良好，缝合或修补硬脑膜；脑挫裂伤严重，清创后颅内压仍高者，可不缝合硬脑膜减压，分层严密缝合头皮。对于感染的开放性颅脑损伤，先行抗感染、伤口引流等处理，待感染控制后行晚期清创。

（4）异物处理：有致伤物嵌入者不可贸然拔除，应明确检查伤道走行后再清创处理。以头皮伤口为中心，做一"S"形切口，绕颅骨穿孔周围钻孔，形成骨瓣，将嵌入物连同骨瓣沿其纵轴方向缓慢拔出，发现活动性出血时立即剪开硬脑膜，寻找出血点止血，清除失活脑组织和凝血块后逐层缝合。

二、闭合性颅脑损伤

闭合性颅脑损伤是指头部致伤时，头皮、颅骨和脑膜中有一层保持完整，颅腔与外界互不相通。致伤原因主要是头部受到冲撞或受钝性物体打击所致。暴力作用于头部时立即发生脑损伤即原发性脑损伤，主要有脑震荡、弥漫性轴索损伤、脑挫裂伤、原发性脑干损伤和丘脑下部损伤。

（一）脑震荡

脑震荡是原发性脑损伤中最轻的一种，表现为受伤后出现一过性的脑功能障碍，经过短暂的时间后可自行恢复，无肉眼可见的神经病理改变，显微镜下可见神经组织结构紊乱。

1. 临床表现与诊断

（1）脑震荡患者有明确的头部外伤史。

（2）轻度意识障碍，昏迷不超过 30 分钟。

（3）有的患者出现近事遗忘或称逆行性遗忘。

（4）不同程度的头痛、头晕、疲劳等，有时可合并呕吐。还可表现为一定程度的精神状态改变，如情绪不稳定、易激动、欣快等，部分患者表现为忧郁、淡漠。

（5）神经系统查体多无阳性表现。

（6）腰椎穿刺和 CT 检查无异常发现。

2. 治疗

脑震荡患者一般无须特殊治疗，伤后密切观察病情变化，避免发生颅内血肿。伤后卧床休息 1~2 周，可给予安神、镇静、止痛治疗，自觉症状明显者可早期行高压氧治疗。

（二）弥漫性轴索损伤（DAI）

DAI 是一种特殊的颅脑损伤类型，可导致患者死亡、植物生存或严重神经功能障碍。致伤机制是外伤使头部产生旋转加速度或角加速度，脑组织内部发生剪应力作用，脑组织受压及回位过程中神经轴索和小血管损伤。多见于车祸，也可见于坠落伤，锐器颅脑损伤患者较少见。

1. 临床表现与诊断

（1）头部有加速性损伤病史。

（2）伤后大多即刻昏迷，昏迷程度深，持续时间长，极少出现中间清醒期，这是弥漫性轴索损伤的典型临床特点。

（3）无明确的神经系统定位体征，部分患者出现瞳孔变化，可表现为双侧瞳孔不等大，单侧或双侧散大，对光反射消失，以及同向斜视、眼球分离或强迫下视。

（4）CT 和 MRI 扫描可见大脑皮质的髓质交界处、神经核团和白质交界处、胼胝体、脑干有单发或多发无占位效应的出血灶及脑弥漫性肿胀、蛛网膜下隙出血，中线结构无明显移位。

（5）严重弥漫性轴索损伤患者脑干诱发电位潜伏期有明显延长。

2. 分型

根据患者昏迷的时间和程度，将弥漫性轴索损伤分为 3 种类型。

（1）轻型：伤后昏迷 6~24 小时，清醒后有记忆力减退和逆行性遗忘，无肢体运动障碍，少数患者出现短期的去皮质状态。

（2）中型：最常见，伤后昏迷数日至数周，常伴有颅底骨折，伤后偶尔出现脑干体征和去皮质状态，清醒后有明显的记忆力减退、逆行性遗忘和轻度肢体运动障碍。

（3）重型：为最严重的一种类型，伤后昏迷数周或更长，出现明显的脑干体征、去皮质状态和去大脑强直。

3. 治疗

（1）严密观察患者的生命体征、瞳孔、颅内压、氧饱和度，病情变化时，复查头颅 CT。

（2）保持呼吸道通畅，必要时行气管切开和呼吸机辅助呼吸。

（3）使用止血剂、抗生素，维持水、电解质平衡；使用甘露醇、呋塞米和白蛋白等药物控制脑水肿；给予尼莫地平、纳洛酮以及神经营养剂保护神经元。

（4）冬眠低温治疗以降低脑组织耗氧量，减轻脑水肿。

（5）高压氧治疗以增加血氧含量，改善缺血、缺氧。

（6）治疗并发症。

（7）手术治疗：对于一侧大脑半球肿胀和水肿引起的脑中线结构移位，出现一侧瞳孔散大时应及时去骨瓣减压。

（三）脑挫裂伤

脑挫裂伤是脑挫伤和脑裂伤的总称，多呈点片状出血。脑挫伤指脑组织遭受破坏较轻，软脑膜尚完整者；脑裂伤指软脑膜、血管和脑组织同时有破裂，伴有外伤性蛛网膜下隙出血。

1. 临床表现与诊断

（1）检查患者时应详细询问头部受伤经过，特别注意受伤机制和严重程度。

（2）意识障碍是脑挫裂伤最突出的临床表现，严重程度是衡量伤情轻重的指标。轻者伤后立即昏迷的时间可为数十分钟或数小时，重者可持续数日、数周或更长时间，有的甚至长期昏迷。

（3）神经系统定位体征依损伤的部位和程度而不同。若未伤及脑功能区可无明显神经系统功能障碍，功能区受损时可出现瘫痪、失语、视野障碍、感觉障碍、局灶性癫痫、脑神经损伤以及脑膜刺激征等神经系统阳性体征。

（4）脑挫裂伤同时伴有不同程度脑水肿和外伤性蛛网膜下隙出血，头痛常较严重，患者可因头痛而躁动不安。伤后早期恶心、呕吐可能与第四脑室底部呕吐中枢受脑脊液冲击、蛛网膜下隙出血脑膜刺激或前庭系统受刺激有关，若脑挫裂伤急性期已过仍呕吐不止，需警惕继发性颅内出血。

（5）腰椎穿刺脑脊液呈血性，含血量与损伤程度有关；颅内压增高者应高度怀疑有颅内血肿或严重脑水肿。颅内压明显增高或脑疝迹象时禁忌腰椎穿刺。

（6）头颅 X 线平片：可发现有无骨折及部位、类型。

（7）头部 CT 和 MRI 检查：CT 扫描脑挫裂伤表现为低密度和高、低密度混杂影像，挫裂伤区呈点片状高密度区，严重者可伴有脑水肿和脑肿胀。MRI 扫描对诊断脑挫裂伤敏感性优于 CT，表现为脑挫裂伤灶长 T_1、长 T_2 水肿信号及不同时期出血信号。

2. 非手术治疗措施

（1）密切观察病情变化，动态复查 CT。

（2）保持呼吸道通畅。

（3）减轻脑水肿，降低颅内压。给予脱水、激素、亚低温治疗。

（4）对症处理：处理高热、躁动、癫痫等症状。

3. 手术指征

（1）患者意识障碍逐渐加深，保守治疗无效。

（2）CT 提示脑水肿严重，中线移位明显。

（3）脑挫裂伤合并颅内血肿容量超过 30 mL。

（4）颅内压监测压力持续升高，药物难以控制。

脑挫裂伤手术方式有开颅探查、去骨瓣减压、碎化坏死脑组织清除等。

（四）原发性脑干损伤

原发性脑干损伤是指伤后立即出现脑干症状，可分为脑干震荡、脑干挫伤及出血等。单纯原发性脑干损伤较少见，一般多伴有严重脑挫裂伤。

1. 临床表现与诊断

（1）严重的颅脑损伤病史。

（2）伤后立即出现深昏迷，持续时间长，恢复慢，很少出现中间好转期或中间清醒期。

（3）中脑损伤患者眼球固定，瞳孔大小、形态变化无常，对光反射消失；脑桥损伤时双侧瞳孔极度缩小，眼球同向偏斜；延髓损伤时患者呼吸、循环功能紊乱；脑干损伤患者早期即出现去大脑强直或交叉性瘫痪、锥体束征阳性、脑神经功能障碍等体征。

（4）生命体征与自主神经功能紊乱，出现顽固性呃逆、呼吸衰竭或消化道出血等。

（5）原发性脑干损伤脑挫裂伤或颅内出血不严重时，腰椎穿刺颅内压力不增高，脑脊液红细胞数可偏多或者正常。

（6）CT 和 MRI 检查显示脑干呈点状出血区、脑干肿胀，周围脑池受压或闭塞。

（7）脑干听觉诱发电位表现为损伤平面下各波正常，而损伤水平及其上各波则异常或消失。

2. 治疗

轻度脑干损伤可按照脑挫裂伤治疗；重症患者病死率高，救治困难，常采用以下措施。

（1）昏迷时间较长，应早期气管切开。

（2）早期冬眠低温疗法。

（3）吞咽困难患者应采用鼻饲。

（4）肾上腺皮质激素治疗脑干水肿。

（5）早期高压氧治疗。

（6）积极防治并发症。

（五）丘脑下部损伤

丘脑下部是自主神经系统重要的皮质下中枢，与机体内脏活动、内分泌、物质代谢、体温调节以及维持意识和睡眠有重要关系。因此，丘脑下部损伤后多较严重。单纯丘脑下部损伤较少，大多与严重脑挫裂伤或脑干损伤伴发。

1. 临床表现与诊断

（1）严重颅脑外伤病史。

（2）患者可出现嗜睡症状；虽可唤醒，但旋即入睡，严重时可表现为昏睡不醒。

（3）丘脑下部损伤后心血管功能可有各种不同变化，血压时高时低、脉搏可快可慢，以低血压、脉速较多见，波动性大，如果低血压合并低体温则预后不良。呼吸节律紊乱与下丘脑呼吸中枢受损有关，表现为呼吸减慢甚至停止。视前区损伤时可发生急性中枢性肺水肿。

（4）因丘脑下部损伤所致中枢性高热，可达41 ℃以上，但皮肤干燥、少汗，皮肤温度分布不均，四肢低于躯干，解热剂无效。有时体温不升或高热后转为低温，若经物理升温也无效则预后极差。

（5）水代谢紊乱：丘脑下部视上核和室旁核损伤或垂体柄内视上—垂体束受累致使抗利尿素分泌不足而引起尿崩症，每日尿量可达4 000 mL以上，尿比重低于1.005。

（6）糖代谢紊乱：常与水代谢紊乱同时存在，表现为持续血糖升高，血液渗透压增高，而尿中无酮体出现，患者严重失水，血液浓缩，休克，病死率极高，即"高渗高糖非酮性昏迷"。

（7）严重脑外伤累及丘脑下部时，易致胃、十二指肠黏膜糜烂、坏死、溃疡及出血。可能是上消化道血管收缩、缺血或迷走神经过度兴奋或促胃液素分泌亢进、胃酸过高所致。患者常发生顽固性呃逆、呕吐及腹胀等症状。

（8）CT 和 MRI 检查：MRI 能够显示细小的散在斑点状出血，急性期 T_2 加权像为低信号，T_1 加权像则呈等信号。亚急性和慢性期 T_1 加权像出血灶为清晰的高信号。

2. 治疗

丘脑下部损伤治疗与原发性脑干损伤基本相同，因丘脑下部损伤所引起神经—内分泌紊乱和机体代谢障碍较多，治疗更为困难，必须予以严密观察、颅内压监护、血液生化检测、维持水、电解质平衡。

（于海东）

第二节　继发性颅脑损伤

一、创伤性颅内血肿

颅内血肿在闭合性颅脑损伤占 10% 左右，占重型颅脑损伤的 40%~50%。一般幕上血肿超过 20 mL，幕下血肿超过 10 mL，即可引起脑受压和颅内压增高，甚至发生脑疝。颅内血肿按不同方法分类（表6-1），有利于判断伤情并指导治疗。

表 6-1　颅内血肿的分类

分类方法	类别
按照血肿形成的时间	（1）特急性颅内血肿：伤后 3 小时内发生
	（2）急性颅内血肿：伤后 3 小时至 3 日
	（3）亚急性颅内血肿：伤后 3 日至 3 周以上
	（4）慢性硬脑膜下血肿：伤后 3 周以上
按照血肿的部位	（1）硬脑膜外血肿：血肿位于颅骨和硬脑膜之间
	（2）硬脑膜下血肿：血肿位于硬脑膜和蛛网膜之间
	（3）脑内血肿：血肿位于脑实质内
按照血肿数目	（1）单发性血肿
	（2）多发性血肿
按照是否有脑挫裂伤	（1）单纯性血肿：无脑挫裂伤
	（2）复合性血肿：伴有脑挫裂伤
根据 CT 扫描特点	（1）迟发性颅内血肿：首次检查未见血肿，复查发现血肿
	（2）隐匿性颅内血肿：患者无症状，CT 检查发现血肿

（一）硬脑膜外血肿

硬脑膜外血肿（EDH）是指颅脑损伤后血液积聚在颅骨内板与分离的硬脑膜之间，好发于幕上大脑半球凸面，出血多来源于骨折损伤的硬脑膜动脉、静脉、静脉窦或颅骨板障，以脑膜中动脉损伤最常见。硬脑膜外血肿约占外伤性颅内血肿的 40%。

1. 急性硬脑膜外血肿

血液积聚于颅骨与硬脑膜之间，动脉破裂形成的血肿发展较快，血肿量迅速增大，可在数小时内引起脑疝而危及生命。若出血来源于静脉、静脉窦或板障，则血肿增大较慢，病情发展较缓。

（1）临床表现与诊断：临床表现可因出血速度、血肿量、血肿部位及患者年龄而不同。

1）头颅直接暴力伤，可发现局部有头皮伤痕或头皮血肿。

2）根据不同的受伤机制，患者可无意识障碍、短暂昏迷或长时间意识不清。20%～50%患者出现典型"昏迷—清醒—再昏迷"，即中间清醒期。受伤时由于头部受到冲击而出现意识障碍，意识恢复后由于硬脑膜外血肿扩大、颅内压增高、脑干受压，再次出现昏迷，并可能出现脑疝症状。部分患者原发性颅脑损伤较轻，伤后无原发昏迷，颅内血肿形成后才出现意识障碍，容易误诊；原发性脑损伤严重，伤后出现持续昏迷并进行性加重，颅内血肿常被原发性脑损伤所掩盖，也易误诊。

3）大多数患者伤后即有头痛和呕吐，随着血肿量增加，颅内压进行性增高，头痛及呕吐进行性加重，烦躁不安或淡漠，定向力障碍，出现血压升高、脉搏减慢、脉压增大、心率和呼吸减慢等代偿反应。病情进一步恶化则出现血压下降、脉搏细弱和呼吸抑制。

4）少量急性硬脑膜外血肿可无明显神经系统体征，血肿量扩大出现小脑幕切迹疝时，则可观察到瞳孔改变，多为患侧瞳孔先缩小、对光反射迟钝，继之瞳孔进行性扩大，对光反射消失，如病情进行性加重，则对侧瞳孔也扩大，发生枕骨大孔疝。血肿引起脑疝或血肿压迫运动区还可出现一侧肢体肌力减退，脑疝晚期则表现为去大脑强直。

5）实验室检查：严重颅脑损伤时可能释放组织促凝血酶原激酶，从而导致弥散性血管内凝血，术前应检查凝血状态；另外还需要检查血细胞比容，尤其是小儿，硬脑膜外血肿的形成可能导致血容量不足。

6）头颅X线平片：颅骨平片观察到跨脑膜中动脉的骨折线时，应高度重视有硬脑膜外血肿的可能，骨折线跨过横窦、乙状窦、上矢状窦时也应考虑硬脑膜外血肿的可能。出现骨折线不一定出现硬脑膜外血肿，但有超过90%的硬脑膜外血肿患者合并有颅骨骨折。

7）头部CT扫描表现为颅骨下方梭形高密度影。10%～50%的硬脑膜外血肿患者合并有其他颅内病变，如硬脑膜下血肿、脑挫裂伤和脑内血肿等。

8）急性期硬脑膜外血肿MRI检查为等信号，因而MRI较少用，但MRI对占位效应和脑移位较CT明显。

（2）治疗：急性硬脑膜外血肿如诊断明确，应立即手术清除颅内血肿，解除脑受压。通常单纯硬脑膜外血肿不必去骨瓣减压，但合并严重脑挫裂伤或手术前脑疝时间长，应行去骨瓣减压术。手术指征如下。

1）幕上血肿量大于30 mL、颞部血肿量大于20 mL、颅后窝血肿量大于10 mL、中线移位超过5 mm。

2）意识障碍进行性加重或出现再昏迷。

3）神经系统症状进行性加重或出现新的阳性体征。

4）颅内压大于40 mmHg或进行性升高。

2. 慢性硬脑膜外血肿

致伤因素与急性硬脑膜外血肿相同，但出血来源多为静脉损伤。当颅脑损伤时，硬脑膜与颅骨内板分离，损伤的静脉血缓慢流入分离的腔内，形成慢性硬脑膜外血肿，早期呈血凝块状，后期在局部硬脑膜上形成肉芽组织，有时形成包裹中心血凝块逐渐液化。

（1）临床表现与诊断。

1）慢性硬脑膜外血肿由于发展较慢、颅腔容积代偿等原因，临床表现发展缓慢。以头痛、呕吐及视盘水肿等慢性颅内压增高的症状和体征为主。

2）慢性硬脑膜外血肿患者的头颅 X 线平片检查多有颅骨骨折。CT 扫描可见位于颅骨内板下方梭形高密度影，周边光滑，增强扫描可见包膜强化，偶有钙化，如血肿液化，则呈低密度。头部 MRI 于 T_1 和 T_2 加权像均可见边界清楚的梭形高信号改变。

（2）慢性硬脑膜外血肿的治疗：应根据血肿部位、血肿量、脑受压程度及病情等决定。病情恶化，患者应及时手术治疗，多采用骨瓣开颅清除血肿，血肿已液化时可钻孔冲洗引流。血肿量少、症状轻微、无明显症状的患者可行非手术治疗，促进血肿吸收，定期复查 CT。

（二）硬脑膜下血肿

硬脑膜下血肿（SDH）指颅脑损伤后发生于脑皮质与硬脑膜和蛛网膜之间的血肿，出血多来源于脑挫裂伤、脑皮质动静脉破裂或桥静脉断裂。硬脑膜下血肿约占颅内血肿的 40%。

1. 急性硬脑膜下血肿

一般为暴力使脑组织与固定的硬脑膜形成移位，将皮质与硬脑膜静脉窦间的桥静脉撕断而引起出血，也可由于脑组织挫伤后皮质血管出血流入硬脑膜下腔所致。

（1）临床表现与诊断：急性硬脑膜下血肿多与脑挫裂伤伴发，症状体征无特异性，临床表现与血肿的范围、形成速度和合并脑挫裂伤的程度有关，与急性硬脑膜外血肿临床特点的比较见表 6-2。

表 6-2　急性硬脑膜外血肿与急性硬脑膜下血肿临床特点比较

临床特点	急性硬脑膜外血肿	急性硬脑膜下血肿
着力点	多发生在着力同侧	多发生在着力对侧，同侧少
脑挫裂伤	较轻，多发生在着力部位	较重，多发生在对冲部位
颅骨骨折	多数有	半数患者有
血肿与骨折关系	多在同侧	同侧、对侧均可
原发性意识障碍	较轻	较重
中间清醒期	多见	较少出现
蛛网膜下隙出血	少见	严重

1）外伤史：一侧枕部着力，可能于对侧额、颞部发生脑挫裂伤和硬脑膜下血肿；后枕中线部着力易导致双侧额、颞底部脑挫裂伤和硬脑膜下血肿；前额部受力时，脑挫裂伤和血肿往往都发生于前额部，极少发生于枕部。

2）急性硬脑膜下血肿伤情比较严重，病情发展较快，伤后意识障碍较为突出，常表现为持续昏迷，并呈进行性恶化，较少出现中间清醒期，即使意识障碍程度可能一度好转，也较短暂。

3）主要表现为进行性意识加深，生命体征变化突出，较早出现小脑幕切迹疝。

4）患者早期即可因脑挫裂伤累及脑功能区而出现相应的神经系统阳性体征，如偏瘫、失语、癫痫发作等。观察过程中脑损伤体征明显加重或出现新的阳性体征，应考虑继发性颅内血肿。由于多数硬脑膜下血肿患者合并有较严重脑挫裂伤，蛛网膜下隙出血量较多，故脑膜刺激征常较明显。

5）头颅 X 线平片：急性硬脑膜下血肿患者约半数可见颅骨骨折，可有线性骨折或凹陷性骨折，但血肿部位不一定与骨折部位相一致，只能作受伤机制的参考。

6）头部 CT：表现为新月形高密度影，覆盖于脑表面，CT 还可发现脑挫裂伤部位、范围和程度以及是否合并脑内血肿。

7）急性期硬脑膜外血肿 MRI 检查为等信号，但 MRI 能更清晰地显示脑损伤的范围、程度以及血肿部位、血肿量，观察占位效应和脑移位较 CT 明显。

（2）治疗：一经确诊即需要开骨窗或骨瓣手术清除血肿，伴有严重脑挫裂伤或脑水肿、术前即有脑疝、中线结构移位明显、血肿清除后颅内压缓解不理想时还需行去骨瓣减压术。手术指征如下。

1）幕上血肿量大于 30 mL、颅后窝血肿量大于 10 mL、中线移位超过 5 mm。

2）意识障碍进行性加重或出现再昏迷。

3）神经系统症状进行性加重或出现新的阳性体征。

4）颅内压大于 40 mmHg 或进行性升高等患者均是去骨瓣减压的手术指征。

2. 慢性硬脑膜下血肿

可能由于脑皮质与静脉窦之间桥静脉撕裂所致，好发于 50 岁以上老年人，可无明确或仅有轻微头部外伤史，有的患者合并出血性疾病。

（1）临床表现与诊断。

1）慢性硬脑膜下血肿临床表现多样，常出现于伤后 3 周至数月，极少数患者可在伤后数年才出现症状。以慢性颅内压增高为主，表现为头痛，老年患者以智力障碍和精神异常为主，有的患者还可以出现一侧肢体运动障碍、失语等，因此常不能回忆外伤史。

2）CT 扫描不仅可显示血肿，还可初步判断慢性硬脑膜下血肿形成的时间。血肿形成 1 周内 CT 表现为新月形高密度占位，3 周内为混杂密度或等密度，3 周后为略低或低密度影，有时需仔细观察才可发现。头部 MRI 扫描对慢性硬脑膜下血肿更敏感，明显优于 CT，于 T_1 和 T_2 加权像均可见高信号改变，增强后可有包膜强化。

（2）治疗：首选颅骨钻孔冲洗引流术。包膜肥厚或有钙化的血肿，采取骨瓣开颅术。前囟未闭合小儿，可采取前囟侧角硬脑膜下穿刺术。分隔型血肿，可用神经内镜手术。为防治血肿复发，术后宜采取头低位、患侧卧位，适当补充低渗液体。

（三）脑内血肿

脑内血肿指颅脑损伤后脑实质内出血形成的血肿，可发生于脑组织任何部位，以额叶和颞叶最为多见。脑内血肿约占颅内血肿的 5%。由于脑受力变形或剪力作用，致使脑实质内血管撕裂出血。

1. 临床表现与诊断

（1）位于额、颞前端及底部的血肿与对冲性脑挫裂伤、硬脑膜下血肿相似，除颅内压增高外，多无明显定位症状或体征。

（2）若血肿累及重要功能区，则可出现偏瘫、失语、偏盲、偏身感觉障碍以及局灶性癫痫。

（3）因对冲性脑挫裂伤所致脑内血肿，伤后意识障碍多较持久，且进行性加重，多无中间意识好转期，病情转变较快，容易引起脑疝。

（4）因冲击伤或凹陷性骨折所引起的局部血肿，病情发展较缓者，除表现局部脑功能损害症状外，常有头痛、呕吐、眼底水肿等颅内压增高的征象，尤其是老年人因血管脆性增加，较易发生脑内血肿。

（5）影像学检查：急性期90%以上的脑内血肿均可在CT平扫上显示高密度团块，周围有低密度水肿带，但2~4周时血肿变为等密度，易漏诊，4周以上呈低密度（表6-3）。

表6-3　硬脑膜外血肿、硬脑膜下血肿及脑内血肿、脑水肿的鉴别要点

鉴别要点	硬脑膜外血肿	硬脑膜下及脑内血肿	脑水肿
原发脑损伤	无或较轻	较重	严重
意识改变	多有中间清醒期	进行性意识障碍	相对稳定，脱水治疗好转
脑受压症状	多在伤后24小时内	多在24~48小时内	多在48~72小时内
病变部位	着力点或骨折线附近	对冲部位	着力部位轻、对冲部位重
CT检查	内板下透镜状高密度影	硬脑膜下及脑内高密度影	低密度影
MRI检查	内板下透镜状高信号影，强度变化与血肿期龄有关	急性期呈低信号或等信号，亚急性期与慢性期为高信号	脑室、脑池变小，T_2相可见灰质与白质交界处高信号水肿区

2. 治疗

（1）手术治疗：急性脑内血肿的治疗与急性硬脑膜下血肿相同，均属脑挫裂伤复合血肿，两者时常伴发。手术方法多采用骨窗或骨瓣开颅术，清除硬脑膜下血肿及挫伤糜烂脑组织后，随即探查额、颞叶脑内血肿并予以清除。

（2）非手术治疗：有少部分脑内血肿虽属急性，但脑挫裂不严重，血肿不足30 mL，患者意识清楚，病情稳定或颅内压测定不超过25 mmHg，也可采用非手术治疗。少数慢性脑内血肿已有囊变者，颅内压正常，则无须特殊处理，除非有难治性癫痫，一般不考虑手术治疗。

（四）特殊部位血肿

1. 颅后窝血肿

外伤性颅后窝血肿多由后枕部着力损伤所致，枕部头皮多有损伤，多伴有枕骨骨折。外伤性颅后窝血肿以硬脑膜外血肿最为常见，多由枕部直接暴力引起，枕骨骨折，造成静脉窦、脑膜血管及板障静脉出血所致。

（1）临床表现与诊断。

1）伤后早期症状轻，无特异性，随着血肿增大，会出现严重的头痛、呕吐、颈抵抗、强迫头位、眼球震颤、意识障碍及脑干衰竭征象，如呼吸骤停、去大脑强直、双侧锥体束征等。

2）CT扫描是早期诊断颅后窝血肿的首选方法，因早期外伤性颅后窝血肿缺乏特有临床征象，所以对后枕部着力的颅脑损伤，虽无意识障碍，应及早行CT检查。

（2）治疗：颅后窝血肿患者抢救成功的关键是早期诊断，及时手术清除血肿，一般认为10 mL以下颅后窝血肿可严密观察保守治疗，血肿量大于10 mL则应尽快手术清除血肿。手术的目的是清除血肿、止血及颅后窝减压。

2. 外伤性脑室内出血

发生率占重型颅脑损伤的 1%~2%。出血原因：因力作用在额或枕部，使脑组织沿前后方向猛烈运动时，脑室壁产生剪力变形撕破室管膜血管，称为原发性脑室内出血；外伤性脑实质内血肿破入脑室，称为继发性脑室内出血。

（1）临床表现：颅内压增高及意识障碍，还有中枢性高热，呼吸急促，去大脑强直及瞳孔变化，易与脑干损伤及丘脑下部损伤混淆。

（2）确诊有赖 CT 检查，可见明显高密度影充填部分脑室系统（一侧或双侧），大量出血可形成全脑室铸型。

（3）治疗：本病往往并发严重脑挫裂伤及其他部位血肿，少量脑室出血多能自行吸收或腰椎穿刺引流血性脑脊液数次即可使脑脊液转清。脑室出血量充盈全脑室系统，则需行钻孔冲洗引流或神经内镜直视下冲洗。

3. 基底核区血肿

外伤性基底核区血肿是 CT 广泛应用后发现的特殊部位出血，发生率占颅脑损伤的 3% 左右，多因加速或减速性损伤所产生的扭转或剪切力，使经白质进入基底核的小血管撕裂而致。

（1）临床表现：以外伤后早期出现完全偏瘫，而意识障碍相对较轻为特征。

（2）早期诊断需靠 CT 检查，并根据血肿大小、累及范围及病情能否稳定决定手术。

（3）治疗：患者伤后意识有所改善，血肿小于 30 mL，未穿破脑室者，颅内压不超过 25 mmHg，CT 无严重脑室、脑池受压，中线移位未超过 10 mm，可保守治疗，否则应及早手术。单纯性基底核血肿可采用钻孔穿刺引流术，必要时可注入尿激酶数次以促使固态血块液化后排出。基底核血肿破入脑室则直接行脑室穿刺放置导管引流。基底核血肿伴有同侧颅内血肿，需开颅清除血肿彻底止血。

4. 颅内创伤性动脉瘤出血

是颅脑创伤后的特殊并发症，发生率虽然较低，但病死率及病残率高，是颅脑损伤患者延期死亡的重要原因之一。

（1）临床特征。

1）头痛、脑神经麻痹、肢体无力或麻木、癫痫、神经行为障碍等。

2）脑内、脑室、蛛网膜下隙、硬脑膜下或硬脑膜外出血及鼻腔大出血。

3）继发性脑血管痉挛，表现为脑缺血甚至脑梗死、脑积水等。

（2）创伤性动脉瘤临床分型。

1）急性型：颅脑创伤后迅速形成，可为急性颅内血肿的出血源，常伴有严重脑创伤，意识障碍深，多在清除血肿时发现或急诊血管造影时确诊，易遗漏，预后与原发及继发性脑损伤的程度密切相关。

2）亚急性型：有轻或重度颅脑损伤历史，治愈后动脉瘤破裂出血，病情突然加重或恶化，甚至死亡，腰椎穿刺血性脑脊液，CT 扫描显示蛛网膜下隙出血，一般发生在伤后 2 周。

3）慢性型：多为创伤性颈内动脉海绵窦段动脉瘤，头部受伤后反复鼻腔大出血，出现海绵窦综合征。

（3）颅脑创伤后行脑血管造影的指征。

1）闭合性颅脑损伤 CT 无明显异常，经治疗症状好转，伤后 2~3 周病情突然加重或恶化，腰椎穿刺血性脑脊液，CT 有蛛网膜下隙、脑室出血。

2）反复出现鼻腔大出血，伴有眼外肌麻痹和突眼。

3）CT 扫描见脑内、脑室、脑池内出血邻近颅内大血管，且与外伤性颅内血肿常见部位不符。

4）颅脑穿透伤，致伤物或骨折片穿过脑动脉主干区域或早期清创后出现颅内延迟性出血。

（4）治疗。

1）脑浅表血管创伤性动脉瘤：即使原发性脑创伤和破裂后病情严重，因病变易于显露，手术难度不大，一经确诊，应及时手术治疗。

2）位于深部血管创伤性动脉瘤：因大多为假性动脉瘤，瘤囊薄、无瘤蒂、不易夹闭，多需阻断载瘤血管，手术风险大，宜先止血、脱水等治疗，待病情缓解后手术。

3）颈内动脉海绵窦段动脉瘤：易发生致命性鼻腔大出血或破裂形成颈内动脉海绵窦瘘，确诊后首选血管内治疗，选择可脱球囊、弹簧圈或颅内支架等方法栓塞。

二、继发性脑损伤

2010 年，Stein 等系统综述了颅脑损伤的病死率变化情况。19 世纪，随着近代医学的发展，颅脑损伤患者病死率下降约 50%，自 1885~1930 年，每 10 年下降约 3%，可能与手术方法和技术的普及有关，自 1970~1990 年，每 10 年病死率下降约 9%，与 CT、现代颅脑监测技术及各类颅脑损伤救治指南的应用及普及相关，但自 1990 年以后，重症颅脑损伤病死率下降却不明显。在"后 CT 时代"，在诊断、监护与手术技术不断完善的情况下，如何进一步提高颅脑损伤救治成功率成为学者们最关注的问题。

颅脑损伤后脑挫伤、颅内血肿、低血压、通气障碍等均可导致脑组织缺血、缺氧，立即启动继发性脑损伤（SBI）的级联反应，包括兴奋性神经递质的释放、炎症反应、氧化应激反应、神经细胞代谢功能障碍、激活细胞死亡通路等，这一系列级联反应又会加重脑水肿，导致颅内压升高、脑灌注压下降，进一步加重脑缺血缺氧，形成恶性循环（图 6-1），最终导致不可逆的神经损伤。因此，针对继发性损伤发生与发展的环节，阻断恶性循环，防治神经元损伤，可能是进一步提高颅脑损伤救治成功率的重要策略。

1. 继发性脑损伤的病理生理研究进展

颅脑损伤后脑组织缺血、缺氧，可立即导致神经细胞能量代谢衰竭、细胞膜去极化，且膜内、外离子平衡失调，继而兴奋性氨基酸和神经递质释放，通过各种渠道导致细胞内钙离子超载，激活细胞的蛋白酶、磷脂酶和过氧化物酶，产生蛋白水解和各种自由基，从而引起神经组织的损伤。随着脑缺血时间的延长，能量代谢逐渐衰竭，促使钙离子内流，而内流的钙离子又可引发突触释放谷氨酸，过度的钙内流还可激活脂肪酶和一氧化氮合酶，前者的激活可能通过白三烯的作用引起炎症反应，而后者的激活则可致一氧化氮（NO）和自由基的产生，从而最终造成细胞膜的破坏和神经元的死亡。

（1）氧自由基介导的损伤：颅脑损伤后脑组织发生缺氧，正常的氧化通路发生障碍，次黄嘌呤、黄嘌呤酶和黄嘌呤氧化酶过剩，形成大量的氧自由基；同时线粒体的三羧酸循环障碍，电子传递呼吸链的传递体失去控制，分子氧还原为超氧阴离子，漏出线粒体，氧自由基生成增加；而且缺氧时 ATP 生成减少，机体防护机制减弱，超氧化物歧化酶、过氧化氢酶以及谷胱甘肽过氧化酶合成减少，活性降低，不能清除增多的自由基，导致氧自由基过多。增多的自由基与细胞膜不饱和脂肪酸发生反应，通过细胞内很多中间环节，产生血管毒性物质、脂过氧化基和脂过氧化物，导致微循环障碍，又使组织细胞进一步缺血缺氧，通过链式反应，不断产生更多的自由基，形成恶性循环。

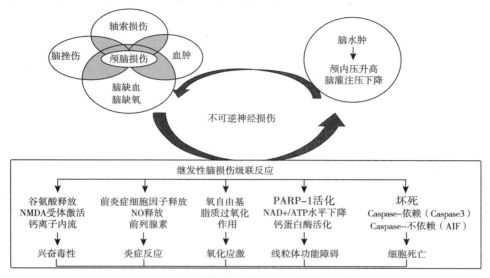

图 6-1　继发性脑损伤发生与发展的恶性循环

（2）NO 介导的损伤：NO 作为一种不稳定的高度弥散性活性分子，其主要生理作用是作为信号传递物而扩张血管、抑制血小板聚集以及作为神经元之间的信号传递物等。适量产生的 NO 可以满足生理功能需要，但产生过多或过少都会引起脑组织的病理性损伤。颅脑损伤后兴奋性氨基酸、炎症因子等的释放，通过活化一氧化氮合酶（NOS），使 NO 生成增多。当 NO 过量产生时，将导致多巴胺大量释放，产生强烈的神经毒性，引起神经元坏死。另外，NO 与超氧化物结合产生的过氧化硝基是一种强氧化剂，能氧化蛋白质的巯基，使多种酶失活，并且可使脂质过氧化，从而严重影响生物膜的功能。NO 还能引起 DNA 损伤，并可使呼吸链中重要酶的铁硫中心失活，使线粒体电子传递受阻，导致细胞能量代谢障碍，引起细胞死亡。

（3）兴奋性氨基酸介导的损伤：兴奋性氨基酸广泛性存在于哺乳动物的中枢神经系统，起着传递兴奋性信息的作用，以谷氨酸和天门冬氨酸为代表。其中谷氨酸是中枢神经系统含量最多的氨基酸，以大脑皮质和海马中含量最高。在颅脑损伤神经系统缺血缺氧时，脑内谷氨酸能突触囊泡和其余各突触体胞质中谷氨酸大量释放，神经元胞体和胶质细胞代谢池也释放出谷氨酸，使得细胞间隙中谷氨酸浓度过高，产生神经毒性。谷氨酸产生神经毒性的机制主要有两种：第一种为 Ca^{2+} 相关性损伤，N-甲基-D-天冬氨酸（NMDA）受体激活后引起 Ca^{2+} 内流，使细胞内 Ca^{2+} 持续升高，导致 Ca^{2+} 超载；第二种为渗透性损伤，NMDA 受体激活后，受体门控性离子通道开放，使 Ca^{2+}、Na^+、Cl^-、水进入细胞内，而 K^+ 大量流出细胞膜，细胞内水、Na^+ 潴留，导致急性神经元肿胀、坏死。

（4）钙超载介导的损伤：Ca^{2+} 广泛分布于人体的细胞和体液中，在细胞活动的各种生理、生化反应和疾病的发生、发展中发挥着重要作用。研究发现，Ca^{2+} 不但在调节正常细胞生理活动过程中起十分重要的作用，而且参与了许多病理情况下细胞损害过程，被认为是细胞死亡的"最后共同通道"。Ca^{2+} 进入细胞内能启动内源性杀伤机制，激活磷脂酶、阻断能量产生、形成自由基等，最终引起细胞崩解坏死。颅脑创伤后：①电压依赖性钙通道开放，脑损伤时脑干和下丘脑受到强烈刺激，通过脑干、下丘脑和大脑半球的广泛投射联系，使神经细胞电兴奋性发生瞬间变化，开启膜上电压依赖性钙通道，Ca^{2+} 内流增加；②受体门控钙通道开放，脑损伤时脑组织内兴奋性氨基酸大量释放，作用于细胞膜上 NMDA 受体，开启受体门控钙通道，大量 Ca^{2+} 内流；③钙泵衰竭，脑损伤后脑组织缺血缺氧，能量合成障碍，ATP 缺乏，神经细胞膜上 $Ca^{2+}-Mg^{2+}-ATP$ 酶活性受抑制，钙泵向细胞外排钙的作用减弱，同时细胞内钙库主动摄存储存 Ca^{2+} 减少，加剧细胞内 Ca^{2+} 超载；④Na^+/Ca^{2+} 交换增加，脑损伤时脑组织缺血缺氧，无氧酵解增强，乳酸产生增多，局部脑组织酸中毒，细胞内氢离子增加，促使 Na^+ 排出增多，通过 Na^+/Ca^{2+} 交换，使 Ca^{2+} 内流增加。

神经元内钙超载引起一系列病理效应。①钙内流促使乙酰胆碱和谷氨酸释放增加，加重乙酰胆碱和谷氨酸对神经元的毒性作用。②神经元内钙对细胞膜 Ca^{2+} 通透性调节功能丧失。正常生理情况下，钾平衡电位较膜静息电位低，神经元膜 K^+ 通道开放会导致神经元超级化。但在受伤脑组织，受损神经元外 K^+ 含量明显升高，而神经元内 K^+ 明显降低，这时若增加细胞膜对 K^+ 通透性，会进一步导致神经元除极产生神经元过度兴奋性损害作用，而钙内流则进一步加重 K^+ 对神经元兴奋性毒性损害。③神经元内钙含量升高能明显抑制细胞能量代谢，钙与线粒体膜结合后，能阻断线粒体电子转移，引起依赖 ATP 能量参与的所有细胞活动停止以及乳酸堆积；同时细胞内钙含量还能破坏糖酵解过程中的酶系统，进一步加重能量代谢障碍。④神经元内钙含量升高，能激活细胞内多种降解酶系统。如无活性蛋白 calpain 被激活后，能使神经丝、髓磷脂、微管以及其他结构蛋白降解，导致神经元结构破坏。⑤钙还能激活磷脂系统，使神经元膜脂质崩解，释放出无机磷酸盐和游离花生四烯酸，后者又分解为前列腺素和白三烯，最终形成大量氧自由基，导致脂质过氧化反应，破坏细胞膜结构。另外，神经元膜结构崩解还能释放出溶酶体，形成大量蛋白酶和磷酸酯酶，进一步导致神经元结构蛋白和膜磷脂崩解，最终导致神经元死亡。⑥细胞膜通透性增高，神经元内 Ca^{2+} 增加，激活细胞内中性蛋白质酶及磷脂酶或通过 $Ca^{2+}-$钙调蛋白复合物的介导，使神经元膜蛋白质及脂质分解代谢增加，细胞膜流动性降低，完整性受到破坏。Ca^{2+} 使氧自由基产生增加，攻击神经细胞膜脂质，也造成膜的流动性和完整性破坏。细胞膜通透性增加，细胞外 Na^+ 和水等小分子物质进入细胞内，导致细胞毒性脑水肿形成。⑦细胞内酸中毒，Ca^{2+} 沉积于线粒体内，使线粒体氧化磷酸化电子传递脱偶联，无氧代谢增强，大量乳酸和氢离子产生，细胞内 pH 值下降，细胞内酸中毒，不利于细胞代谢正常进行。⑧血脑屏障破坏，脑损伤后 Ca^{2+} 尚可进入微血管壁，直接或通过钙调蛋白作用于内皮细胞，造成内皮细胞损伤和通透性增高，Ca^{2+} 促发氧自由基反应，也可引起微血管内皮细胞损伤，产生血管源性脑水肿。⑨脑血管痉挛，脑损伤时脑组织内聚积的大量 Ca^{2+} 可进入脑血管壁，血管平滑肌细胞内 Ca^{2+} 浓度升高，使脑血管痉挛，加重缺血、缺氧和神经损伤。另外，Ca^{2+} 使损伤脑组织血栓素 A_2 和血栓素 B_2 生成减少，导致微血管痉挛，加重脑缺血性损伤。⑩神经细胞死亡，细胞内 Ca^{2+} 增加，激活神经细胞某些早期快反应基因，如 *c-Fos*、*c-Jun* 和 *c-Myc* 表达，后者作用于目的基因，影响细胞核的 DNA 结构，造成神经元凋亡和坏死。

（5）炎症反应介导的损伤：炎症是机体对损伤刺激的一种反应，是一个复杂的病理生理过程，是具有血管系统的活体组织对各种致炎因素引起组织损伤的反应，凡是对组织、器官造成损害的因素都可以引起炎症反应。

1）组胺：是最早发现的一种炎性反应物质，它是在细胞受到刺激后，组氨酸羟化酶活性增高，左旋组氨酸脱羧而形成的。颅脑创伤后组胺释放增强，作用于血管平滑肌上的 HR2 或抑制交感神经末梢释放去甲肾上腺素，使组织血管扩张；作用于血管内皮细胞上的 HR1，使血管内皮细胞收缩，内皮细胞间紧密连接开放，血管通透性增加，导致血浆内蛋白质、红细胞和血小板渗出；脑外伤患者血浆和脑脊液中组胺水平明显增高，与脑损害及脑水肿程度相关。

2）5-羟色胺（5-HT）：色氨酸在色胺酸羟化酶作用下先形成 5-羟色氨酸，再经脱羧酶作用形成 5-HT。脑损伤后在损伤部位及邻近区域皮质可见 5-HT 浓度升高，说明它不仅是一种神经递质，还是一种重要的炎性介质。脑外伤后脑干 5-HT 神经元受损伤性，刺激引起 5-HT 释放增加；脑损伤时血脑屏障受损，外周 5-HT 进入脑内；脑损伤时钙通道开放，钙调素活性增加，色氨酸-5-羟化酶和酪氨酸羟化酶活性增强，导致 5-HT 合成增多。5-HT 的致炎作用与组胺基本相同，主要是改变血管的收缩状态、增加血管通透性。它的作用机制与组织细胞内氧自由基产生和细胞钙离子跨膜转运有关。

3）前列腺素（PG）：是花生四烯酸的代谢产物，炎症时细胞膜磷脂在磷脂酶 A 和磷脂酶 C 作用下水解生成花生四烯酸（AA），AA 在环氧化酶作用下生成 PGG_2，在谷胱甘肽酶作用下生成 PGH_2，PGH_2 是多种前列腺素的前体。颅脑损伤后 P 前列腺素生成增多，作用于神经细胞及胶质细胞，破坏其膜结构，抑制 Na^+-K^+ 泵，并使神经递质 GABA 等吸收或释放增加，细胞内钠离子（Na^+）主动转运功能丧失，大量 Na^+ 蓄积于细胞内，使细胞内渗透压升高，致使细胞毒性脑水肿的发生；还可作用于血管内皮细胞，使血管通透性增高，血浆成分外渗，造成血管源性脑水肿。

4）白三烯（LT）：是由花生四烯酸在 5-脂加氧酶作用下生成的，在炎症性刺激和免疫性刺激下，多种细胞可产生 LT。LT 通过其趋化炎性细胞、增加血管通透性、对平滑肌的收缩作用，参与急、慢性炎症反应。颅脑损伤后 LT 作为第二信使介导和加重 IL-1 激发的损伤后炎症反应；LT 作用于磷脂酶而使前列腺素产生增加，加重脑微循环障碍；增加血脑屏障通透性，并激活白细胞，使白细胞内钙离子增加；增加白细胞表面黏附整合素表达，促使白细胞聚集并黏附于血管内皮细胞；使白细胞释放溶酶体酶及自由基，导致内皮细胞损伤。另外，LT 直接收缩内皮细胞，使内皮细胞间隙增加，也可以造成血脑屏障通透性增高，致使血浆外渗和脑水肿形成。

5）激肽：系炎症时由血浆激肽原在激肽释放酶作用下降解而成。目前已知，至少 3 种激肽与炎症有关，它们是缓激肽（BK）、胰激肽（KD）和蛋氨酰赖氨酰缓激肽。3 种激肽均可舒张血管，并与内皮细胞上 β_2 受体结合收缩内皮细胞，使内皮细胞间隙增大，增加血管通透性；可刺激感觉神经末梢引起痛觉。

6）细胞因子（CK）：是指活化细胞产生和分泌的能影响其他细胞或分泌细胞自身生长、分化和繁殖，并且与免疫活化和炎症反应具有重要关系的一类可溶性多肽递质。在正常情况下其含量极微，但在各种因素刺激下毒达可急剧增加。细胞因子是一个庞大的家族，它包括白介素（IL）、趋化因子、肿瘤坏死因子（TNF）、干扰素（IFN）、集落刺激因子（CSF）、生长激素（GH）、神经营养因子（NTF）、神经生成素等。细胞因子在颅脑损伤后具有多种病理生理作用，包括脑水肿的形成、脑间质炎症及脑胶质细胞增生和修复中起重要作用。细胞因子特别是 IL-1β、TNF-α 上调对继发性颅脑损伤有明显的加重作用，而抑制其活性可明显延缓或减轻外伤后病理过程，并可起到一定的治疗效果。颅脑损伤后中枢神经系统中细胞因子的来源主要有：脑组织微血管破裂、通透性增高、淋巴细胞浸润脑组织产生细胞因子；血脑屏障破坏后脑组织外细胞因子进入脑内；外周产生的细胞因子通过刺激迷走神经后的释放递质作用于中枢神经系统；脑内星形胶质细胞和小胶质细胞是中枢神经系统细胞因子的主要来源。细胞因子在中枢神经系统可以引起以下损伤：脑微循环功能改变，导致血管通透性增高、血脑屏障破坏，形成脑水肿；促进血管内皮细胞表达黏附分子-1，增加白细胞与内皮细胞黏附，促进炎症细胞向血管外浸润；激活损伤部位脑胶质细胞的增生和修复作用；在颅脑损伤后细胞间信号转导和细胞级联反应中起作用；引起脑外伤后并发症甚至多器官功能衰竭；引起发热和局部物质代谢障碍；引起胶质细胞 β-淀粉样物质前体蛋白的产生并导致神经退变的发生；有些细胞因子如神经生长因子具有细胞保护作用。

2. 继发性脑损伤的防治策略进展

（1）纠正缺血缺氧、控制颅内压。

1）去骨瓣减压：去骨瓣减压治疗颅脑损伤后脑水肿和 ICP 升高已经应用了一个多世纪，报道的文献近 500 篇，但由于并不是所有的临床研究结果均提示其可改善预后，并且具有一定的并发症和后遗症，因此，去骨瓣减压的应用时机、指征等仍有争议。我国组织的两项 RCT 中，一项提示大骨瓣减压可提高伤后 6 个月的预后，一项提示小骨窗减压的病死率更低；2011 年，Cooper 等报道 155 例重型弥漫性脑损伤的患者，比较了去骨瓣减压与不行减压的预后，结果显示：行去骨瓣减压者 GOS 评分更低（$OR = 1.84$；$95\% CI$ $1.05 \sim 3.24$）且 6 个月的预后更差（$OR = 2.21$；$95\% CI$ $1.14 \sim 4.26$）。目前为人所接受的是去骨瓣减压的含义应该是大骨瓣减压，减压窗应足够大（15 cm×15 cm 左右），减压需及时且应进行硬脑膜扩大成形。

2）院前急救：据报道，颅脑损伤伤员 44%～55%院前氧饱和度低于 90%，20%～30%出现低血压，缺氧和低血压与伤员预后密切相关，因此，院前急救的主要目的是防止缺氧和低血压。Bernard 等的一项 RCT 研究提示，院前插管通气比入院后插管能提高伤员 6 个月时的 GOS（$RR = 1.28$；$95\% CI$ $1.00 \sim 1.64$）。及时输入等渗晶体或胶体可纠正低血压，但是院前使用高渗液体或白蛋白却不能提高颅脑损伤救治成功率。

3）过度通气治疗：通过气管插管和机械通气治疗脑损伤可维持呼吸状态，并可根据患者的需要调整 $PaCO_2$ 和 PaO_2，1970 年发现过度换气可调节 CBF 和 CBV 并间接调节颅内压，从而用过度换气控制急性脑外伤患者的急性颅内压增高，但如今认为这个措施可能有害。Muizelaar 等的一项 RCT 研究将患者分为：正常通气组（$PaCO_2$，35 mmHg±2 mmHg）、过度通气组（$PaCO_2$，25 mmHg±2 mmHg）、过度通气并碱化脑脊液组。3 个月、6 个月时，过度通气 5 日的患者情况较差，GCS 评分为 4～5 分，12 个月时正常通气组病死率比过度通气组高，但无统计学意义。

4）高渗脱水治疗：高渗脱水治疗是控制 ICP 的主要方法之一，有两项 RCT 研究了院前使用高渗盐水，结果显示并不能改善伤员 6 个月的预后。3 项 RCT 研究了甘露醇的效果。两项结果显示甘露醇治疗可改善预后并降低病死率（颞叶血肿恢复良好率 61.1% vs. 33.3%，病死率 19.4% vs. 36.2%；硬膜下血肿恢复良好率 69.2% vs. 46.0%，病死率 14.3% vs. 25.3%），另一项研究结果认为，高 ICP 时行甘露醇治疗与无论 ICP 是否增高均行甘露醇治疗，二者治疗效果无明显差别。

5）亚低温治疗：关于亚低温治疗颅脑损伤的 RCT 有 9 项，4 项来自美国、4 项来自中国、1 项来自日本。3 项中国的研究结果提示亚低温治疗可降低伤后 3 日内的 ICP,改善远期预后并降低病死率,1 项中国的研究结果显示亚低温治疗后 6 个月的预后更差。4 项来自美国和 1 项来自日本的研究未能证实亚低温治疗可改善患者的预后和降低病死率。进一步分析认为,亚低温治疗对于年龄大于 45 岁或 GCS 评分为 5~7 分的患者有效。

6)维持有效灌注压:颅脑损伤后有效缓解患者脑水肿,控制颅内压,保持充足的脑灌注压是防治继发性损害的关键。Rosner 等提出了控制脑灌注压的治疗方法,强调通过提高平均动脉压而不是降低颅内压来维持脑灌注压。认为系统的、自发的或医源性高血压不需控制,否则加重颅内高压、降低脑灌注压,强调了保持脑灌注压和脑血流量(CBF)的重要性,包括使用药物提高平均动脉压(MAP)和脑灌注压改善脑血流量。在这些治疗中,通过血管内注射缩血管药物和(或)升压药物(肾上腺素和去甲肾上腺素)提高 MAP 和脑灌注压。Lund 治疗法强调降低微血管压力来最大限度地减少脑水肿的形成,这种治疗方法通过控制颅内压(脑灌注压=平均动脉压-颅内压)来维持脑灌流。Lund 治疗法的倡导者认为,脑灌注压应以满足大脑足够的灌流为宜,他们认为过高的脑灌注压不仅不会改善脑灌流而会增加脑水肿。而控制脑灌注压治疗法则认为脑灌注压应维持在自主调节下限之上,包括保持正常的胶体渗透压、通过降低全身血压降低毛细血管流体静力学压、通过毛细血管前阻力血管的收缩降低脑血容量。在一项采用这种方法治疗 53 例患者的报道中,病死率仅为 8%,并且有 79% 的患者伤后 6 个月 GOS 为良好或者中度功能障碍。为了明确脑外伤后最小脑灌注压的安全值,有些前瞻性临床研究分析了脑灌注压与脑血流量之间的关系或脑灌注压与颈静脉氧饱和度或脑组织氧分压之间的关系。这些研究发现,随着脑灌注压增加,脑血流量或者脑氧供增加,提示提高脑灌注压可以改善脑灌注,但存在一个范围:60~70 mmHg,需要注意的是,尽管脑组织整体有充足的氧供,但仍可能发生局部缺血,甚至在脑灌注压正常的情况下也可能发生局灶性灌流不足。现有资料表明:颅脑损伤后必须维持适宜的脑灌注,大多数成年患者脑灌注压维持在60 mmHg较合适。存在局部脑缺血等情况的特殊患者才考虑将脑灌注压维持在 70 mmHg 以上。

(2)多模态神经监测、指导临床治疗:神经系统监测的目的是控制继发性脑损伤,包括颅内高压、脑水肿、脑缺血、代谢异常、癫痫等。近年来,多模态的神经监测(BMM)发展迅速,包括颅内结构、颅内压力、脑组织血供与氧供、脑组织代谢、神经功能等各方面,其目的是精确了解每例伤者的病理生理变化过程并指导临床治疗。

颅脑 CT 动态监测:患者入院做 CT 时,往往病变处于早期状态,并没有出现最明显的创伤性脑缺血表现。需要根据上一次 CT 检查的时间和 CT 表现来确定 CT 复查以观察脑缺血发生的程度与时间。一般而言,脑损伤患者应该在伤后 24 小时内行 CT 复查。如果患者出现神经功能恶化或 ICP 增高则应该尽快复查;行手术治疗的 TBI 患者应该在术后立即复查头颅 CT。

ICP 动态监测:ICP 超过 20 mmHg 的时间是影响重型颅脑损伤患者预后的重要指标,尤其是 ICP 维持 20 mmHg 以上的时间越长,预后不良的可能性越大。另外,对脑灌注压的研究也支持 ICP 监测,脑灌注压是脑平均动脉压减去 ICP,若不行持续血压和 ICP 监测,便不可能针对性地进行降 ICP 治疗以维持足够灌注压。

脑组织血流与氧代谢情况监测:创伤性颅脑损伤患者的治疗主要集中在防治继发性损伤,因此避免大脑缺血非常重要,而且有必要进行脑血流量监测。直接测量脑血流量的方法有经颅多普勒(TCD)、放射性氙-133 法、大脑氙计算机断层扫描法(Xe-CT)、正电子发射断层扫描法以及激光多普勒血流仪法。其他间接方法包括脑组织脑氧监测、颈内静脉血氧测量、脑电图及其他的大脑功能监测、近红外光谱等（表 6-4）。TBI 急性期，35% 的患者在受伤后 12 小时内可能发生大脑局部缺血。早期对 TBI 患者循环的维持和外科手术治疗可能避免缺血状况的发生，研究表明，如果不通过脑血流量测量进行指导，尽管保持平均动脉压 >80 mmHg（Ⅲ类证据），仍旧有可能发生缺血。因此临床脑血流量监测应在伤后 24 小时内进行，有条件者在 12 小时内开始监测。

表 6-4 脑组织血流与氧代谢情况监测的方法

方法	优点	缺点
PET	CBF、CBV、CMRO$_2$、CMRglu 可定量	需要计算与转换 不可连续监测 具有放射性物质
MRI-PWI	CBF、CBV、MTT、TTP 无放射性	需钆类增强剂 扫描时间长 设备要求 半定量
Xe-CT	CBF 定量	需要计算与转换 不可连续监测 当肺部受损时测量不准确
SPECT	CBF	需要计算与转换，不可连续监测 具有放射性物质 半定量
CT 灌注成像	CBF、CBV、MTT、TTP 经济、快速、可定量	需碘类增强剂 需要计算与转换
TDF	直接床旁监测 绝对 CBF	有创 仅能监测局部脑血流
LDF	局部脑血流	通过红细胞间接检测 相对脑血流
TCD	无创 实时检测 局部脑血流	相对脑血流量 存在 5%~10% 的检测操作失败
SjvO$_2$	持续监测 可观察血流和代谢	仅能检测全脑、敏感性差 有创、可能致血栓
PbtO$_2$	可床旁实时监测 可观察血流和代谢	有创、仅反映局部脑氧分压 探头可能漂移
NIRS	无创实时床旁监测	颅外血流状态干扰 探头位置局限 探测深度有限 须计算转换

注 CBF，cerebral blood flow，脑血流量；CBV，cerebral blood volume，脑血容量；MTT，mean transit time，平均通过时间；TTP，time to peak，达峰时间；TDF，thermal diffusion flowmetry，热扩散血流仪；LDF，laser doppler flowmetry，激光多普勒血流仪；TCD，transcranial doppler ultrasonography，经颅多普勒超声；SjvO$_2$，jugular venous oximetry，颈静脉氧饱和度；PbtO$_2$，brain tissue oxygen tension，脑组织氧分压；NIRS，near-infrared spectroscopy，近红外光谱。

PET：PET 在发病后不到 1 小时即可测定脑血流量（CBF）、氧提取分数（OEF）、脑氧代谢率（$CMRO_2$）和脑葡萄糖利用率（CMRglu）及脑血容量（CBV）等参数，并可通过对这些参数的处理而获得受累缺血脑组织的各种生理学图形。PET 判定缺血脑组织中半暗带的标准为：局部 CBF 降低、OEF 增高而 $CMRO_2$ 无变化的脑组织。PET 可以在发病后很短时间内测定低灌注区和坏死中心区的 CBF，以准确地了解有无缺血半暗带存在及其大小，观察 IP 内受累脑组织的生存状况，并通过对 OEF、$CMRO_2$ 和 CMRglu 的测定预测 IP 的转归情况。

DWI 和 PWI：DWI 对脑缺血的早期改变非常敏感，脑缺血早期分子弥散运动减慢，Na^+-K^+-ATP 酶泵功能下降而引起的细胞毒性脑水肿，表面弥散系数（ADC）下降，DWI 表现为脑缺血区高信号，这与正常脑组织有明显区别，故可进行缺血区的早期定性及定位诊断。PWI 主要可以显示脑组织的血流灌注，通过注射对比增强剂钆喷酸葡胺注射液（Gd-DTPA），根据增强剂通过脑组织的时间—浓度曲线，应用公式推导出 CBF、CBV、平均通过时间（MTT）与峰值时间（TTP）等多种 PWI 参数。血供正常的脑组织由于血流相对较快，磁共振信号衰减迅速；缺血脑组织由于血供较差、血流缓慢而致脑组织的磁共振信号不衰减或减弱不明显，呈现持续的高信号。根据这些信号的变化，可以估算 CBV，通过对转运时间的处理，构建一个局部血流灌注图像。

Xe-CT 灌注成像：Xe 是一种小分子物质，无生物学活性，既有脂溶性又有水溶性，并能自由弥散。1977 年 Winkler 等报道利用稳定的 Xe 测量 CBF。Xe 被吸入后能够很快在血液内达到饱和状态，并通过血脑屏障弥散入脑组织，然后从脑组织中迅速反弥散回到血液中并被血液带走。这个摄取和清除的过程被 CT 检测出来，表现为 CT 值的改变，故可以利用 Xe 作为一种理想的 CBF 测量示踪剂。吸入 Xe 后测得各部位的时间—密度曲线，即 Xe 摄取和清除曲线，根据曲线的摄取或清除速率，应用一定的生理数学模型计算出各部位的 CBF 变化情况。

单光子发射断层扫描（SPECT）：SPECT 反映局部 CBF 的改变，其发生机制是利用放射性核素标志物（^{133}Xe、$^{99m}Tc-HMP-AO$、$^{123}I-MP$、$^{15}O-H_2O$）等自由通过正常的血脑屏障，在脑组织中稳定停留一定时间内，随时间延长无明显再分布等特点，而且在脑组织中的分布与 rCBF 成正比。只要 CBF 发生改变，SPECT 检测的 CBF 显像就有相应改变，且对脑皮质 CBF 变化尤为敏感。SPECT 不仅能显示脑缺血灶中心的坏死区，而且能显示脑缺血灶周围的半暗带区。SPECT 脑显像可将病变区脑组织分为 4 种亚型：不可逆性损伤组织、严重低灌注区、轻度低灌注区、再灌注或高灌注区。

CT 灌注成像（CTP）：CTP 是分析碘增强剂在脑组织内聚集的时间—浓度曲线来计算脑组织的血供，可形成血流分布图和定量脑组织血液灌注，可定量 CBF、CBV、MTT 和 TTP。可测量局部和全脑的 CBF。

颈静脉氧饱和度监测：正常成年人的平均 CBF 为 50~60 mL/（100 g·min），正常的动脉—颈内静脉血氧含量差（$AJDO_2$）约为 6.3 mL/dL±2.4 mL/dL。$AJDO_2$ 和脑氧代谢率（$GMRO_2$）成正比，与 CBF 成反比。正常情况下，$AJDO_2$ 保持稳定，如果 CBF 降低或 $GMRO_2$ 升高，$AJDO_2$ 便会增加，表明大脑摄取更多的氧气。颅脑损伤后，早期需要监测动脉—颈内静脉血氧含量差（$AJDO_2$）是否增高，虽然脑氧代谢率（$GMRO_2$）在这个阶段有可能很低，但 CBF 降低幅度更大。

脑组织氧分压监测：脑组织氧分压的改变可以准确地监测脑组织代谢紊乱的发展变化。目前主要的脑组织氧分压（PbtO₂）监测系统有两种：Licox 和 Neurotrend。Neurotrend 系统是一种可监测大脑二氧化碳分压（PCO₂）、pH、温度以及脑组织氧分压（PbtO₂）的多参数传感器，Licox 只能用来监测脑组织氧分压（PbtO₂）。在不同的创伤性脑损伤脑组织氧分压（PbtO₂）监测探头的理想放置位置尚无统一意见。脑受损严重部位的脑组织氧分压（PbtO₂）比 CT 扫描无损伤部位要低得多。当双侧均存在损伤时，很多学者倾向于在损伤较轻的一侧进行脑组织氧分压（PbtO₂）监测，也有学者认为在脑损伤较重的部位行脑组织氧分压（PbtO₂）监测更好。

热扩散血流仪（TDF）：TDF 检测是将探头经颅骨钻孔置入皮质表面或脑室质内，通过探测热量的分布来反映局部的脑血流。这种方法不能检测全脑的 CBF，但脑组织温度的变化有利于判断抗缺血治疗的效果，并可监测到早期神经功能恶化。

激光多普勒血流仪（LDF）：LDF 可持续、实时地监测局部 CBF 的变化，尤其是对了解局部微循环的改变，评估局部血管对 CO₂ 的反应和自我调节能力，监测治疗对局部缺血的改善情况作用较大。

经颅多普勒超声（TCD）：TCD 可用于检测创伤后脑部大血管痉挛，评估大血管的自我调节能力，探测脑内血流是否停滞。可用于间接评估颅内压与脑灌注压。

近红外光谱（NIRS）：NIRS 监测可反映血氧含量，与脑静脉氧饱和度相关，可实时监测脑组织的血氧含量，但监测值易受颅外血流状态干扰、探测深度有限、计算的理论方法的限制。

脑组织生化代谢情况监测：微透析可通过检测局部脑组织间液内生化标志物反映组织的血流和代谢状态，可用于监测缺血早期的继发性脑损害和评价治疗的效果。可监测能量代谢、lactate/pyruvate 比值、兴奋性氨基酸、组织损伤标志物等的改变。创伤性脑缺血后，组织内糖含量下降，LPR 升高，Glutamate 和 Aspartate 水平升高，发生实质性损害时 Glycerol 水平升高。

神经电生理监测：脑电图（EEG）检测发现颅脑损伤后癫痫波发放者预后不良，在早期密切 EEG 监测下应用抗癫痫药物是否可提高救治效果有待进一步研究。一项研究提示，双侧脑皮质体感诱发电位（SSEP）消失对 2 个月和 3 年预后不良的预测价值达 98.7%，重型颅脑损伤 3 日时 SSEP 消失也提示 1 年预后不良、功能障碍等。

（3）多靶点神经保护药物。

1）神经保护药物临床试验效果不佳：针对继发性颅脑损伤的各种机制，人们研究了多种药物，试图阻断继发性损害，保护神经。但是，大多数基础研究有效的药物止步于临床前研究，而临床前研究中确认有效的药物，在临床应用中也发现无明确效果。到 2012 年，经过 RCT 研究的 32 项颅脑损伤救治的药物试验中，24 项显示无明显效果，4 项显示有害，仅 4 项显示具有一定神经保护作用。所有的 6 项针对兴奋性毒性神经损伤的药物试验均未发现明确的神经保护作用；2 项胰岛素治疗中，重度颅脑损伤的 RCT 研究也发现该治疗对远期神经功能恢复和病死率无明显影响；1 项应用镁剂、1 项应用地塞比诺的 RCT 研究也认为对颅脑损伤患者恢复无明显影响；4 项应用钙离子拮抗剂治疗颅脑损伤的 RCT 研究中，仅 1 项结果提示药物或可提高伤者 6 个月时的 GOS，6 项 RCT 研究了类固醇激素与颅脑损伤患者的预后，5 项结果提示无效，1 项认为应用激素者伤后两周内病死率更高，也是 6 个月不良预后的危险因素；1 项研究发现应用哌甲酯可减少患者在 ICU 的时间和住院的时间；2 项研究黄体酮对中重度颅脑损伤的 RCT 研究发现可降低患者病死率和改善预后；2 项应用自由基清除剂替拉扎特研究结果未提示改善预后，2 项应用 PEG-SOD 治疗的研究也未能明确其对颅脑损伤患者 3 个月后 GOS 和病死率的作用。一项研究缓激肽拮抗剂 Bradycor 的 RCT 研究未证实有效后终止；一项研究巴比妥对颅内压和 6 个月 GOS 影响的研究也未发现有益结果，另一项应用大剂量巴比妥药物治疗高颅压的研究发现药物或可有效降低颅内压。一项应用 Wilsonii injecta 治疗重型颅脑损伤的国际研究认为可提高伤者 6 个月时的 GOS。

2）神经保护药物临床研究的不足与注意事项：对继发性脑损害的机制认识仍不充分，临床前研究时应用的损伤模型、物种、性别和年龄不充分，缺乏完整的药代动力学和脑组织内药物浓度的研究，对药物作用的时间窗与治疗结果的关系研究不够，病例数量不足，对功能预后判断的指标及生物标志物的应用不够。因此，神经保护药物的临床前研究须注意以下问题：需要明确药物的量—效关系并在不同程度颅脑损伤评估其效果；仔细分析试验所需样本量，手术与药物治疗随机分组，采用盲法进行组织学和功能预后评估；应用不同结构药物、基因敲除技术和药物拮抗剂确认药物的特异靶点；药物的治疗时间窗应切合临床实际（如受伤 8 小时后用药）；应用生物标志物和功能恢复程度来共同评估远期治疗效果；完整的药代动力学和脑组织内药物浓度研究；结合临床各种监测技术进行药物评价；需在不同性别和不同年龄阶段验证药物有效性；应用不同的颅脑损伤模型和物种（尤其是灵长类）研究药物效果；在实验阶段应反复确认药物的治疗效果。

3. 颅脑损伤伤情评估与预后指标的研究

（1）IMPACT 和 CRASH 预测模型：学者们一直在寻找准确判断颅脑损伤患者预后的指标，早期一些基于小量病例研究的预测模型并未广泛推广和应用，2008～2012 年，Steyerberg、lPerel、Roozenbeek 等基于近 40 000 例病例数据分析，建立了 IMPACT 和 CRASH 模型。两者均采用多变量的 log 回归模型对颅脑损伤后 2 周和 6 个月的病死率及不良预后（GOS 评分 1~3 分）进行预测。预测指标包括年龄、GCS 评分、运动评分、CT 检查结果等（表 6-5、表 6-6）。对不同指标进行赋值后，计算分值与不良预后的线性相关性（表 6-7），两种预测模型的 AUC 达到 0.6~0.8。尽管两种模型都比较复杂，而人们希望获得确切而且简单易行的一种模型，并且研究者自己也未确定哪种模型更好，但这种基于大量病例分析的预测模型仍被认为是颅脑损伤预后预测的里程碑。

表 6-5 IMPACT 的预后评分指标

基本模型	核心模型	实验室模型
年龄	年龄	年龄
运动评分	运动评分	运动评分
瞳孔反射	瞳孔反射	瞳孔反射
—	Marshall CT 分级	Marshall CT 分级
—	硬膜外血肿	硬膜外血肿
—	创伤性蛛网膜下隙出血	创伤性蛛网膜下隙出血
—	缺氧	缺氧
—	低血压	低血压

续表

基本模型	核心模型	实验室模型
—	—	血糖
—	—	血红蛋白

表 6-6　CRASH 的预后评分指标

基本模型	扩展模型
年龄	年龄
运动评分	运动评分
瞳孔反射	瞳孔反射
主要颅外损伤	主要颅外损伤
—	Marshall CT 分级
—	创伤性蛛网膜下隙出血

表 6-7　颅脑损伤后 6 个月预后评分表

指标	分级	得分
年龄（岁）	<30	0
	30~39	1
	40~49	2
	50~59	3
	60~69	4
	≥70	5
运动评分	定位/按嘱动作	0
	正常屈曲	2
	过（异常）屈曲	4
	无/过伸	6
	未检查/遗漏	3
瞳孔反射	双侧有反射	0
	一侧有反射	2
	双侧无反射	4
基本模型总分		
缺氧	无	0
	有或疑似有	1
低血压	无	0
	有或疑似有	1

指标	分级	得分
Marshall CT 分级	I	−2
	II	0
	III／IV	2
	V／VI	2
创伤性蛛网膜下隙出血	无	0
	有	2
硬膜外血肿	无	0
	有	−2
核心模型总分		
血糖（mmol/L）	<6.0	0
	6.0~8.9	1
	9.0~11.9	2
	12.0~14.9	3
	≥15.0	4
血红蛋白（g/L）	<90	3
	90~119	2
	120~149	1
	≥150	0
实验室模型总分		

注 CT分级，I级，颅内未见明确异常；II级，中线移位0~5 mL；III级，环池受压或消失，中线移位0~5 mm；IV级，中线移位>5 mm；V级，任何手术清除的占位；VI级，>25 mm的高或混杂密度占位，未行手术清除。

（2）基因预测：载脂蛋白ε4（APOEε4）等位基因与颅脑损伤后患者预后密切相关。研究发现，APOEε4等位基因表达提示患者预后不良，血肿更大，昏迷时间长，癫痫发生率高，术后恢复不良。其他报道的与颅脑损伤预后相关的基因还有儿茶酚-O-甲基转移酶、多巴胺D_2受体（DRD_2）、白介素、p53、PARP-1、CACNA1A基因等。但研究的病例较少，基于大样本的基因组学分析可能获得更有意义的结果。

（3）意识障碍评分：1974年由苏格兰格拉斯哥大学神经科学研究所的Teasdale等提出的Glasgow昏迷量表（GCS）是目前临床应用最广的用于意识评估的工具，但GCS评分也存在一定局限，不能直接反映脑干功能，对于失语、失聪或插管的患者以及面部或视神经、动眼神经损伤的患者难以评估。2005年明尼苏达罗彻斯特Mayo临床医学院的Wijdicks等，制定了GCS的候选量表FOUR，FOUR评估4个项目，包括睁眼、运动、脑干反射和呼吸功能，每个项目最大评分为4分。该表以手部运动替代GCS中的言语反应，这对于气管切开或插管患者的评估非常有效。

（4）影像学预后指标：颅脑损伤后CT检查是最常用的预后指标，包括中线移位、基底池受压、脑缺血、蛛网膜下隙出血、脑室内出血、弥漫性损伤及硬膜外血肿等，不过CT对白质纤维的损伤程度难以评估。MRI的弥散加权成像（DWI）和磁敏感加权成像（SWI）对弥漫性轴索损伤更敏感，也提高了颅脑损伤预后的准确性。近年来，应用弥散张量成像（DTI）检查白质纤维的完整性，可用于评估患者远期的功能恢复，磁共振波谱分析（MRS）可测量神经元丢失和髓鞘皱缩的增加，出现此类变化可能提示远期预后不良。

（5）病理生理与代谢指标：颅脑损伤后颅内压（ICP）持续高于 20 mmHg 或脑灌注压（CPP）持续低于 50~60 mmHg 时提示患者预后不良，尽管许多颅脑损伤救治指南均推荐颅脑损伤后常规应用 ICP 监测，但是否给患者带来受益仍有争议。有研究显示，颅脑损伤救治过程中，即使 ICP 和 CPP 维持正常，仍会出现脑组织氧分压明显下降，并出现预后不良。脑微透析研究显示，细胞外葡萄糖和乳酸/丙酮酸比值（L/P）升高预示患者 6 个月病死率升高。另外，脑微透析中淀粉样蛋白、Tau 蛋白和神经纤维蛋白重链等的水平也有重要预后作用。

（6）血浆与脑脊液标志物预测。

1）生物标志物：理想的颅脑损伤伤情评估和预后估计的生物标志物须具备以下特性。特异性，是中枢神经系统独有的，可准确反映损伤的程度；敏感性，含量丰富且易于探测。目前研究较多的血浆与脑脊液中的生物标志物包括：S100β 蛋白水平，反映神经胶质损伤水平；神经元特异性烯醇化酶（NSE），反映神经元损伤水平。有些研究认为两者须与神经影像结合才有预测价值，有的研究则认为两者均可以评估伤情的严重程度并对预后作出预测。胶质纤维酸性蛋白（GFAP）是神经胶质细胞特异性蛋白，血浆中 GFAP 水平也是伤情评估和预后的指标。其他的标志物包括 Tau 蛋白、神经纤维丝（NF）、微管结合蛋白（MAP2）、髓鞘碱性蛋白（MBP）、泛素 C 端水解酶 L1（UCHL1）和 SBDP、脂肪酸结合蛋白（FABP）等。

2）炎症标志物：炎症反应在颅脑损伤后继发性损伤发生发展及神经修复过程中起重要作用，血浆或脑脊液中促炎性细胞因子（如 IL-1、TNF-α、IL-6）、抗炎因子（IL-10、TGF-β）、趋化因子（ICAM-1、MIP-1、MIP-2）和急性期反应蛋白（C 反应蛋白、amyloid A）等的水平也可不同程度地反映损伤的程度及预后。

3）小分子标志物：包括神经递质、第二信使、离子和糖代谢中间产物等，如 cAMP、去甲肾上腺素、多巴胺、5-羟色胺、脑脊液中葡萄糖、乳酸、丙酮酸、甘油、谷氨酸以及 NAA/creatine 和 choline/creatine 的比值等，这些与颅脑损伤后伤员的伤情及预后的关系也是重要研究方向。

（于海东）

第三节　颅脑损伤并发症和后遗症

颅脑损伤并发症和后遗症包括脑脊液漏、颈内动脉海绵窦瘘、外伤性颈动脉闭塞、外伤性脑动脉瘤、脑神经损伤、外伤性癫痫、外伤性颅内感染、外伤性低颅压综合征、颅内积气、脑脂肪栓塞、脑积水、脑膨出、颅骨缺损、脑外伤后综合征及迁延性昏迷等。临床较常见的并发症和后遗症如下。

一、外伤性脑脊液

当颅骨骨折后脑穿透伤时，蛛网膜和硬脑膜同时撕破，即可导致脑脊液漏。其发生率与颅骨骨折的部位关系密切，在前颅底骨折患者中发生率较高。发生时间多数为伤后立即出现或数日内发生，也有少数患者于术后数月至数年内发生。

1. 脑脊液鼻漏

多见于前颅底骨折，患者表现为单鼻或双鼻有血性脑脊液流出，常伴有"熊猫眼"、嗅觉丧失或减退，也可以伴有视神经或动眼神经损伤。

2. 脑脊液耳漏

常为中颅底骨折累及鼓室所致，当鼓膜也有破裂时即出现脑脊液耳漏，而鼓膜完整时脑脊液可经耳咽管流向咽部。当流出液为清亮的脑脊液时，对漏出液进行术后定量测定即可确定是否为脑脊液。治疗：大部分患者经采用头高位，避免擤鼻、咳嗽、用力屏气，保持大便通畅，适当脱水或服用减少脑脊液分泌药物如乙酰唑胺等处理，1~2周后漏口闭合，脑脊液流出停止。有2%~3%的患者经上述治疗经久不愈，若超过1个月则需要手术治疗。

二、脑外伤后脑积水

重型颅脑损伤后继发脑积水者相当多见，发生率为10%~34%。可分为急性和慢性两类。急性者是由于血块阻塞脑脊液循环通路及蛛网膜绒毛被红细胞阻塞影响脑脊液吸收所致，多为梗阻性，表现为伤后持续昏迷不醒或病情稳定后意识状况又进行性恶化，伴有颅内压增高表现；慢性者发生于伤后3~6周或6~12个月，为脑脊液吸收障碍所致，多为交通性，典型者出现智能低下、步态不稳、尿失禁三联征。头颅CT扫描可见脑室扩大，额角周围有低密度区即"戴帽现象"，脑沟正常或消失。但要注意与脑萎缩相鉴别，后者脑室扩大的同时伴有脑沟、脑池增宽，脑室周围无透亮区。治疗一般采用脑室—腹腔分流术。

三、颅骨缺损

脑外伤后的颅骨缺损大多是由于治疗需要所造成的，如凹陷粉碎性骨折摘除颅骨片后或为缓解颅内压行去骨瓣减压等。颅骨缺损小，而硬脑膜完整者，很少出现症状。较大面积的颅骨缺损破坏了颅腔完整性，使得颅内压不能维持正常的平衡和稳定，易受颅内、外环境变化的影响。另外，还影响美观。因此，缺损直径在3 cm以上者应行颅骨修补术。修补的时间：一般在伤后3~6个月修补；感染伤口完全愈合后1年以上修补；小儿的颅骨缺损不宜在5岁以前修补，常待10岁以后修补。修补材料常用的有医用有机玻璃、钛板、硅橡胶板、仿生人造颅骨等。直径小于3 cm及位于颞肌、枕肌下的颅骨缺损不必修补。

四、迁延性昏迷

迁延性昏迷是脑外伤后长期昏迷不醒，对外界失去反应的状态，也称为植物状态（植物人），一般指昏迷至少持续3个月。患者多在伤后最初1~2个月呈深昏迷，以后1~2个月刺痛时可出现睁眼反应。继而有本能的自发睁眼或漫无目的的眼球运动，不能按吩咐动作，对语言无反应；逐渐对痛刺激有缓慢的肢体回缩反应，肌张力高，常有强握、吸吮、磨牙和咀嚼动作，患者终日处于似睡非睡状态，有时眼球随人或物移动，但缺乏有目的的动作，不能主动调整体位，不主动索食。四肢肌张力高，双上肢屈曲、紧抱在胸前，被动强伸时可有痛苦表情，偶尔呻吟，双下肢内收、内旋，角膜反射、咳嗽反射均存在。目前无有效的治疗方法。药物方面可用脑代谢赋活剂及改善脑血液循环的药物，可给予高压氧治疗，加强护理，维持营养，防治各种并发症。

五、外伤性癫痫

可分为早期和晚期发作两类，前者为伤后 1 个月内发作，约占 16%，其中伤后 24 小时发作者称为即刻发作。早期发作主要是由于凹陷性骨折、脑挫裂伤、蛛网膜下隙出血、脑水肿、血肿等引起。晚期癫痫指损伤后 1 个月以上发作者，占 84%，主要由于脑挫裂伤、脑膜脑瘢痕、脑萎缩、脑内囊肿、蛛网膜炎、异物感染等因素引起。早期发作 70% 为局限性发作，晚期以大发作为主。外伤性癫痫的治疗，以药物治疗为主，大多能控制，一般服药至少 2 年，完全控制后仍需继续服药 1~2 年，而后逐渐减量、停药。常用的药物有苯妥英钠、苯巴比妥、卡马西平、丙戊酸钠、地西泮等。对药物治疗无效的难治性癫痫可行癫痫灶切除、胼胝体切开等。

（于海东）

第七章

脑血管疾病

第一节　脑动静脉畸形

　　脑动静脉畸形（CAVM）是颅内血管畸形中最常见的一种，属于高发病率的先天性脑血管疾病，发病高峰期一般认为在 20~40 岁，在颅内各部位均有可能发生，主要存在颅内异常扩张的动静脉直接交通，无中间的毛细血管床，包括供血动脉、畸形血管团和引流静脉 3 个部分，CAVM 约为颅内动脉瘤的 1/10。

一、病因

　　据统计，CAVM 出现在胚胎发育期的第 4 周和第 8 周，也有假说认为，CAVM 在出生后会继续生长。CAVM 确切的病因尚不清楚，目前有以下几种说法。①CAVM 是在毛细血管丛内的永存的动静脉直接相通。②CAVM 是动态变化的，源于无序的血管生长，如"增生性毛细血管病"。③CAVM 源于毛细血管和静脉之间结合部再塑形的功能异常。④CAVM 可能代表着瘘性的脑动脉瘤。

二、流行病学

　　以人群为基础的统计数据非常有限，CAVM 的总发病率 0.005%~5%，有尸检证据表明，人群中总检出率约为 4.3%，另有对 3 200 例脑肿瘤患者的尸检检出率约为 1.4%，其中 12.2% 为症状性的。CAVM 的性别差异不大，男性略多见（约 55%），好发于 20~40 岁的年轻人，平均发病年龄大概在 31.2 岁。CAVM 多为单发，幕上的额叶、颞叶、顶叶、枕叶都是高发部位。CAVM 可并发其他脑血管疾病，最常见的是脑动脉瘤。有报道，约 50% 的 CAVM 患者同时患有脑动脉瘤，通常这样的患者更容易发生出血、癫痫和神经功能异常。

　　与 CAVM 有关的疾病包括：①遗传性出血性毛细血管扩张症，这是一种血管结构的常染色体显性遗传性疾病，常累及脑、鼻、皮肤、肺、胃肠道；②家族性脑动静脉畸形，病例少见，大多数为自发性；③Wyburn-Mason 综合征，比较少见，特点是脑和视网膜存在动静脉畸形；④Sturge-Weber 综合征，是一种神经性皮肤病，常累及软脑膜、视网膜和面部等。

三、病理与病理生理

（一）病理

1. 从解剖上来看

CAVM 可在双侧半球分布，更多累及大脑半球或功能区。CAVM 的供血动脉主要有终末供血、穿支供血和过路供血 3 种类型。CAVM 的畸形血管团可致密存在，也可弥散分布，小则几厘米，大至整个脑半球；相邻的脑组织因既往出血的含铁血黄素沉着所染色，表面的脑膜可增厚并纤维化，也可以表现为胶质增生和钙化。多发的 CAVM 占 90%，常伴有相关的血管综合征（遗传性出血性毛细血管扩张症）。

2. 从组织学上来看

CAVM 的动脉异常扩张，管壁存在变薄、退变或缺少中膜、弹力板。以往观点认为畸形血管团内部不存在正常脑组织，而目前研究认为 CAVM 中可有正常脑组织，但一般不具有功能。畸形血管团内部可散在动脉瘤或硬化的脑组织，血管壁可存在中膜肥大，无法分辨是动脉或是静脉；静脉"动脉化"，管壁增厚，但缺乏弹力板，不是真正的动脉结构。

（二）病理生理

CAVM 多数是高排低阻型，供血动脉和引流静脉的压力逐渐增高（尤其是流出道狭窄）与出血直接相关。有的观点认为，CAVM 的"盗血"导致周围脑组织局部脑血流量（CBF）减少，周围脑组织的自动调节引起症状出现，但也有前瞻性研究否认了这种说法。CAVM 的发育可使功能区脑组织结构重组，增粗的供血动脉、巨大畸形血管团和粗大引流静脉、静脉球等可产生占位效应，导致周围脑组织受压、移位。

四、自然病程

CAVM 最常见的临床表现是脑出血，约占出血性卒中的 1%，年出血率 2.0%~18.7%，出血风险高低取决于既往有无出血病史，无出血病史的每年为 2%~4%，首次出血后再出血风险显著增加，出血后第 1 年的再出血率约为 7%，然后逐年下降，大概第 3 年可降至基线水平。

CAVM 出血的风险差异很大，关于高风险因素争论较多，尚无明确结论，一般认为高危因素包括：①出血病史；②畸形团大小，对此尚无统一意见；③深部静脉引流；④单一静脉引流；⑤静脉引流不畅，静脉流出道狭窄或是反流；⑥幕下的病变；⑦脑深部的病变；⑧脑室周围病变；⑨血流相关性动脉瘤；⑩大脑中动脉穿支参与供血；⑪高血压；⑫炎性因子 IL-6 多态性。

CAVM 的自然好转的极为少见。CAVM 出血的总病死率为 5%~30%，低于颅内其他疾病导致的出血病死率，主要是由于 CAVM 是先天性疾病，部分病变的相邻脑组织的逐渐适应性调节。

五、临床表现

CAVM 绝大多数表现为脑出血或癫痫后才被发现，一部分患者为隐匿性，伴随终生而无症状，此外，头痛和局灶性神经功能异常也很常见，少部分患者还有耳鸣症状。2 岁以下的儿童常表现为充血性心力衰竭、大头症和癫痫。

1. 出血

出血是最常见的症状，超过一半表现为颅内血肿，其次是蛛网膜下隙出血和脑室出血。与畸形相关严重的血管痉挛偶尔被提及，但并不常见。

2. 癫痫

癫痫可表现为局灶性的或是全身性的，表现方式常可提示病变所在部位，病变位于颞叶和顶叶的更易发生癫痫，其中病变位于顶叶的癫痫多表现为局灶性的，而额叶的动静脉畸形更多是引起广泛性的癫痫。

3. 头痛

未破裂的脑动静脉畸形也可以引起头痛。曾有报道 CAVM 与偏头痛和其他头痛综合征有关。头痛部位与病灶位置无明确相关。

4. 局灶性神经功能异常

局灶性神经功能异常包括视觉、听觉异常，肌张力障碍，锥体束征阳性，进展性理解力、记忆力下降等。这可能与 CAVM 引起的盗血现象和脑组织重构、移位相关。

六、辅助检查

主要是影像学检查，包括 CT、MRI、CTA、MRA 和 DSA。影像学资料必须结合临床表现和神经系统查体结果才能作出 CAVM 的诊断。

1. CT 检查

CT 为诊断急性出血的最佳影像学检查。未出血的 CAVM 的 CT 平扫常为阴性，粗大的供血动脉、引流静脉或静脉球可表现为高血管信号，巨大的 CAVM（广泛的供血动脉、畸形血管团和粗大的引流静脉、静脉球）可造成局部脑组织移位、脑室受压或脑积水。

2. MRI 检查

MRI 对微小病变的检出率明显高于 CT，可精确定位病变的解剖位置，可检出相关动脉瘤，对开颅切除手术的指导意义很大。

3. CTA/MRA 检查

敏感性高于 CT 和 MRI，无创、便捷，但对于手术治疗的指导性不如 DSA。

4. DSA 检查

敏感性最高，微创、低风险，是诊断脑动静脉畸形的"金标准"，可准确分辨供血动脉（含血流相关性动脉瘤）、畸形血管团和引流静脉（含静脉球），对指导治疗可提供最有价值的信息。

七、治疗

（一）治疗原因

CAVM 治疗的目的是尽可能完全切除或栓塞畸形血管团，消除或减少 CAVM 破裂出血风险，控制癫痫发作，减少局灶性神经功能损害，改善盗血，恢复脑组织正常血供。目前 CAVM 的治疗方法主要包括显微外科手术切除畸形血管团、血管内栓塞畸形血管团及立体定向放疗 3 种治疗方法，每种治疗方法既可以作为单一的治疗方式，也可以与其他治疗方式结合使用。临床工作中，影响手术方式及效果的因素较多，包括 CAVM 大小、位置、供血动脉（来源和数量）、引流静脉（是否存在深部引流），是否并发动脉瘤及脑出血，患者全身状况等。因此，CAVM 的治疗应结合具体情况采取个体化治疗方案，目前临床上结合 Spetzler-Martin（S-M）分级，CAVM 推荐治疗原则（表 7-1）。

表 7-1　CAVM 推荐治疗原则

S-M 分级	深部穿支	大小	首选治疗方法	次选治疗方法
Ⅰ~Ⅱ级	无	—	外科手术	放疗
Ⅲ级	无	—	外科手术	放疗
	有	<3 cm	放疗	观察
	有	>3 cm	观察	放疗后手术或栓塞
Ⅳ~Ⅴ级	无	—	外科手术和栓塞	观察或放疗
	有	>3cm	观察	放疗后手术或栓塞

1. Spetzler-Martin Ⅰ~Ⅱ级

CAVM 首选显微外科手术治疗，次选放疗，因为外科手术后产生永久性神经功能障碍的风险较小，但是否选择外科手术还要考虑到神经外科医师是否具有丰富的经验。

2. Spetzler-Martin Ⅲ级

CAVM 的治疗效果主要取决于是否有深部穿支供血，若无深部穿支供血，处理原则同Ⅰ~Ⅱ级 CAVM；若有深部穿支供血，则需要考虑 CAVM 的大小，直径<3 cm 的 CAVM 首选放疗，直径>3 cm 的 CAVM 处理原则同Ⅳ~Ⅴ级 CAVM。

3. Spetzler-Martin Ⅳ~Ⅴ级

CAVM 治疗上一般采取先栓塞再外科手术，残余病变进行放疗的方案。>3 cm 的 CAVM，采取放疗的治愈率很低，外科手术效果也不理想，并可能导致一定程度的永久性神经功能缺失及较高的病死率，因此不进行手术而采用动态临床观察也是一种选择。

（二）一般治疗

对于年龄较大、仅有癫痫症状且能通过药物有效控制、位于脑重要功能区、脑深部或病变广泛的患者，可以考虑临床随访观察及保守治疗。加强医患沟通，让患者了解 CAVM 的自然史并正确认识该疾病，消除患者紧张情绪，指导患者保持良好的生活习惯，避免过度疲劳和心情激动，积极控制血压，必要时给予抗癫痫药物治疗。

（三）血管内栓塞治疗

CAVM 的血管内栓塞治疗是通过栓塞材料闭塞畸形血管团达到治疗目的的治疗方法。

1. 血管内栓塞治疗目的

（1）治愈性栓塞：完全栓塞畸形血管团，使畸形血管团和早期静脉引流不再显影，从而达到解剖学治愈，且有远期影像学（脑血管造影）随访证据。远期造影随访的意义在于：①可以发现术后即刻造影未能发现的少量残余病灶；②供血动脉侧支吻合形成或血管再通。一旦静脉出口处血栓形成，且再无新引流静脉形成而获得治愈，一般而言，当远期造影证实畸形团无造影剂显影而完全闭塞、无动静脉分流、病灶内无造影剂滞留，则可以认为以后不会发生再通。临床上，体积小、位置表浅、单一动脉来源终末支供血动脉的 CAVM 较易达到治愈性栓塞。

（2）选择性部分栓塞：治愈性栓塞困难的 CAVM，如体积大，多支动脉供血，过路型供血，细小的脑膜侧支供血，治疗上可以闭塞血管构筑上的薄弱环节，主要针对病灶内伴发的假性动脉瘤、供血动脉末端动脉瘤、动静脉瘘致静脉压力增高（静脉瘤形成），从而恢复脑组织正常血液循环，减少盗血，控制癫痫发作，降低 CAVM 发生破裂出血的概率，同时也可以为其他治疗创造有利条件。

（3）联合治疗的组成部分：显微外科手术或放疗前，通过选择性部分栓塞 CAVM 中的深部供血动脉、闭塞高流量动静脉瘘、闭塞伴发动脉瘤，从而缩小病灶体积，降低术中出血风险，提高治疗安全性，降低患者的致残率和病死率。巨大型、高流量的 CAVM 外科手术切除宜在血管内栓塞治疗 1~3 周后进行，放疗宜在血管内栓塞治疗 2~3 个月内进行。

2. 血管内栓塞材料

为了达到理想的栓塞效果，学者们曾经尝试过多种栓塞材料进行 CAVM 的栓塞，栓塞材料包括硅胶球、凝血块、丝线段、聚乙烯醇（PVA）颗粒、乙醇、硬膜切片、吸收性明胶海绵等，但均受限于栓塞效果不可靠、材料可控性差、再通率高等原因而仅用于外科手术前栓塞，而不能作为治愈性栓塞的理想材料。20 世纪 70 年代末至 80 年代初先后问世的液体栓塞材料氰基丙烯酸异丁酯（IBCA）和氰基丙烯酸正丁酯（NBCA），在与血液接触后就能发生聚合，从而可起到永久性栓塞的效果而被广泛应用于临床，其中 NBCA 因为其使用的安全性、有效性，是美国食品药品监督管理局（FDA）批准的栓塞材料。随着材料学的进步，NBCA 由于其可控性差、易随血流漂移、易与微导管粘连等缺点，近年来正逐渐被一种新型的液体栓塞材料 Onyx 胶替代。与以往的液体栓塞材料相比，Onyx 胶具有如下特点。①Onyx 胶黏附性低，能有效控制注胶速度，术中粘管发生率低，治疗结束后撤除微导管更容易且安全。②借助压力梯度效应，后续注入的 Onyx 胶可以推动前面注入的 Onyx 胶继续向前移动和弥散，到达更细小、微导管无法到达的分支血管中，从而使病灶达到尽可能完全栓塞。③Onyx 胶对病灶渗透能力很强，注入病灶后变成海绵状膨胀物并闭塞畸形团，达到永久性栓塞。④透视下显影良好，但是，过度不透射线也是 Onyx 胶的不足之处，使得在栓塞过程中，畸形团栓塞程度不能很准确地被估测出来。

3. 血管内栓塞疗效影响因素

（1）微导管与畸形团的接近程度：如果微导管无法有效接近畸形血管团，栓塞材料则可能进入微导管与病灶间的正常分支血管，从而引起正常脑组织缺血和脑功能受损。影响微导管与病灶接近程度的因素包括供血动脉的来源（软膜动脉、硬膜动脉、穿支动脉和脉络膜动脉）、位置、弯曲程度和管径。其中硬膜动脉血管来源的 CAVM 因易于发生血管再通或侧支循环的建立而容易复发，而穿支动脉和脉络膜动脉来源的 CAVM 栓塞风险显著增加。

（2）病灶大小：Yasargil 将畸形血管团分为 7 型。①隐匿型（血管造影和外科手术不能发现病变）；②隐蔽型（血管造影和外科手术不能发现病变，但组织学可见）；③微型（血管造影可见）；④小型（1~2 cm）；⑤中型（2~4 cm）；⑥大型（4~6 cm）；⑦巨大型（大于6 cm）。通常情况下，只有供血动脉明确的小型 CAVM 较易在不引起手术并发症的条件下达到永久性完全栓塞，而较大畸形血管团因多伴有硬膜动脉和穿支动脉双重供血，完全栓塞难度较大。

（3）血流动力学特征：CAVM 内动静脉分流的数量、形态、速度决定了栓塞材料能否在畸形血管团内选择性沉积。因此可以将 CAVM 分为丛状、瘘管状和混合型 3 种类型，其中丛状 CAVM 动静脉分流数量较多、直径较小、流速较慢；瘘管状 CAVM 动静脉分流数量较少、直径较大、流速较快；在较大的 CAVM 多为混合型。栓塞材料在丛状 CAVM 中使用较为安全，治愈率高。

总之，CAVM 很少能够达到治愈性完全栓塞，一般而言，结构相对简单、单支供血的小型 CAVM 易于解剖治愈；位置较深、多支供血（尤其是穿支供血、侧支供血）中—大型 CAVM 多采取选择性部分栓塞病变中出血高危因素的方式达到治疗目的；复杂型 CAVM 的治疗策略则应充分考虑到治疗的风险效益比。

4. 在 CAVM 血管内栓塞治疗中 Onyx 胶的使用技巧

（1）尽量选择粗大、迂曲小而又允许适当反流的供血动脉为靶血管。

（2）微导管尽量进入或尽可能接近 CAVM 畸形血管团内。

（3）选择最佳治疗工作角度，以便很好地观察 Onyx 胶的弥散情况和及时发现反流。

（4）利用 Onyx 胶的压力梯度特性，采用"堵塞/前推"技术，实现 Onyx 胶在畸形团内的充分灌注。

（5）结合反流长度和反流时间，判断拔除微导管的时机，防止粘连，留置微导管。

（6）巨大型 CAVM 不应力求一次完全栓塞，因为可能增加灌注压瘤壁破裂致脑出血的风险，多采取分次或者分期栓塞。

（7）栓塞较大 CAVM 后应控制性降压 24 小时或以上。

5. 血管内栓塞治疗并发症

CAVM 血管内栓塞治疗的并发症主要包括：①误栓（栓塞材料误入正常供血动脉）；②粘管和断管（微导管被栓塞材料黏附于血管内、撤管时发生断裂致部分微导管留置体内）；③脑血管痉挛；④正常灌注压突破致术后脑出血。

临床上一般认为，如下 CAVM 病变不适合进行血管内栓塞治疗：①动静脉分流量高、流速快的瘘管状 CAVM；②仅有细小的深部重要穿支供血的 CAVM，如脑干 CAVM；③部分脊髓 CAVM。

（四）显微外科手术治疗

显微外科手术因其可以切除病灶，并发出血时可以清除血肿，减少血肿对周围脑组织的压迫损伤，目前仍是治疗 CAVM 的重要方法。

1. 手术适应证

（1）既往或近期有颅内出血，Spetzler-Martin Ⅰ～Ⅲ级的 CAVM，除非累及下丘脑、基底核区、脑干等区域的病灶，可行手术切除。

（2）无颅内出血史，CAVM 位于表浅非功能区，直径在 6 cm 以下，可行手术切除。

（3）药物难治的顽固性癫痫，切除病灶有助于控制癫痫发作。

（4）进行性神经功能损害。

（5）改善盗血，恢复正常脑组织血流。

（6）颅内血肿急性期，有脑疝倾向，挽救生命。

2. 手术治疗指征影响因素

（1）患者因素：①年龄，年轻患者手术耐受性好、神经修复能力强；②基础身体状况，基础疾病会增加麻醉、手术风险；③症状，有进行性神经功能障碍、癫痫发作难以控制、反复出血的患者比无症状患者更能接受手术治疗；④心理因素。

（2）病灶因素：关于 CAVM 病灶的诸多分类方法中，Spetzler-Martin 分级标准可以进行初步的手术难度估计和术后神经功能情况评估，因此在临床中被广泛采用。一般认为，小型 CAVM 较大型 CAVM 具有更高的出血发生率，分析原因是小型 CAVM 供血动脉压远高于大型 CAVM 供血动脉压所致。根据统计学分析，Spetzler-Martin 分级 Ⅰ～Ⅲ级 CAVM 的自然出血危险性高于外科手术干预的危险性，手术治疗对该级别 CAVM 有明显优势，应积极采取手术治疗。Ⅳ～Ⅴ级 CAVM 外科手术危险性高于自然出血危险性，应根据具体情况决定行综合治疗或保守治疗。

（3）医师因素：具有丰富 CAVM 治疗经验的神经外科专科医师手术治愈率较高，并发症发生率较低。

3. 手术时机

急诊（破裂出血）CAVM 和择期（未破裂出血）CAVM 的手术治疗策略应区别对待，遇到危及生命的急诊 CAVM 应紧急处理，除非病灶较小可以一并切除外，治疗目标旨在清除血肿、彻底止血、充分减压、最大限度地保护正常脑组织，对于未处理或残留病灶可于患者病情稳定 3 周至半年后择期处理。

4. 显微外科手术切除 CAVM 的步骤

（1）辨别病灶：认真比对脑血管造影影像与镜下观察到的实际情况，动脉化的引流静脉是辨别病灶最重要的线索，对于深部的病灶往往可以循着引流静脉逆向寻找。此外，术中超声和神经导航均可以帮助确定病灶的位置。

（2）阻断表浅供血动脉：仔细辨别病变的供血动脉和病变附近的正常血管，原则上，只有进入畸形血管团的血管才是供血动脉，应小心分离、阻断。有时很难区分供血动脉和动脉化的引流静脉，鉴别方法可临时夹闭该血管，畸形血管团以远的血管如果塌陷则是引流静脉，如果继续搏动则是供血动脉。对于紧邻甚至穿过病灶供应正常脑组织的动脉，小的、供应非功能区的可予以切断，但应务必保留其主干。

（3）环形切除畸形血管团：手术的关键在于尽量紧贴畸形血管团边缘实施环形切除，既往发生过出血的病灶周围通常存在胶质带，可沿此胶质带进行分离、切除。

（4）切断深部供血动脉：处理深部供血动脉是 CAVM 手术的关键和难点，处理这类血管要求术者有足够的耐心，一根一根地妥善处理，遇到出血点不要简单地压迫了事，一旦动脉血管断裂，回缩进脑实质后继发的出血可能导致严重的脑实质、脑室内血肿。

（5）切断引流静脉，完整切除病灶：原则上，CAVM 的引流静脉应该最后被切断，因为过早地切断引流静脉可能导致病灶内血液回流受阻，增加术中出血风险。如果重要的引流静脉出血，可用吸收性明胶海绵或其他止血物堵住出血点轻微压迫止血，切忌轻易切断该引流静脉。分离病灶过程中切忌过分牵拉，避免损伤重要的引流静脉引起出血，尤其是位于窦旁、小脑幕上下的引流静脉。当处理好供血动脉、病灶边缘完全分离后切断引流静脉，完整切除病灶。

（6）止血：完整切除病灶后彻底止血，确认无出血后将患者血压升高 15～20 mmHg，镜下观察 10～15 分钟再次确认有无出血，创面残腔铺上一层可吸收止血纱，术后应适当控制性降压，预防灌注压突破。

5. 并发症

（1）术中并发症：①术中血肿，CAVM 破裂或过早切断引流静脉；②脑实质挫伤，不能紧贴血管团进行游离、切除；③脑组织缺血，正常脑血管被切断。

（2）术后并发症：①出血，CAVM 残余组织出血、不牢靠的止血、灌注压突破；②癫痫发作，术后可预防性使用抗癫痫药 6 个月；③神经功能缺失，尤其见于重要功能区术中受损。

（五）立体定向放疗

利用现代立体定向技术和计算机技术，将单次大剂量高能质子束从多个方向和角度聚集到治疗靶点上，使之产生局灶性坏死而达到治疗疾病的目的。目前，临床中用于治疗 CAVM 的立体定向技术主要有 γ 刀、X 刀和粒子刀等，其中由于 γ 刀创伤小、无出血、并发症少，应用最为广泛。γ 刀治疗 CAVM 的原理是放射线引起的畸形血管内皮增生、血管壁发生结构破坏逐渐被胶原性物质代替，最后血管壁增厚、硬变，进行性血管腔狭窄以及随之而出现的血流速度缓慢，最终导致血栓形成和 CAVM 闭塞。

1. γ 刀治疗 CAVM 适应证

①病灶直径<3 cm 或体积<10 mL。②病灶位于脑深部或重要功能区。③显微外科手术切除术后或血管内栓塞治疗术后病灶残余、复发。④全身情况差，不能耐受开颅手术。

2. γ 刀治疗时机

治疗过程中，病变位于重要功能区、位置较深、直径<3 cm 的 CAVM 最适合行 γ 刀治疗；病变并发颅内血肿者，若血肿量较小且无脑疝征象，可待血肿吸取、水肿消退后再行 γ 刀治疗；若血肿量大且有脑疝征象，应立即急诊开颅清除血肿并酌情切除畸形血管团，术后需行造影等影像学检查，了解有无病变残留，残留病变可行 γ 刀治疗；大型 CAVM 则宜先行血管内栓塞或手术切除治疗，减小病变体积后再行 γ 刀治疗或者分期行 γ 刀治疗。

3. γ 刀治疗效果影响因素

γ 刀治疗效果具有时间延迟性，其效果除了与放射剂量、病变位置、大小、靶点选择有关外，还与治疗后观察时间有关。目前认为：①决定病变闭塞率的是放射剂量，包括中心剂量和边缘剂量，其中边缘剂量起决定因素；在病变大小相同的情况下，病变的可能闭塞率＝（35.69×边缘剂量－39.66）％；②γ 刀治疗的疗效不如手术切除那样直接、迅即，其作用是渐进的、持续的，时间越长，疗效越明显，平均治愈时间为术后 2～3 年；③病变体积越大，完全闭塞率逐渐下降；④靶点选择定位在畸形血管团本身，不包括供血动脉和引流静脉，从而减少了治疗靶点的容积，缩小了范围，有利于提高边缘剂量，促进血管巢的闭塞，同时避免正常供血动脉受损，减少缺血并发症，也可避免引流静脉意外过早闭塞，降低脑水肿、脑出血风险。

4. γ 刀治疗并发症

①放射性脑水肿引起的头痛、头晕、恶心、呕吐。②放射性神经功能损伤。③新发癫痫。④迟发性脑出血。

（六）综合治疗

目前，对于大型、S-M 高分级、位于重要功能区且结构复杂的 CAVM，很难依靠单一治疗手段达到治愈目的，综合治疗可结合各种治疗方案的优点，避开单一治疗方案的缺点，扩展了可治疗病变的范围，明显提高治愈率，降低致残率和病死率。根据治疗顺序，综合治疗可分为：①手术+放疗；②栓塞+手术；③栓塞+放疗；④放疗+手术；⑤栓塞+手术+放疗等几种类型。临床上，结合具体病变情况，采取个体化治疗方案。

八、预后

脑动静脉畸形的诊疗一直以来都是神经外科医师研究的重点，随着医学影像学技术的发展，各种检查方法的进一步完善，有效地提高了 CAVM 诊断的准确性。在治疗方面，内科治疗开始受到越来越多的重视，对于那些手术风险高而且未破裂出血的 CAVM 是否需要积极手术治疗仍有待进一步研究。在根治方法上，分级较低的 CAVM 仍然以显微外科手术和血管内栓塞治疗为主要手段，而综合治疗结合了各种治疗方案的优点，在大型、复杂的 CAVM 上有着明显的优势，是目前发展的趋势。另外，对于 CAVM 患者，根据不同患者的具体情况制订最适合的个体化治疗方案，是神经外科应该努力的方向。

（潘　轲）

第二节　隐匿性脑血管畸形

隐匿性脑血管畸形是指脑血管造影检查不显影，经组织病理学或手术证实的颅内血管畸形。一般认为，其病理类型包括海绵状血管瘤、毛细血管扩张症、小型脑动静脉畸形、静脉性血管畸形等，是常见的自发性颅内出血的重要原因。

一、海绵状血管瘤

（一）概述

海绵状血管瘤（CA）于 1854 年由 luschka 描述。Russell 和 Rubinstain 根据病变组织由海绵状血管腔隙组成，将其命名为 CA。其实该病并非真正的肿瘤，而是一种缺乏动脉成分的血管畸形。CA 曾被认为是一种少见的脑血管畸形，只有在手术或尸检时才能明确诊断。随着医学影像学的发展，特别是 MRI 上 CA 特异性的影像学表现，该病的报告日渐增多，临床发病率仅次于脑动静脉畸形 CAVM。CA 好发于 30～50 岁，男女发病率无明显差异，妊娠期及儿童期出血率较高，经自然病史研究发现，症状型患者年出血率为 1.6%～6.5%。脑内型 CA 常见于大脑半球皮质、皮质下、脑干以及侧脑室等部位。脑外型常见于颅中窝、鞍旁等部位。单发病灶患者多于多发病灶患者，多发病灶患者约占 25%。

CA 病因不清楚，可能与遗传、性激素、血管内皮生长因子和细胞凋亡等有关。目前存在两种学说。①先天性学说，CA 是一种常染色体不完全显性遗传疾病，迄今已发现 55% 的 CA 有明显家族遗传史，散发病例也可能存在同样的遗传机制。目前认为，与 CA 发病有关的基因主要有 CA1、CA2 和 CA3，可能的突变基因定位于 7q11.2-q21 者称 CA1，定位于 7p13-15 区者称 CA2，而定位于 3q25.2-27 区者称 CA3。40% 的家系致病基因位于 CA1，20% 位于 CA2，40% 位于 CA3。CA1～3 均有家族遗传倾向。研究显示，家族性和（或）多发 CA 多见于西班牙裔。②后天性学说，认为常规放疗、病毒感染、外伤、手术、出血后血管性反应均可诱发。Zabramski 等追踪了 6 个家族 21 人，随访 2.2 年发现 17 个新生 CA 病灶，每例患者每年出现 0.4 个新生病灶。

CA 的病理表现包括：病变为暗红色圆形或分叶状血管团，没有包膜，但边界清楚，呈桑葚状，其内为蜂窝状的薄壁血管腔隙，切面如海绵状。缺乏明显的供血动脉和引流静脉，可见大量的小血管进入病变内，内部或周围常有小的出血灶，周围脑组织常有黄染的胶质增生。镜检见丛状、薄壁的血管窦样结构，其间有神经纤维分隔，窦间没有正常的脑组织，窦壁缺乏弹力层和肌肉组织，没有明显的供血动脉和引流静脉。另外大多数 CA 都有复合型的病理改变，如纤维瘢痕形成，新近或陈旧性出血，相邻脑组织可见胶质增生，窦腔内血栓形成、机化及钙化，窦壁玻璃样变性以及囊变等。目前认为出血、血栓形成伴有机化和再通是 CA 增大的原因。

（二）临床表现

CA 可以无症状，大多表现为癫痫发作、出血和局灶性神经功能缺失。

1. 无症状

患者无任何临床症状或仅有轻微头痛，占总数的 11%~44%，部分患者也可以发展为有症状者，Robinson 等报告 40% 的 CA 患者在 6 个月至 2 年内发展为有症状患者。

2. 癫痫

大多数脑内 CA 位于幕上脑实质内，癫痫发作是其最常见症状，占 40%~100%，表现为各种形式的癫痫，病灶位于颞叶、伴钙化或严重血黄素沉积者发生率较高。CA 压迫邻近脑组织造成缺血，继发于血液漏出等营养障碍，病灶周边脑组织含铁血黄素沉着以及胶质增生或钙化成为致痫灶。

3. 出血

CA 患者每人年出血率为 0.25%~3.10%。几乎所有的患者均有亚临床微出血，但有临床症状的出血者较少，为 8%~37%。首次明显出血后再出血率增高。大脑半球深部 CA 更易出血，与 CAVM 出血不同，CA 的出血一般发生在病灶周围脑组织内，较少进入蛛网膜下隙或脑室，出血后预后较 CAVM 好。女性患者，尤其是妊娠妇女、儿童及既往出血者出血率较高，反复出血者可引起病灶增大并加重局部神经功能缺失。

4. 急性及进行性局部神经功能缺失

常继发于病灶出血，症状取决于病灶部位与体积，占 15.4%~46.6%。

（三）辅助检查

1. CT 检查

脑内型 CA 表现为界限清楚的圆形或卵圆形的等或稍高密度影，常并发斑点状钙化。病灶周围无水肿及占位效应，急性出血可表现为较均匀的高密度，增强后，病灶无或轻度强化。

2. MRI 检查

MRI 上典型表现为"爆米花"样高低混杂信号，病灶周见低信号环环绕。瘤巢内反复慢性出血和新鲜血栓内含有稀释、游离的正铁血红蛋白，使其在所有的序列中均呈高信号。陈旧性血栓及反应性胶质增生呈长 T_1、长 T_2 信号。病灶内胶质间隔和沉积的含铁血黄素表现为网格状的长 T_1、短 T_2 信号。病灶内钙化在 T_1WI 和 T_2WI 上均为低信号。病灶周边可见含铁血黄素沉积呈环状低信号，T_2WI 最明显。增强扫描可见瘤体轻度强化或不强化。磁共振磁敏感加权成像（SWI）与常规 MRI 相比，对 CA 内出血的检测更为敏感，尤其是早期和微量出血。

3. PET 检查

CA 表现为正常或低放射性核素摄入，有别于高摄入的肿瘤。

（四）诊断与鉴别诊断

对于初次癫痫发作、颅内自发出血或有局灶性神经功能障碍的患者应该考虑脑 CA。脑内型主要与高血压脑出血、脑内肿瘤出血相鉴别，脑外型须与脑膜瘤、神经鞘瘤、垂体瘤等相鉴别。

（五）治疗

1. 保守治疗

无症状的或仅有轻微头痛的 CA，可保守治疗，定期随访。建议早期 6 个月复查 1 次，病变稳定则以后每年复查 1 次。

2. 手术治疗

（1）适应证：有癫痫表现的患者应该积极考虑手术。反复出血、位置表浅、进行性神经功能障碍的脑干 CA 也可以手术治疗。儿童患者致癫痫的发生率显著高于成人，早期手术可以防止癫痫对儿童智力的长期损害以及消除癫痫对认知与精神行为的影响。

（2）手术方法：对 CA 伴癫痫者，手术时应同时切除病灶和周边不正常的脑组织。术前对致痫灶评估和术中皮质脑电图监测有利于致痫灶的定位和切除。术中不仅要切除病灶，同时应该将病灶周围的致痫组织全部切除。脑干 CA 手术时，入路应以最近为原则，同时要利于暴露和操作，术中应仔细辨认解剖标志、血管走行路径、脑干形态和颜色，并结合影像学资料对病灶区进行定位。脑外型 CA 多位于颅中窝海绵窦区，手术相当困难，术中见肿瘤呈紫红色，边界清晰，被膜光滑，与颅中窝底硬膜相延续，瘤内实质成分少，出血凶猛，常因术中大出血被迫终止手术，手术并发症和病死率较高。

3. 放疗

立体定向放疗对 CA 的疗效不肯定，不能有效阻止海绵状血管瘤增长和再出血。γ 刀治疗效果欠佳，仅对位于重要功能区或手术残留的病灶才辅助放疗。脑海绵状血管瘤无明显血供，不适合于血管内介入治疗。

CA 属于良性病变，经正确的诊断及治疗，预后良好。

二、毛细血管扩张症

（一）概述

颅内毛细血管扩张症（ICT）是一种罕见的小型脑血管畸形，又称脑毛细血管瘤，与 CAVM、脑静脉血管畸形和脑海绵状血管瘤一起构成脑血管畸形的 4 种基本类型。ICT 常发生在颅后窝，大脑半球也可见到。患者极少发生破裂出血，一般无症状且影像学表现不明显，诊断较困难。该病病因不明，可能是毛细血管发育异常所致。ICT 发病率不详，通常在尸检中意外发现，尸检中的检出率被引用得最多的是 0.04%~0.10% 和 0.10%~0.15% 两种。无性别差异，尸检中患者年龄多为 40~80 岁。ICT 通常为单发，占 78%，多发者占 22%，多见于遗传性出血性毛细血管扩张症。病灶通常直径小于 3 cm，表现为正常脑实质中小型、红色、斑块状、边界不清的病灶，有时呈瘢痕状，没有粗大或异常的供血动脉。镜下由许多细小扩张的薄壁毛细血管构成，只有一层内膜细胞，没有弹力纤维，缺乏肌层及纤维组织，管腔内充满了红细胞，到处可见到小静脉杂于其间，间质内常杂有神经组织，内含变性的神经元、神经胶质及髓鞘纤维，这是 ICT 与海绵状血管瘤的根本区别，其周围少有胶质细胞增生及含铁血黄素沉积现象。

（二）临床表现及检查

通常无症状，可因并发其他脑血管病而被意外发现。有症状者的 ICT 极罕见，若不行病理检查无法确诊。虽然症状性 ICT 多数表现为出血，但在各种类型的脑血管畸形中，ICT 是出血率及侵袭性最小的一种。

1. CT 检查

CT 平扫一般没有异常发现，有时可见颅内出血，增强后可呈不同程度的强化。

2. MRI 检查

MRI SE 序列上，ICT 于 T_1WI、T_2WI 常表现为等或稍低信号，T_2WI 可以表现为稍高信号，无占位效应及出血，增强后 T_1WI 表现为轻度强化。磁共振磁敏感加权成像（SWI）利用组织间磁敏感性的差异产生图像对比，ICT 在 SWI 上磁敏感性增强，有特征性表现，SWI 对其检出优于常规 IVIRI。

3. DSA 检查

大多数无阳性发现，也可有以下表现：①出现丛状小血管；②出现消失延迟的毛细血管；③出现伸展扭曲的小动脉；④出现早期充盈的扩张静脉或"水母头状"的髓质静脉等。

ICT 与 CAVM 和脑静脉血管畸形的鉴别较为简单。CAVM 在 DSA 上可见供血动脉、引流静脉和畸形血管团，CT 和 MRI 上也可见畸形血管。脑静脉血管畸形在 DSA 静脉期呈现"水母头征"，而动脉期和毛细血管期正常，典型者在 MRI 和 MRA 上即可确诊。ICT 与海绵状血管瘤在 DSA 上均无异常，但后者在 MRI 上有特异性改变。

（三）治疗

ICT 大多数无症状，不需要治疗。有症状者可给予对症治疗，若出现破裂出血，则根据血肿的大小及部位采用保守或手术治疗。此病预后良好，个别脑干 ICT 出血者预后较差。

三、脑三叉神经血管瘤病

（一）概述

脑三叉神经血管瘤病又称 Sturge-Weber 综合征（SWS）或脑面血管瘤病，是一种罕见的以颜面部和颅内血管瘤病为主要特征的神经皮肤综合征。属于脑血管畸形的一种特殊类型，也是错构瘤病的一种。

确切病因不清，一般认为系胚胎的 4~8 周时原始血管发育异常所致。SWS 多系散发，近年来仅在少数病例中发现有 3 倍体染色体，故 SWS 同其他错构瘤病不同，系先天性疾病而非遗传性疾病。

SWS 无明显的性别差异，白种人发病率高于黑种人，黄种人发病率目前尚不清楚。

病理改变为一侧面部、软脑膜和脉络丛的血管瘤。面部血管瘤为毛细血管扩张或毛细血管瘤，类似于胚胎期毛细血管，缺乏弹力层与平滑肌，常位于一侧三叉神经的分布区。患侧半球可见萎缩、变硬，软脑膜局限性增厚，血管异常增生、充血。常见于顶叶与枕叶。镜下见软脑膜毛细血管—静脉畸形，由薄壁小静脉及毛细血管组成，部分血管透明变性、闭塞，周围神经纤维及神经元减少与变性，胶质增生钙化。钙化呈松散状或团块状，部分可见于皮质血管内或血管周围间隙。进行性钙化、继发性脑实质变性和胶质增生可能是导致智能进行性衰退的原因。SWS 常累及同侧眼球脉络膜与视网膜，呈蜂窝状，致先天性青光眼。

（二）临床表现

患者多于 10 岁前发病，表现为癫痫、智力障碍及偏瘫，约占 89%。主要临床特征为一侧颜面的焰色痣（NF），肢体抽搐、对侧偏盲、偏瘫、智能减退，同侧青光眼。面部血管瘤多呈葡萄酒色或灰红色，边缘清楚，扁平或轻度隆起，手指压之可褪色，常位于一侧三叉神经的分布区。肢体抽搐多为对侧肢体局限性运动性发作，其次为全身大发作，与脑部病变的部位有关。偏瘫多晚于癫痫，癫痫出现越早，偏瘫发生率越高。癫痫与面部 NF 的相关性较低，与智能和肢体功能障碍有关。约半数患者有不同程度的智力障碍，可能与软脑膜血管瘤附近皮质慢性缺氧、频繁癫痫和反复静脉阻塞有关。当病灶累及枕叶和视放射时，常发生对侧偏盲。先天性青光眼常在同侧，发生机制可能为小梁发育异常和巩膜静脉高压，与面部 NF 相关，上睑部 NF 患者多发生严重的青光眼。眼底检查可见脉络膜血管瘤、视网膜变性、视网膜剥离和萎缩，可致患者视野缺损或视力下降。

（三）辅助检查

1. 头颅平片

脑组织钙化，呈散在状、线状或脑回状，多见于枕叶，患者年龄越大，钙化越明显。其他部分患者可见局部颅骨增厚。

2. 头颅 CT 及 MRI 检查

局部脑萎缩引起脑沟脑回增宽，蛛网膜下隙扩大。皮质下可见迂曲的脑回状钙化。多见于顶枕叶。患侧颅骨代偿性增厚。增强后可见局部脑萎缩的皮质脑回样强化，是最具特征的表现。MRA 示皮质静脉数量减少，深静脉增多、增粗。

3. 脑血管造影

顶枕叶毛细血管在毛细血管期和静脉期呈弥漫性、均匀性密度增高，皮质静脉减少，深部髓静脉扩张、增多，皮质血流主要由扩张的深髓静脉经室管膜静脉系统进入深静脉系统。

4. 脑电图检查

患侧半球皮质电活动减少，出现痫样放电与局限性慢波。

5. SPECT

患侧半球局限性灌注下降。

6. PET

患侧半球脑代谢率下降，氧利用率增高。

（四）诊断

典型患者根据临床表现即可诊断；非典型者（如缺乏面部 NF）以及早期患者需辅以影像学检查。目前头颅 CT 和 MRI 是诊断该病最有效的临床手段，文献报道 SWS 典型的影像表现包括：①颅内影像特点的脑回样钙化，假性加速化的髓鞘化，脉络丛增大，以及其他静脉异常改变，缺血及脑萎缩；②颅板增厚；③眼球改变为眼球增大或缩小，为眼积水及牛眼、脉络膜血管瘤、巩膜毛细血管扩张等所致。

（五）治疗

目前该病尚无根治性方法，主要采取对症治疗，防止病变发展及产生继发性损害。控制癫痫以药物为主，难治性癫痫用手术方法将钙化、强化区域脑叶切除，术后癫痫发作次数可能减少。关于手术时机尚有争议，有学者主张早期手术用以防止正常脑组织发生不可逆损害，并能改善学习状况，防止智力进一步衰退，而晚期手术仅能防止癫痫发作，对已形成的智力障碍无效。静脉血栓形成可能是 SWS 进行性神经损害的主要原因之一，目前主张口服阿司匹林（60~325 mg/d）以预防静脉血栓的形成，有研究显示，小剂量阿司匹林能减少SWS 患者卒中样发作的频率。面颈部浅表血管畸形或血管瘤多采用激光治疗。对伴青光眼者，予药物降眼压或行抗青光眼手术，多数眼压可被控制，也有报道非穿透性深层巩膜切除术对控制 SWS 相关的青光眼短期效果较好。

（潘　轲）

第三节　脑静脉血管畸形

一、概述

脑静脉血管畸形，又称发育性静脉异常（DVA）或静脉血管瘤，是由放射状排列异常的髓静脉汇入中央扩张的静脉干构成，周围是正常的神经组织。随着 MRI 的应用和影像技术的发展，现已是常见的脑血管畸形之一。

DVA 病因尚不清楚，多认为在脑的胚胎发育过程中，当动脉系统发育即将完成时，由于宫内意外因素，正常静脉通路阻塞，致胚胎髓静脉代偿扩张，扩张的深髓静脉被大的穿支静脉引流至邻近表浅静脉窦和（或）室管膜下静脉而形成。另外，后天因素如肿瘤压迫、血栓形成、动静脉分流引起的静脉压升高，造成静脉回流受阻，导致髓质静脉代偿性扩张，甚至形成畸形血管团。有些病例研究显示，其发生与人类第 9 对染色体短臂的基因突变相关，遵循常染色体显性遗传规律。

DVA 病理所见为异常静脉管壁由覆盖扁平上皮的纤维结缔组织构成，无内弹力板，肌纤维及弹力纤维丧失，管壁可增厚、透明变性。镜下见畸形静脉成分，其间有正常脑组织相隔。组织学上，DVA 的组成是单个或多个扩张的髓质静脉，汇集到一支中心静脉，穿越大脑半球或小脑半球引流入浅静脉或深静脉后进入相邻的静脉窦，无明显供血动脉及直接的动—静脉引流短路。

二、临床表现

大多数 DVA 患者临床上很少出现症状，经常为偶然发现的颅内病灶。DVA 的症状与其部位有关，癫痫发作是最常见的临床症状，其次为局部神经功能障碍。幕上病变患者多存在慢性头痛、癫痫及局部神经功能受损等表现；幕下病变表现为步态不稳或颅后窝占位症状，小脑病灶更易出血。

三、辅助检查

1. CT 检查

平扫可以显示正常，约半数发现异常，常见圆形高密度影，系扩张的静脉网，也可见高密度的含铁血黄素沉着或钙化，增强扫描可见圆形、线形增强血管影。CTV 特征性表现在静脉中晚期出现伞状或树枝样深部髓静脉汇集到单根粗大的引流静脉，然后汇入表浅皮质静脉或硬膜窦。

2. MRI 检查

MRI 表现为引流静脉在 T_1WI 呈低信号，T_2WI 也呈低信号，部分引流静脉在 T_2WI 呈高信号或显示不清，与血管管腔较细、流速较慢或空间伪影有关。髓静脉网在 T_1WI 呈等或低信号，T_2WI 呈等或高信号，与血流较慢有关，且发现率明显较引流静脉低。SWI 对 DVA 非常敏感，对其血管细节显示较好，在无须使用造影剂的情况下，借助 SWI 的静脉血管的磁敏感效应，能直观地观察到引流静脉的形态特征、引流去向，清晰显示 DVA 的"水母头"样改变及更多、更细小的髓静脉血管。

3. DSA

DSA 是诊断 DVA 的最佳影像学方法，典型表现是在静脉期出现许多细小扩张的髓静脉呈放射状汇入一条或多条粗大的导静脉，表现为"水母头征"或"海蛇头状""车辐状"改变。

与 DVA 并存的血管性病变并不少见，常见的是海绵状血管畸形、毛细血管扩张症等。DVA 患者中 13%~40% 并发海绵状血管畸形。这些患者的脑出血发生率明显高于单纯海绵状血管畸形患者。有学者认为，DVA、海绵状血管畸形、毛细血管扩张症本质上属于同类疾病。

四、治疗

早期认为 DVA 有较高的出血率，需手术治疗。近年来的文献认为，与其他脑血管畸形相比，DVA 属良性病变，主张保守治疗。许多学者发现，DVA 的引流静脉同时是正常脑组织的引流静脉，切除后会致静脉引流突然中断，出现脑充血和脑水肿，尤其在颅后窝中线部的风险更大。目前多数学者反对手术治疗，尤其是对无症状、无出血、症状轻或功能区的 DVA 更是如此。对有癫痫或头痛者给予抗癫痫药或止痛药，对反复出血或形成较大血肿者可考虑手术。

（唐君燕）

第四节　硬脑膜动静脉瘘

一、概述

硬脑膜动静脉瘘（DAVF）是动静脉交通在硬脑膜及其附属物大脑镰和小脑幕的一类血管性疾病，又称为硬脑膜动静脉畸形（DAVM）。

发病机制尚不清楚。先天性学说认为，硬脑膜存在极其丰富的血管网，有直径 50~90 μm 的正常"动静脉交通"的特殊结构，以静脉窦附近为最多，在胚胎发育过程中，如血管发育不良，极易导致 DAVF 发生。获得性学说则认为，生理情况下，硬膜上存在动静脉的细小分流或潜在连接，当颅脑外伤、头部手术、炎症及体内雌激素水平改变等引起静脉窦闭塞时，静脉压逐渐升高，并逆向传递，使硬膜上原来存在的动静脉间细小分支扩张，进一步失去自动调节功能，直至形成 DAVF。

DAVF 占颅内血管畸形的 10%~15%。总体出血率 12.7%~42.0%，年发生率为 1.8%，出血病例病死率为 20%~35%。好发年龄为 40~60 岁。

DAVF 多以瘘口部位和引流静脉分类，根据瘘口所在位置分为横窦、乙状窦、海绵窦等多种类型，也可按照病变所属区域进行划分，如硬膜窦区、海绵窦区、天幕区、颅底区等。

该分类由于对临床诊治的指导作用较为局限，目前已逐渐被引流静脉分型所替代。

根据引流静脉进行分类，以 Djindjian 分型与 Cognard 分型最佳。Djindjian 分型：Ⅰ型，血液引流到通畅的静脉窦，症状以颅内杂音为主，很少引起颅内高压及神经系统症状；Ⅱ型，血液引流到静脉窦并反流到皮质静脉，以慢性颅内压增高为主；Ⅲ型，血液直接引流到皮质静脉，使其扩张，甚至呈动脉瘤样变，以 SAH 为主要症状；Ⅳ型，血液引流入静脉湖，占位效应显著，颅内压明显增高，出血率高，常有神经功能障碍。Cognard 分型是对 Djindjian 分型的改良，其Ⅰ、Ⅱ型症状较轻或无明显症状；Ⅲ型由于有皮质静脉引流，出血率达 40%；Ⅳ型有皮质引流伴静脉瘤样扩张，出血率更高达 65%；Ⅴ型，血液引流入脊髓的髓周静脉，50%出现进行性脊髓病变。

二、临床表现

DAVF 各病例之间临床差异很大，患者可能无症状或有较轻的临床症状，也可能有急进性神经系统症状。研究表明，DAVF 的静脉引流方式决定临床风险和自然史。根据静脉引流方式的不同可分为 4 类。①自皮质向静脉窦引流，称为顺流，症状主要由动静脉短路引起，可表现为搏动性耳鸣及颅内血管杂音，海绵窦区 DAVF 可表现为突眼、球结膜充血、水肿。②静脉高压，血流自静脉窦逆流至皮质，称为逆流，症状由扩张、迂曲、薄壁的静脉引起，可发生颅内出血、头痛、神经功能障碍。③直接引流到蛛网膜下隙或皮质静脉，使这些静脉呈瘤样扩张，是蛛网膜下隙出血的主要原因。④硬脑膜动静脉瘘伴有硬脑膜或硬脑膜下静脉湖，血流直接引流到静脉湖中，该型病情严重，常出现占位效应。

从发生率来看，主要症状为搏动性颅内血管杂音，占 67%，杂音可在病变局部或遍及整个头部，瘘口部位杂音最响，并向周围传导，音调高低取决于动静脉短路情况。半数患者可出现头部钝痛或偏头痛，也可呈搏动性剧痛，活动、体位变化或血压高时症状加重。其原因为：静脉高压导致的颅内压增高；扩张脑膜动静脉对脑膜的刺激；小量颅内出血等。轻偏瘫和呕吐发生率也达 50%，原因为颅内压增高和巨大静脉湖占位效应。颅内出血占 20%，多因粗大迂曲的引流静脉破裂所致，与瘘本身无关。出血后，表现为相应的占位效应，重者出现昏迷，甚至死亡。癫痫发作与耳鸣各占 15%，多因正常脑静脉回流受阻，局部充血、水肿所致。其他还包括视力减退、眼部症状、步态障碍、眩晕、脑积水及心功能不全等，发生率多在 10%以下。

三、辅助检查

1. CT 检查

CT 主要表现有骨质异常、硬膜窦异常扩大及脑血管的异常，如颅骨内板血管压迹明显，大静脉窦的异常扩张。病情发展严重时甚至可见广泛的脑皮质静脉迂曲扩张，呈蚯蚓状。

2. 磁共振成像（MRI）检查

MRI 可以提供患者蛛网膜下隙及脑实质的情况，能较清楚地显示瘘口、增粗的供血动脉，迂曲扩张的引流静脉及静脉窦的情况，MRI 显示瘘口紧邻硬膜窦，并有"流空"现象，可提示本病。

3. DSA

选择性脑血管造影是目前确诊和研究本病的可靠手段，可了解供血动脉、瘘的位置和引流静脉和静脉窦。其方法为：①选择性颈内动脉和椎动脉造影，除外脑动静脉畸形，并了解这些动脉的脑膜支参与供血的情况；②颈外动脉超选择造影，显示脑膜的供血动脉及动静脉瘘的情况，寻找最佳的治疗方法和途径；③了解引流静脉及方向、瘘口位置和脑血流紊乱情况，有助于解释临床症状和判断预后。

四、治疗

近几年，对 DAVF 的治疗方法主要包括介入神经放疗、外科手术和立体定向放疗等。治疗原则是闭塞硬脑膜静脉窦壁上的瘘口。各医院采取的治疗策略和具体方法各有不同，但疗效已明显提高。

血管内栓塞治疗逐渐成为治疗 DAVF 的发展趋势，主要包括经动脉栓塞、经静脉栓塞和联合栓塞。早期选用的栓塞材料主要是颗粒和弹簧圈，但弹簧圈和颗粒栓塞常只能闭塞供血动脉主干，不能闭塞瘘口，因为硬脑膜动脉吻合丰富，所以常只能缓解症状而不能治愈且易复发，目前已基本放弃这两种栓塞材料。NBCA 粘管严重、弥散性差，临床应用栓塞 DAVF 治愈率低。Onyx 具有不易粘管、弥散性好、注射易控制等优点，使用时可较为容易地通过动脉，将引流静脉栓塞，从而达到治愈的目的。经静脉途径栓塞是治疗 DAVF 的主要方法，安全、有效。术中采取的静脉途径包括固有的静脉窦、皮质引流静脉、未显影的静脉窦及通过手术暴露静脉或静脉窦直接穿刺。栓塞材料主要是可控或游离的纤毛弹簧圈或普通弹簧圈，也可使用液体栓塞剂。

手术治疗应将病变全部切除，关键是闭塞硬脑膜与软脑膜之间的异常沟通。由于瘘口所在位置，特别是脑深部结构如小脑幕缘、环窦等处的瘘口完全切除是不可能的，并具有较高的手术危险。外科治疗主要采取窦孤立、窦切除等方法，适用于上矢状窦和侧窦区。对小脑幕区、枕骨大孔区和大脑凸面的，由于常经皮质静脉引流，可通过外科手术切断引流静脉而治愈。

立体定向放疗 DAVF 的文献较少，虽然报道的治疗效果较理想，但尚不能作为主要的治疗方法。

（唐君燕）

第五节　颅内静脉窦及静脉血栓形成

一、定义及解剖学基础

颅内静脉系统包括脑静脉和静脉窦。

1. 脑静脉

脑部主要的静脉分深、浅两组。以大脑外侧沟为界，大脑浅静脉分为上、中、下 3 组。外侧沟以上的静脉属大脑上静脉，外侧沟部位的静脉为大脑中浅静脉，外侧沟以下的静脉属大脑下静脉。浅静脉主要收集大脑半球皮质和皮质下髓质的静脉血，分别注入颅顶部上矢状窦和颅底部海绵窦、横窦、岩上窦和岩下窦等。大脑中浅静脉是最大的浅静脉，它借大交通静脉与大脑上静脉吻合，通入上矢状窦；借枕交通静脉与横窦衔接。

大脑深静脉包括大脑内静脉、基底静脉等，主要收集大脑半球深部髓质、基底核、内囊、间脑、脑室脉络丛的静脉血，汇合成大脑大静脉。大脑大静脉位于胼胝体压部之下，血流注入直窦。

2. 脑静脉窦

脑静脉窦为硬脑膜在某些部位两层分开形成的腔隙，是颅内静脉血的血流管道，又称硬脑膜窦，可分为甲、乙两组。甲组包括上矢状窦、下矢状窦、直窦、横窦、乙状窦。乙组包括海绵窦、岩上窦、岩下窦、基底静脉丛等。两组均引流入颈内静脉。颅内大的静脉窦主要如下。

上矢状窦位于大脑镰的上缘，前始自额骨的鸡冠，向后在枕骨内粗隆处与窦汇相沟通，再分流入左、右横窦。上矢状窦接受大脑上静脉分支来源的静脉血流，也与颅骨板障静脉以及属于颈外静脉系统的颅骨静脉相沟通。

下矢状窦位于大脑镰下缘的后半部，走向与上矢状窦相似，但比上矢状窦小而短，在小脑幕处直接与直窦相连。

直窦位于大脑镰与小脑幕连接处，接受来自下矢状窦、大脑大静脉的血液，向后与上矢状窦的后端融合称窦汇。

横窦是最大的静脉窦，位于枕骨内粗隆两侧，至小脑幕附着于颞骨岩部处即弯向下方。围绕颞骨乳突段呈乙字形，称乙状窦。它与颈内静脉沟通，向下通过两侧颈静脉孔出颅。乙状窦与乳突小房仅隔薄层骨板，因而在乳突炎症时可以波及乙状窦而引起血栓形成。

海绵窦位于颅中窝蝶鞍两侧，内部由小梁样结缔组织组成，形似海绵。海绵窦静脉交通广泛，它接受眼静脉、蝶顶窦、大脑中静脉和下静脉的血液，并通过岩上、下窦，与横窦、乙状窦相接，将血液导入颈内静脉。两侧海绵窦围绕垂体以环状海绵间窦相连。海绵窦外侧壁与颞叶相邻，外侧壁自上而下有动眼神经、滑车神经、眼神经和上颌神经通过。海绵窦内有颈内动脉与外展神经通过。海绵窦外下壁与三叉神经节和下颌神经相邻。面部静脉和眼静脉相交通，所以面部感染如疖可蔓延至海绵窦，引起海绵窦炎症和血栓形成，导致上述神经受压。

图 7-1 显示了硬脑膜窦内静脉血流的方向。

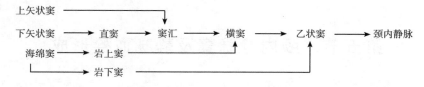

图 7-1　硬脑膜窦内静脉血流的方向

颅内静脉窦及静脉血栓形成是由多种病因所导致的以脑静脉回流受阻、脑脊液吸收障碍为特征的一组特殊类型脑血管病。依病变的性质可分为感染性和非感染性，感染性静脉血栓形成又称为化脓性静脉血栓形成或血栓性静脉炎和静脉窦炎。根据血栓部位可区分为皮质静脉血栓形成、深静脉血栓形成和静脉窦血栓形成。

颅内静脉不与动脉伴行，但深、浅静脉间存在广泛的吻合；局限性的或小静脉血栓形成，由于有丰富的侧支循环，临床体征可不明显或仅有颅内压增高的表现。颅内静脉管壁薄、无弹性，静脉注入硬脑膜窦之间没有防止血液倒流的静脉瓣装置，仅在脑静脉开口于硬脑膜窦处有瓣膜起改变血流方向的作用，故当血栓使静脉窦堵塞或影响大量侧支静脉时，病因不能及时去除，病灶易于扩散，可导致一个至数个大静脉窦完全堵塞，并伴有大量侧支静脉堵塞。脑静脉血流回流受阻，导致脑组织淤血、脑水肿、脑皮质和皮质下出现多发性点片状出血灶，还可出现静脉性脑梗死。

二、流行病学

既往认为颅内静脉窦及静脉血栓形成是极为罕见的重症疾病，病死率极高。随着神经影像学的发展，尤其是 CT、MRI 和 MRV 的临床应用，为及时、正确诊断提供了无创且可靠的检查手段，可早期诊断该病，故现在的发病率较以前有所提高。由于颅内静脉窦及静脉血栓形成的临床表现差异很大，容易漏诊、误诊，真正的发病率还没有明确的流行病学资料。有学者估计该病占所有脑血管病的 1%～2%。颅内静脉窦及静脉血栓形成可影响所有年龄段，婴幼儿、老年人、产妇、慢性病体弱患者易发。由于存在口服避孕药、妊娠等危险因素，20～35 岁的女性患者多见。在静脉窦血栓形成中上矢状窦、乙状窦常见，其次为海绵窦和直窦。岩上窦、岩下窦、皮质静脉以及单独的小脑静脉受累极为少见。需要注意的是：同一患者常有多个静脉窦和静脉的累及。

三、病因与发病机制

颅内静脉窦及静脉血栓形成依病变的性质可分为感染性和非感染性两大类。由于解剖结构的原因，头面部、眶部、鼻窦感染多累及海绵窦，乳突部感染多累及乙状窦。其他各种因素所致凝血机制异常、血液高凝状态或局部静脉血流郁积均可导致非炎性血栓形成。需要注意的是：许多患者具有不止一个危险因素，即使已发现一个危险因素，还需进一步检查是否存在其他病因，特别是遗传性或获得性的凝血机制障碍。虽然目前已发现许多病因和危险因素，还有高达 20%～30% 的患者未能明确病因，归为特发性血栓形成。表 7-2 列出了可致颅内静脉窦及静脉血栓形成的具体疾病及危险因素。

表 7-2　颅内静脉窦及静脉血栓形成的病因及危险因素

一、炎性因素

1. 局灶性

　　直接的化脓性外伤；颅内感染：脑脓肿，硬膜下积脓，脑膜炎；中耳炎，扁桃体炎，鼻窦炎，口腔感染，局部皮肤感染

2. 全身性

　　细菌性：败血症，心内膜炎，伤寒，结核

　　病毒性：麻疹，肝炎病毒，脑炎（疱疹、HIV 病毒），巨细胞病毒

　　寄生虫性：疟疾，旋毛虫

　　真菌性：曲霉菌感染

二、非炎性因素

1. 局灶性

　　颅脑损伤（开放型或闭合型，伴有或不伴骨折）；神经外科手术；脑梗死和脑出血；肿瘤（脑膜瘤，转移瘤）；蛛网膜囊肿；硬膜下动静脉畸形；颈内静脉置管

二、非炎性因素

2. 全身性

任何原因所致的严重脱水（腹泻、高热、任何癌症所致恶病质等）或休克

外科：任何手术伴有或不伴有深静脉血栓形成

妇产科：妊娠和产后，口服避孕药（雌激素、孕激素）

心内科：先天性心脏病，心功能不全，安装起搏器

消化科：肝硬化，克罗恩病，溃疡性结肠炎

血液科：淋巴瘤，白血病，红细胞增多症，失血性贫血，镰状细胞贫血，阵发性晚间血红蛋白尿，缺铁性贫血，凝血机制障碍：抗凝血酶Ⅲ、蛋白C、蛋白S缺乏，活化的蛋白C抵抗，弥散性血管内凝血，血浆纤溶酶原缺乏，Ⅴ因子 Leiden 突变，凝血因子 20210G to A 突变，血小板增多症（原发性或继发性）

风湿科：系统性红斑狼疮，颞动脉炎，韦格纳肉芽肿，Behcet 病，Evan 综合征，结节病

肾病科：肾病综合征

其他：新生儿窒息，雄激素治疗，L-天冬氨酸治疗

四、临床表现

颅内静脉窦及静脉血栓形成起病形式快慢不一，病变部位不一，病变程度不一，因此临床表现复杂多样，病程及转归各不相同，除海绵窦血栓形成外，临床表现均缺乏特征性。病程小于 2 日的急性起病者约占 30%，多见于感染、妊娠或产后；病程 1 个月以内亚急性起病最常见，占 40%～50%；慢性起病，病程大于 1 个月，多为炎性因素、凝血机制障碍所致。颅内静脉窦及静脉血栓形成起病的快慢与病因以及静脉侧支循环的建立有关，临床表现主要与血栓形成的部位、速度以及年龄、基础疾病有关。主要的、基本的临床表现可以分为以下 4 类。

1. 局灶性神经功能缺失和（或）部分性癫痫

局灶性神经功能缺失包括颅神经麻痹和意识障碍，任何脑部病变的表现如失语、偏瘫、偏盲、记忆障碍均可出现。颈内静脉血栓形成可致第Ⅸ、第Ⅹ对脑神经麻痹。有 40%～50% 的患者会有癫痫发作，初次发作多为局灶性癫痫，可伴有 Todd 瘫痪。

2. 颅内压增高症

颅内压增高症表现为头痛、视神经盘水肿、展神经麻痹，可类似于良性颅内压增高症的表现。其中头痛是最早出现、最常见的症状，多表现为急性发作的严重、类似蛛网膜下隙出血的疼痛，也可类似偏头痛的表现，头痛同时可完全没有局灶性神经系统体征。约有半数患者可出现视神经盘水肿。

3. 亚急性脑病

亚急性脑病指不同程度的意识障碍，不伴有局灶性或特征性的症状。脑深静脉血栓形成，累及基底节、部分胼胝体、枕叶，患者意识障碍迅速加重，出现昏迷伴传导束征，可不伴有视神经盘水肿和癫痫。

4. 痛性眼肌麻痹

尽管海绵窦血栓形成大多为急性起病，一些慢性起病的患者可表现为动眼神经、展神经的痛性麻痹。

虽然该病有上述主要的、基本的临床表现，但部分患者症状很轻，甚至可以完全没有症状。而且由于血栓形成的部位不同，病因不同，其临床表现错综复杂，对上述症状进行鉴别诊断时要考虑本病的可能性，需仔细鉴别，避免误诊。以下分述各主要静脉窦血栓形成的表现。

（1）海绵窦血栓形成：常有鼻窦炎或鼻窦旁皮肤严重感染，以及因眼眶周围、面部"危险三角"区的化脓性感染引起。海绵窦血栓形成的临床表现有其特异性，常有高热、眼部疼痛、剧烈头痛、呕吐和意识障碍。由于眶内静脉回流受阻，眼眶内软组织、眼睑、眼结膜、额部头皮往往水肿，眼球突出。由于海绵窦内有动眼神经、滑车神经、展神经以及三叉神经眼支通过，在血栓形成时上述神经均可受累，出现海绵窦综合征，表现为眼睑下垂、病侧的眼球向各方向活动均受限制，严重时眼球正中位固定，瞳孔散大，对光反射消失，三叉神经第一支分布区感觉障碍，角膜反射消失。部分患者可出现视神经盘水肿、眼底静脉淤血，甚至可有出血，引起视力减退，甚至失明。由于两侧海绵窦相连，单侧海绵窦血栓形成常在数日内扩展到对侧海绵窦而表现出双侧眼球突出、充血、活动受限。

（2）上矢状窦血栓形成：以非炎性多见。多见于分娩1~3周的产妇、妊娠期、口服避孕药、严重脱水、全身衰竭、恶病质等情况下。偶可由于头皮或邻近部位感染、颅脑外伤所致。起病多为亚急性，以颅内压增高症状为主。可出现头痛、呕吐等颅内压增高症，严重时出现嗜睡、精神异常或昏迷。婴儿中可表现为喷射性呕吐、颅缝分离、囟门隆起。在成人患者中视神经盘水肿可能是唯一的症状。在老年患者中，症状可能较轻微，无特异性表现，诊断困难。上矢状窦血栓扩展到脑皮质静脉，脑皮质水肿，可发生出血性梗死，出现相应的症状，如局灶性或全身性癫痫、偏瘫、失语等。

（3）横窦、乙状窦血栓形成：横窦和乙状窦解剖上紧密相连，血栓形成时多同时累及。其主要为化脓性乳突炎并发症，一侧血栓形成时可无明显的症状。在化脓性乳突炎或中耳炎患者中发生败血症就需考虑乙状窦血栓形成的可能。其主要症状为颅内压增高综合征，出现头痛、呕吐、视神经盘水肿、不同程度的意识障碍。如上、下岩窦受到影响，出现患侧三叉神经眼支、展神经麻痹症状；血栓扩展至颈静脉，出现舌咽神经、迷走神经、副神经同时受累；极为罕见的是出现血栓经窦汇或颞交通静脉扩张到上矢状窦后出现偏瘫、癫痫发作。

（4）脑静脉血栓形成：单独的皮质静脉受累罕见。多数由静脉窦血栓扩展而来。可发生在高热或严重传染病患者中。常突然起病，出现头痛、呕吐，局灶性癫痫、肢体瘫痪、感觉障碍。由于脑静脉血栓形成常为多发性，分布于脑的不同部位，临床表现错综复杂，主要表现为局灶性功能缺失，可不伴颅内压增高症。深静脉如大脑大静脉血栓形成，可导致双侧丘脑对称性梗死，可表现为淡漠、痴呆的症状，病情严重时出现高热、痫样发作、昏迷、去大脑强直，即使患者存活，多遗留有不同程度的并发症。

五、实验室检查及特殊检查

除进行生化常规检查外，对怀疑颅内静脉窦及静脉血栓形成的患者特别要进行血常规检查，了解有无外周血白细胞增多，以明确有无感染因素；进行血电解质测定，以了解有无高钠血症；检查凝血功能，以了解有无凝血机制障碍；必要时可进行蛋白S、蛋白C、抗凝血酶Ⅲ、Ⅷ因子、抗心磷脂抗体，以及Ⅴ因子G1691A基因突变，凝血因子G20210A基因突变检测。对急性发病疑似静脉血栓形成的患者还可检测血D-二聚体浓度，如在急性期浓度>500 ng/mL，有可疑病史，需高度怀疑该病的可能，必须予以影像学检查。

腰椎穿刺检查可明确患者是否存在颅内感染，排除脑膜炎。在颅内压增高的患者中进行腰椎穿刺可测定颅内压，适量放出脑脊液后将降低颅内压力，起到治疗的作用。但腰椎穿刺易诱发脑疝，在严重颅内高压时，需充分评估检查的危险性。

脑影像学检查是目前诊断颅内静脉窦及静脉血栓形成常用的方法，也是明确诊断首选的方法，主要包括头颅 CT、MRI、MRV 和 DSA。

头颅 CT 是急诊室最常用的检查，通常为诊断本病最早采用的影像学方法。颅内静脉窦及静脉血栓形成的患者可出现具有诊断意义的"束带征""高密度三角征"和"空 delta 征"，但阳性率不高。"束带征"是指在 CT 平扫上，可见致密血栓形成后显示出增粗的血管条索状影，如显示出静脉窦影称为"高密度三角征"。"空 delta 征"是指发病 1 个月内的 CT 增强中，由于血栓形成，可显示出造影剂的充盈缺损，多见于上矢状窦血栓形成。上述特异性直接征象仅见于约 1/3 的患者，其他一些非特异性的间接征象较为常见，包括不同程度的脑水肿、多灶性常伴出血的静脉性梗死、小脑室、大脑镰和幕强化。由于头颅 CT 特异性征象出现率低，没有经验的医师难以识别，约 30% 的患者 CT 检查可以完全正常，通常不能用以确诊静脉窦血栓形成。

除非进行磁共振检查有禁忌证，头颅磁共振（MRI）与磁共振静脉成像（MRV）结合是目前公认诊断和随访颅内静脉窦及静脉血栓形成的首选影像学方法。它可以显示血栓形成后继发的脑组织病理改变及其程度，MRV 还可直接显示静脉窦和血栓本身，又能反映血栓的病理基础及演变过程，还可用于观察治疗效果。静脉窦血栓的 MRI 表现演变可分为 4 期：急性期（1~5 日），T_2WI 低信号，T_1WI 等信号；亚急性期（5~20 日），T_1WI、T_2WI 均呈高信号；慢性期为患者出现症状 3 周后，血栓信号于所有序列均下降且信号不均；第四期（后期）特征性表现为血管再通或血栓的长期存留。其中亚急性期的高信号是较为典型的表现，而其他时期则不典型。MRV 检查可见血栓形成的直接征象和间接征象。直接征象指病变初期可见有病变的静脉窦高信号影缺失，而静脉窦血流再通时则表现为边缘欠清晰且不规则的稍低的血流信号。间接征象为梗阻远端侧支循环血管建立或其他引流静脉异常扩张、颈内静脉压升高等。

由于脑静脉解剖变异比动脉更大，判读 MRV 时必须注意如下几点，以避免出现误读、误判。正常 MRV 上矢状窦、直窦、大脑大静脉、横窦、乙状窦、颈内静脉均可 100% 显示，其他小静脉或静脉窦不能完全显示，在诊断较小静脉窦血栓时要注意；横窦以右侧优势为多见，左、右等势的仅占 16%，在诊断横窦血栓形成时要注意；上矢状窦横断面呈三角形，前端逐渐变细、消失，由皮质静脉代替，这需要与血栓形成相鉴别；血流间隙易与血栓形成和肿瘤侵蚀相混淆，优势侧横窦、上矢状窦、直窦和 Galen 静脉很少发现流动间隙。当在这些部位发现流动间隙时，应高度怀疑是由于病理状态引起的。

DSA 可显示静脉窦血栓形成的部位、范围，以及静脉异常回流和代偿循环的情况，具有目前 CT 和 MRI 甚至 MRA 所不能替代的作用。对 MRV 显示较少的下矢状窦、大脑大静脉及大脑内静脉等较小静脉窦及静脉血栓的诊断还是存在一定的优势。但是 DSA 不能显示血栓本身，也不能显示静脉窦血栓形成继发的脑组织的病理改变及其程度。操作具有创伤性并可能加重患者的颅内高压的危险性，因而影响了其应用。多用于不能进行磁共振检查的患者或准备进行血管内溶栓时。

六、诊断与鉴别诊断

颅内静脉窦及静脉血栓形成中只有海绵窦血栓形成的临床表现比较特殊，可依据临床表现、原发病灶的存在而明确诊断。其他部位的血栓形成，如影响多支静脉和静脉窦时诊断易，但单独的小静脉受累诊断困难，不能仅从临床表现诊断，必须结合神经影像学检查才能明确诊断。

急性起病伴局灶神经系统症状的需与动脉系统卒中相鉴别，慢性者需与脓肿或肿瘤相鉴别。

急性突发头痛为主要表现时需要与特发性颅内压增高症、蛛网膜下隙出血相鉴别。

意识改变为主要表现者需与脑炎、代谢性疾病相鉴别。

海绵窦血栓形成需与导致一侧眼球突出和眼球运动受限的一些其他情况相鉴别。如眼眶内球后蜂窝织炎、骨膜下脓肿、球后占位性病变、视神经孔处胶质瘤。双侧眼球突出需与甲状腺功能亢进相鉴别。

七、治疗

颅内静脉窦及静脉血栓形成是多种病因引起的、临床表现不同的疾病。因其少见，大宗病例临床治疗研究报道不多，治疗时需坚持个体化的综合治疗原则。

1. 病因治疗

（1）感染性血栓形成：应积极控制感染及处理原发病灶，如面部疖肿、乳突炎、鼻窦炎，抗生素的应用应遵循尽早、合理、足量、长疗程原则。抗生素的选择可依据细菌培养、血培养、脑脊液检查的结果，如病原菌不清，可选用广谱抗生素或两药联用。在抗生素应用的基础上，应彻底清除原发病灶，如疖肿切开排脓、乳突根治术等。

（2）非感染性血栓形成：也应在针对原发疾患治疗的基础上，尽力纠正脱水，增加血容量，降低血黏度，改善脑循环。

2. 对症治疗

（1）脑水肿颅内高压者应积极行脱水、降颅压治疗，使用甘露醇降低颅内压；颅内压较高的患者应在大剂量抗生素使用的同时短期加用激素；使用乙酰唑胺抑制脑脊液分泌；可行腰椎穿刺适当放出脑脊液，颅高压危及生命时可行颞肌下减压术。

（2）癫痫发作者采用抗痫治疗，高热者物理降温，意识障碍者加强基础护理、支持治疗、预防并发症。

3. 抗凝治疗

目前尚无标准化治疗方案。国内外倾向肝素抗凝治疗是安全、有效的，可列为脑静脉系统血栓形成的一线治疗方法。肝素可限制血栓发展，促进其溶解。及时给予抗凝治疗，可解除静脉闭塞，恢复血流再通，为获取最佳疗效、改善预后的最有效措施。静脉给予普通肝素与皮下注射低分子肝素最为常用，至今尚缺乏两者疗效比较的大规模临床试验研究资料。既往由于担心肝素使用可能导致继发性出血，其使用受到限制，近期的研究显示，肝素治疗不良反应较少，相对安全，即使发生出血性梗死，也可谨慎应用。急性期后，如患者存在凝血障碍，尚需口服抗凝药物 3~6 个月或更长，保持 INR 在 2~3。

4. 局部溶栓

目前不主张全身性溶栓，主要采用导管经股静脉、颈静脉到达血栓形成处释放溶栓剂，同时通过机械力破坏血栓。t-PA 溶解纤维蛋白性血栓以及促进血管再通的效果均优于尿激酶，局部药物溶栓一般用于起病即为昏迷的患者或使用足量抗凝药物病情仍在进展的患者。不良反应包括肺栓塞、再栓塞，目前尚无大规模的临床试验结果和明确的治疗规范。

八、预防及预后

颅内静脉窦及静脉血栓形成的病死率在 5.5%~30.0%。大面积出血性梗死、难治性癫痫、败血症、肺动脉栓塞、恶病质是主要的致死原因。感染性血栓形成的病死率较非感染性高。妊娠和产后患者如能早期诊断治疗，预后较好。颅内静脉窦及静脉血栓形成后遗症如肢体乏力、感觉障碍、精神异常、视觉丧失等占 15%~25%；约 50% 的患者可没有明显的后遗症。由于其预后个体差别很大，有学者称其为"全或无"的疾病。年龄（过大或过小），昏迷，严重颅高压，小脑静脉、深静脉受累，病因为严重感染或恶性疾病，难控制癫痫，肺动脉栓塞，CT 显示出血性梗死的患者预后不良。长期随访显示癫痫为最常见的并发症。颅内静脉窦及静脉血栓形成的复发率为 12%；出现颅内静脉窦及静脉血栓形成的产妇可以再次妊娠，除自然流产外，少见其他并发症。

（唐君燕）

第八章

颅底脑膜瘤

第一节　常见颅底脑膜瘤

一、前颅底脑膜瘤

前颅底脑膜瘤是前颅底最常见的良性肿瘤，好发于前颅底中线部位的筛板和蝶鞍周围，分别包括嗅沟脑膜瘤、鞍上（鞍结节及鞍膈）脑膜瘤、蝶骨平台脑膜瘤、海绵窦壁脑膜瘤。约占颅内脑膜瘤的40%。因其与视神经、颈内动脉及其分支、下丘脑、垂体柄等重要结构关系密切，特别是肿瘤体积巨大者，手术难度较高。

1. 临床表现

颅前窝脑膜瘤生长速度较慢，且颅前窝代偿空间较大，因此多数患者病程较长，临床上由于其起源部位不同，可以表现为不同的首发症状。如起源于嗅沟的脑膜瘤，局限于一侧嗅沟的脑膜瘤早期症状往往不明显，当肿瘤体积巨大并侵袭双侧嗅神经时，则会出现嗅觉丧失的症状，后期还会有颅内高压症状及视力下降等。而起源于鞍结节的脑膜瘤，其上方与视神经或视交叉紧密相邻，则多以视力下降起病，且症状出现较早，若肿瘤起源于或侵袭海绵窦，累及海绵窦内的神经，会出现海绵窦综合征。此外，靠近鞍结节或鞍膈部位的脑膜瘤由于肿瘤后极邻近垂体柄，不少患者还会伴有垂体功能的改变，如PRL升高等，而较少有尿崩或发热等临床表现。

2. 影像学检查

（1）X线平片：约一半患者有阳性发现，前颅底及其附近的骨质增生或吸收。鞍结节脑膜瘤及其附近的蝶骨平台骨质增生，呈结节增生特征，有时还可见鞍背骨质吸收，少数出现局部骨质破坏。蝶鞍一般不扩大。

（2）脑血管造影术：中等以上大小肿瘤可有大脑前动脉第一段及前交通动脉向上、向后移位，动脉管腔变细，少数可引起动脉闭塞。通常眼动脉段增粗并有分支向鞍结节脑膜瘤供血，有时可见以鞍结节为起点向周围呈放射状的异常血管，并能与动脉瘤相鉴别，尤其鞍区动脉瘤。

（3）头颅CT：颅前窝底的CT扫描可发现前颅底肿瘤，可见等密度或高密度的占位病变，注射造影剂后肿瘤明显增强。同时能观察到是否侵及筛窦或蝶窦，有无骨质破坏及增生等，以利于明确诊断，制订手术入路及术中安全操作。

（4）头颅 MRI：对前颅底脑膜瘤的诊断意义最大，不仅可以提示肿瘤的起源，还能够显示其与视神经、颈内动脉、大脑前动脉及其分支、垂体柄、下丘脑等重要结构的关系，对于手术入路的选择及术中操作均具有指导作用。此外，MRI 还可以对肿瘤的质地、血供情况进行初步评估，T_2 加权像（T_2WI）呈等或低信号，提示肿瘤质地较硬，手术切除难度大；T_2WI 呈高信号，则提示肿瘤质地较软，手术切除相对容易；若瘤内血管流空较多，多提示肿瘤血管丰富，术中应注意减少失血。

3. 诊断与鉴别诊断

因为脑膜瘤良性的生物学特性，一般生长较为缓慢，病变早期常无特殊临床表现。生长较大后可压迫邻近重要的脑组织、神经、血管，出现一系列表现，常有不同程度的嗅觉减退，视力、视野障碍，头痛、精神障碍（如嗜睡、记忆力减退、焦虑等，与压迫额叶底部有关），可有癫痫发作、嗅觉异常、内分泌障碍等。如有上述症状，可考虑前颅底脑膜瘤可能，结合典型的影像学改变可以诊断，但需要与下列疾病相鉴别。

（1）嗅沟脑膜瘤：主要与嗅神经母细胞瘤相鉴别，详见嗅沟脑膜瘤的鉴别诊断。

（2）鞍上脑膜瘤：主要与以下疾病相鉴别。①垂体腺瘤，以垂体内分泌障碍为主要表现，大腺瘤伴有视力、视野障碍。颅骨 X 线平片表现为蝶鞍扩大、变形或骨质破坏。CT/MRI 检查显示为鞍内肿瘤。②颅咽管瘤，儿童多见，以尿崩症、肥胖、发育迟缓等丘脑下部受累为主要症状，可伴有视力、视野缺损。影像学检查可发现鞍上和（或）鞍内有蛋壳样钙化，多为囊性肿瘤，环状强化。③视交叉部蛛网膜炎，视力减退迟缓，常有症状缓解期，视野改变很不规则。影像学检查蝶鞍正常，鞍结节无骨质增生及破坏，鞍区无占位性病变。④球后视神经炎，发病急，以双侧视力丧失为主要表现，无内分泌症状，多为向心性视野缩小，非手术治疗效果明显，影像学检查蝶鞍正常，鞍区无占位性病变。⑤异位松果体瘤，以 7~20 岁多见，多以尿崩症为首发症状，并伴有其他内分泌症状，可有原发性视神经萎缩，肿瘤钙化不常见。

4. 治疗

（1）手术治疗：前颅底脑膜瘤手术入路的选择应当根据肿瘤体积的大小、起源的具体部位、与邻近重要结构的关系等具体情况而个体化制定，如单纯嗅沟脑膜瘤，可以经翼点入路、单侧额下入路、翼点结合额下入路、纵裂入路、眉弓锁孔入路、双侧额下入路等，其中常用的手术入路是经翼点和翼点结合额下入路，此入路可以充分显示前颅底诸结构。对体积较小的嗅沟脑膜瘤可以选择经眉弓锁孔入路。而对于体积较大，已侵袭两侧前颅底者，可以行扩大翼点或双侧额下入路。

不管采取何种手术入路，前颅底脑膜瘤大多需要分块切除，特别是肿瘤体积巨大者，此时如果完整切除肿瘤，势必会造成术中额叶的过度牵拉，术后出现额叶水肿加重或出血。切除鞍结节脑膜瘤时若肿瘤将颈内动脉或其分支包绕在内，切除时要格外小心，切忌将颈内动脉或其分支一并切除，否则将产生严重后果，甚至导致患者死亡。

（2）立体定向放射外科治疗：年龄较大，全身情况差，不能耐受手术者；肿瘤直径小于 3 cm，且不伴有颅内压增高者；肿瘤术后有残留者。针对如上患者，尤其鞍上脑膜瘤，可考虑给予立体定向放射外科治疗，部分患者症状可得到缓解。

嗅沟脑膜瘤常见并发症：①嗅觉丧失，术后双侧嗅觉多数会出现丧失，但一般不会引起严重障碍；②大脑前动脉供血障碍，手术过程中损失大脑前动脉而出现额叶术后脑水肿、脑肿胀，甚至缺血、坏死；③丘脑下部损伤，患者术后出现持续昏迷和中枢性高热；④视神经、大脑前动脉及其分支损伤；⑤脑脊液鼻漏，肿瘤侵蚀或手术操作致颅底骨质和硬膜缺损，可能出现脑脊液漏、感染等并发症。

鞍结节脑膜瘤常见并发症：①视神经、视交叉损伤，这是鞍结节脑膜瘤最常见并发症，除直接损伤外，供应视路的血管损伤也是术后视力减退甚至失明的原因，术中应注意保护；②颈内动脉及其分支损伤；③动眼神经损伤；④垂体柄及丘脑下部损伤，术后出现暂时或永久性尿崩或其他内分泌紊乱。

5. 治疗结果与预后

对有手术指征的前颅底脑膜瘤患者，应积极选择显微外科手术治疗，肿瘤较小，预后效果较好。肿瘤较大，尤其明显侵犯包绕重要神经血管结构者，预后相对稍差。

二、嗅沟脑膜瘤

嗅沟脑膜瘤属于前颅底脑膜瘤，占脑膜瘤的 4%～10%，以内皮型最常见，多来自前颅窝底中线筛板部位的硬脑膜，且多发生于一侧，左、右两侧发病率相近，沿前颅窝生长，向上压迫额叶底面，通常发现时体积较大，后极达鞍上区，并向对侧生长，而两侧常不对称，15% 的肿瘤可侵入筛窦，肿瘤多呈球形，供血主要来自筛前动脉与脑膜前动脉，也可来自大脑前动脉、大脑中动脉发出的分支，由肿瘤基底向肿瘤供血。

1. 临床表现

嗅沟脑膜瘤早期症状即有嗅觉丧失，肿瘤位于单侧时，则嗅觉丧失属单侧性，对定位诊断有意义。但如为双侧时，常与鼻炎混淆。但由于单侧的嗅觉障碍可被对侧补偿，患者不易察觉，以致部分患者不能早期发现病变，在临床确诊时，肿瘤大多数已长得较大，肿瘤的占位效应可影响额叶功能，引起精神症状，如兴奋、幻觉及妄想等，也有患者表现为反应迟钝和精神淡漠。同时可出现头痛、恶心、呕吐及视神经盘水肿等颅内压增高症状，长期的颅内高压导致视神经盘水肿而引起视神经萎缩、视力减退。此外，肿瘤也可向后生长直接压迫视神经，个别患者可出现双颞或单颞偏盲。部分患者肿瘤晚期会压迫内囊或基底节区，以致出现锥体束征或肢体震颤等症状。

2. 影像学检查

（1）头颅平片：常显示前颅底包括筛板、眶顶骨质吸收变薄或消蚀而轮廓模糊。也可以为筛板和眶顶顶骨骨质增生。瘤内广泛砂粒体钙化，出现均匀、密度增高块影覆盖于骨质销蚀的前颅底上。

（2）头颅 CT 和 MRI：显示颅前窝一侧或双侧近中线处圆形或类圆形肿瘤影像，边界清楚，平扫 CT 即可见等或高密度影，肿瘤的后方可使脑室额角受压，增强后表现为均匀明显强化。在 MRI 影像上，可见边界清楚的圆形或类圆形肿瘤，多数边缘有一条低信号边，呈弧形或环形，增强后呈均匀状，明显强化，可以显示肿瘤是否挤压或包绕双侧大脑前动脉、颈内动脉。

（3）脑血管造影：侧位相大脑前动脉垂直段弧形向后移位，大部分病侧眼动脉增粗，远端分支增多或呈栅栏状向前颅底供血。同时，个别病例还可有脑膜中动脉向肿瘤供血。

3. 诊断与鉴别诊断

患者出现典型症状，如嗅觉丧失合并颅内压增高症状、视力下降等，结合典型的影像学改变可以诊断嗅沟脑膜瘤。嗅沟脑膜瘤主要与侵犯前颅底的视神经母细胞瘤相鉴别，后者多发生在 5 岁以下儿童，可单眼、双眼先后或同时患病，易发生颅内及远处转移，是婴幼儿眼病中预后最差的一种恶性肿瘤，发生于视网膜核层，具有家族遗传倾向，在侵犯颅底前常先有眼部症状，X 线检查可见钙化点或视神经孔扩大，CT 检查常提示眼内高密度肿块伴钙化斑，侵犯前颅底后的头颅 MRI 通常呈长 T_1、长 T_2 信号，明显强化。

4. 治疗

嗅沟脑膜瘤的治疗以手术为主。将肿瘤及其侵蚀的组织彻底切除是预防肿瘤复发的根本措施，避免损伤视神经、下丘脑和颈内动脉以及颅底重建是降低术后病死率和并发症的关键。鉴于嗅沟脑膜瘤一般较大，不要试图完全暴露肿瘤后再切除，肿瘤内分块切除是处理这类肿瘤的手术原则。

（1）手术方法：嗅沟脑膜瘤的手术入路较成熟。手术入路的选择取决于肿瘤的位置、大小及生长方向，医师对相应手术方式的熟练程度也是决定因素。经典手术入路主要有两种：经额下入路和经翼点入路。Durante 于 1885 年切除嗅沟脑膜瘤获得成功，术后患者存活 12 年。而后，Cushing 使用的单侧额部开颅以及 Dandv 的双侧额部开颅，这两种方法一直沿用至今。当前由于嗅沟脑膜瘤全切率高，并发症的发生率较低，因此采用微创的经额下入路逐渐成为嗅沟脑膜瘤手术的发展趋势。①经单侧额下入路可由前外侧靠近肿瘤瘤体基底部。由于眶上缘几乎与额骨的眶部平齐，比嗅沟筛板位置稍高，因此可以充分暴露嗅沟筛板区，有利于术者阻断前颅底的肿瘤血供，且在经额下入路由前外侧向后内侧解剖时，在达蝶骨平台前都不需要分离保护的血管神经，因此可以鞍区进行电凝切割，加快手术进度，减少出血。主要适用于生长不对称的单侧肿瘤，此入路的缺点是不能在切除肿瘤前暴露需要保护的重要神经血管区域，造成了损伤该区域的可能性。②经双侧额部入路手术创伤较大，无效脑暴露多，容易造成较多的额叶脑挫伤，主要适用予双侧对称性生长的巨大型肿瘤。③当前，针对较大的双侧嗅沟脑膜瘤也可采用经单侧纵裂入路切除，尤其适用于向上发展的肿瘤效果较好。④肿瘤较小且位置特别靠后或累及鞍结节时可采用翼点入路。

（2）并发症：①嗅觉丧失，多数患者术后会出现双侧嗅觉丧失，但一般不会引起严重障碍；②大脑前动脉供血障碍，手术过程中损失大脑前动脉而出现额叶术后脑水肿、脑肿胀甚至缺血坏死；③丘脑下部损伤，患者术后出现持续昏迷和中枢性高热；④视神经、大脑前动脉及其分支损伤，仅见于肿瘤体积较大，后极延至鞍上者，仔细分离肿瘤后极当可避免；⑤脑脊液鼻漏，由于部分患者肿瘤已侵蚀颅底颅骨和硬膜，作 Simpson Ⅰ级切除后可合并颅底缺损，同时可能导致脑脊液漏、感染及脑膨出等并发症的出现，因此，Schller 等学者认为颅底骨缺损超过 15 mm 需要颅底重建，以预防脑脊液漏和颅内感染。

5. 治疗结果与预后

影响手术预后的主要原因是肿瘤较大，术中损伤大脑前动脉，造成额叶脑梗死。嗅沟脑膜瘤全切率达到 85%～100%，且使用显微镜手术可使手术病死率明显降低。因此，绝大多数嗅沟脑膜瘤预后较好。

三、鞍膈脑膜瘤

鞍膈脑膜瘤为发生于鞍膈及其附近硬脑膜的脑膜瘤，在颅内脑膜瘤中发病率较低。常常向视交叉后方生长，从而将两侧视神经向外上推移，并压迫下丘脑引起垂体功能低下症状。

一般分为 3 种类型：A 型，肿瘤起源于鞍膈上面，位于垂体柄的前方；B 型，肿瘤起源于鞍膈的上方，位于垂体柄的后方；C 型，肿瘤起源予鞍膈的下面，垂体柄因受到挤压而不易辨认。

1. 临床表现

（1）一侧视力障碍和视野缺损：多数患者以此为首发症状，多见于颞侧偏盲，严重者有单眼失明，少数为急性视力障碍或症状有波动；双侧视力下降和双颞侧视野缺损，视野缺损主要表现为双颞偏盲。

（2）垂体功能低下。

（3）疼痛：表现为双颞部及眶周疼痛，较为常见，且逐渐加重；少数患者中有头痛表现，但无颅内压增高表现。

（4）其他症状：少数患者有多饮、多尿或记忆力减退，部分女性患者合并有月经紊乱或闭经。

2. 影像学检查

主要包括头颅 X 线、头颅 CT、头颅 MRI 等。所有患者均应做以上影像学检查，以确定肿瘤鞍内生长情况。

（1）头颅 X 线平片及蝶鞍正侧位片：可观察有无蝶鞍扩大、骨质变薄及鞍底破坏等，对诊断有一定帮助。

（2）头颅 CT 检查：表现为鞍内或鞍上稍高密度肿块影，注射造影剂后肿瘤明显强化，边界清楚。

（3）头颅 MRI 检查：表现为等 T_1、等或稍长 T_2 信号块影，注射造影剂后病灶明显均匀强化，但缺乏硬脑膜尾征，被认为是鞍膈脑膜瘤特征性改变。

3. 诊断与鉴别诊断

根据一侧视力下降、内分泌功能障碍轻和典型的影像学改变可以诊断鞍膈脑膜瘤，但需要与下列肿瘤相鉴别。①鞍结节脑膜瘤，在 MRI 上常出现硬脑膜尾征，而鞍膈脑膜瘤一般缺乏硬脑膜尾征，可以借此鉴别。②垂体腺瘤，病灶均匀强化者以鞍膈脑膜瘤可能性较大，在 MRI 上如果能见到被压扁的正常垂体则支持鞍膈脑膜瘤的诊断。

4. 治疗

手术治疗是目前主要的治疗方法。目前手术入路常用两种。①眶上入路，一般选择右侧开颅，除非肿瘤明显向左侧生长或左侧视神经受损才选择左侧开颅。眶上入路是在额下入路的基础上切除眉弓和前 1/3 眶顶，即骨瓣包括上外侧眶缘、眶顶前部及邻近的额颞骨质，使骨窗更加接近前颅底，扩大手术视角，减少额叶脑牵拉损伤。切开硬脑膜后，用脑自动牵开器牵开额叶，即可以显露肿瘤。②眶上翼点入路，患者体位同眶上入路，但头转向对侧 45°。做右侧 3/4 冠状头皮切口，右侧切口至耳前 1 cm 颧弓水平。皮瓣颞肌瓣同翼点入路。在眶上入路颅骨钻孔的基础上于颧弓水平的颞窝钻第 5 孔，用同样的方法锯下额颞眶骨瓣，切除蝶骨嵴外侧，如肿瘤长入视神经管，须做眶—视神经管骨切除。经脱水、释放脑脊液，脑压降低后牵开额叶即显露肿瘤。

手术时注意事项：①直径大于 2 cm 的肿瘤，采用翼点入路；②充分降低脑压，避免脑牵拉伤；③显露肿瘤后先穿刺排除血管性病变；④在开始分离肿瘤附着前，应在显微镜下寻找辨认垂体柄（B 型鞍膈脑膜瘤），避免损伤；⑤在分离肿瘤基底、阻断血供时，除特别注意保护垂体柄外，更要注意保护颈内动脉及其分支、视神经、视交叉以及下丘脑等重要结构；⑥剥离眶骨膜尽量避免损伤，以免球后脂肪疝出而影响操作；⑦肿瘤附着部分离后，做囊内分块切除，并适当切除一部分瘤壁，直至肿瘤从基底部分离，全部切除为止；⑧显露的脑动脉于用棉片覆盖，防止痉挛；⑨肿瘤全部切除后，应能清楚地看到淡红色条状的垂体柄；⑩为了美观，前额部骨孔尽量钻得小些，并且在手术结束时用骨屑封填。此外，使用高速磨钻时要不断冲水，避免热损伤。

术后并发症及处理：①术后肺栓塞及栓塞性静脉炎，手术时间长、术后长时间不能下床活动是主要原因，因此，可以预防性皮下注射肝素，并鼓励患者早期下床活动；②肢体偏瘫，少数患者有一过性对侧肢体偏瘫，大多数能治愈；③其他并发症，包括尿崩、高热等，可术后对症及时处理。

5. 治疗结果与预后

如术中不损伤重要解剖结构，能全切除鞍膈脑膜瘤，则患者预后较好。

四、蝶骨嵴脑膜瘤

蝶骨嵴脑膜瘤又称为蝶骨翼脑膜瘤，起源于蝶骨大、小翼上的脑膜瘤，内始自前床突，外抵翼点。分为内侧型和外侧型两类。蝶骨嵴脑膜瘤发病率占全部颅内脑膜瘤的 12% ~ 23%，居第 3 位。其中女性多于男性，内侧型多于外侧型。

1. 临床表现

临床症状取决于肿瘤的部位，内侧型通常表现为缓慢进行性发展的单侧视力下降，约 1/3 患者失明。当肿瘤增大，侵犯眶上裂、眶侧壁时，患者可出现眼球突出和眶上裂综合征；如果肿瘤累及海绵窦，可出现海绵窦综合征，出现瞳孔散大、对光反射消失、限球运动障碍等症状。此外，还可以有头痛、癫痫发作、精神症状、Foster-Kennedy 综合征等。外侧型蝶骨嵴脑膜瘤症状出现较晚，主要表现为头痛、抽搐。约有 24% 的患者早期出现癫痫发作，主要为颞叶癫痫发作。内侧型和外侧型肿瘤生长较大，均会引起颅内压增高和对侧肢体肌力减退。扁平型蝶骨嵴脑膜瘤的典型表现是：中年女性出现缓慢发展的单侧突眼，最终出现视力损害以及颧颞部可被摸及的骨性隆起。当增生骨质累及眶上裂时，患者还可出现眼外肌运动障碍和前额及颊部麻木感。

2. 诊断

结合患者的临床表现及影像学检查可以作出诊断。其中影像学检查包括头颅 CT、头颅 MRI、脑血管造影等。

（1）头颅 CT 检查：CT 表现很清楚，可见以蝶骨嵴为中心的球形生长的等密度或高密度占位病变。其密度均匀一致，边界清楚，经对比加强后肿瘤影明显增强。如果肿瘤生长缓慢，水肿可能很轻，甚至没有水肿；如果肿瘤压迫侧裂静脉，脑水肿较为明显。

（2）头颅 MRI 检查：MRI 对诊断本病有相当大的意义。MRI 可以显示肿瘤与蝶骨翼和眼眶的关系、骨质破坏情况等。尤其是对内侧的蝶骨嵴脑膜瘤，MRI 还可以提供肿瘤与颈内动脉的关系，有时肿瘤将颈内动脉包裹在内或肿瘤附着在海绵窦上，这些情况对手术切除肿瘤均有重要的意义。增强后的 MRI 图像会更加清晰。

（3）脑血管造影：脑血管造影用以定位诊断的目的已经被 CT 及 MRI 所取代，但它可以提示肿瘤的供血动脉，肿瘤与主要血管的毗邻关系。内侧型蝶骨嵴脑膜瘤的供血动脉主要来自眼动脉的分支，如肿瘤向前颅窝发展可见筛前动脉供血。同时可见颈内动脉虹吸弯张开，有时颈内动脉受肿瘤直接侵犯，表现为管壁不规则。外侧型蝶骨嵴脑膜瘤的血液供应主要来自颈外动脉的分支，如脑膜中动脉，出现典型的放射状肿瘤血管，肿瘤染色在静脉期比动脉期更明显。因肿瘤压迫，侧位像可见大脑中动脉一般被抬高。在脑血管造影的同时，见到颈外动脉供血者，可同时行血管栓塞，使手术出血减少。

3. 治疗

目前主要的治疗方法是手术治疗，术后可辅助放疗。

（1）手术治疗：手术切除肿瘤是最有效的治疗手段。无论是内侧型还是外侧型，目前多采用以翼点为中心的额颞入路。具体方法如下。

患者取仰卧位，上身抬高15°，头后仰并转向对侧30°~45°，头架固定。皮肤切口起自耳屏前1 cm颧弓水平，向上酌情后弯，再向前止于与眼眶中点或内眦相对的发际内。自颞浅筋膜深面翻起皮瓣，避免损伤面神经额支。从颞鳞骨膜下逆行翻起颞肌瓣，并距颞上线1 cm切断颞肌，在骨瓣上留一颞肌蒂，以便在手术结束时复位缝合颞肌，减少颞肌萎缩的机会。颞肌牵向后方，以翼点为中心游离骨瓣。在额骨颧突后方、颞窝、翼点后方及额骨上各钻孔一个，锯下骨瓣。电灼脑膜中动脉可以阻断外侧型蝶骨嵴脑膜瘤血液供应，减少术中出血。用磨钻切除蝶骨嵴外侧1/2~2/3，达眶上裂，使骨窗最大限度地接近中颅底。绕蝶骨嵴弧形切开硬脑膜，并悬吊在周围软组织上。经腰椎穿刺引流脑脊液或脱水等处理，脑压下降后切开外侧裂蛛网膜，切断回流至蝶顶窦的桥静脉，牵开额叶、颞叶即可以看到肿瘤。首先尽可能贴近颅底硬脑膜，用双极电凝器烧灼、分离肿瘤附着、阻断肿瘤供血，然后用吸引器、取瘤钳等从包膜内切除肿瘤，做瘤内减压，最后沿肿瘤周围蛛网膜界面将肿瘤包膜牵离周围结构，分块切除。术毕彻底止血，修补缝合硬脑膜。骨瓣、颞肌复位缝合固定，分层缝合切口，硬脑膜外引流24~48小时。

（2）术中注意事项。①切除蝶骨翼脑膜瘤的骨窗要低，暴露要充分，尽可能暴露肿瘤附着基底，以便及早铲除肿瘤附着，阻断供血，减少出血和减轻对脑组织的牵拉损伤。②眶骨瓣形成时，要在完全切开眶顶和眶外侧壁骨质后再翻起眶骨瓣，否则会引起前颅底骨折。③抬起颞底硬脑膜，烧灼脑膜中动脉及其分支可以减少手术中出血。④切除接近眶上裂的眶顶骨质时要注意避免损伤行经眶上裂的神经。通常在硬脑膜外切除受累的前床突，但如果前床突明显增厚最好经硬脑膜下切除。⑤术中避免过度引流脑脊液，因脑脊液有利于脑池里肿瘤的解剖分离。⑥切除肿瘤，特别是深部脑膜瘤要按照铲除血供、瘤内减压、切除包膜的顺序进行，切勿追求完整切除肿瘤或盲目用手指分离、剜出肿瘤，这样不但容易挫伤正常脑皮质，而且还容易损伤颅底大血管，造成术中大出血和术后偏瘫、失语等严重后果。⑦视交叉下表面交叉纤维只接受来自颈内动脉的小血管供血，这些小血管应尽量保留。

（3）术后并发症及处理。①面神经额支损伤，面神经额支支配额肌，行走在颞浅筋膜浅层表面的脂肪层内，从颞浅筋膜深层下面翻起皮瓣可以避免损伤面神经额支。②颞肌萎缩，距颞肌筋膜在颞骨上附着点1 cm锐性切断颞肌，在颅骨上留下颞肌筋膜蒂。手术结束时将颞肌缝合到颞肌筋膜蒂上，尽可能恢复颞肌解剖上的完整性，可以减少颞肌萎缩的机会。③脑脊液漏，重视硬脑膜的严密缝合，重建硬脑膜的完整性；重视开放的额窦、筛窦、上颌窦的处理，用带蒂额骨骨膜瓣铺设颅底，可以减少脑脊液漏的机会。④失明和眼球活动障碍，常系术中误伤视神经和动眼神经、滑车神经、展神经所致，细致的显微操作可以减少或避免其发生。

（4）放疗：手术未能彻底切除的脑膜瘤术后辅以放疗，对延长部分肿瘤的复发时间是有效的。

4. 治疗结果与预后

外侧型蝶骨嵴脑膜瘤一般能全切，术后复发和神经功能损害较少见。内侧型脑膜瘤全切困难较大，术后可遗留部分脑神经功能损害。术后患者 10 年生存率为 43%~78%。

五、中颅底和鞍旁脑膜瘤

中颅底和鞍旁脑膜瘤是位于颅中窝的脑膜瘤，约占颅内脑膜瘤的 6%。男性与女性发病相差不大，约 1：1.6，平均年龄为 44 岁。按肿瘤与脑膜的附着部位分为 4 种。①鞍旁脑膜瘤：位于颅中窝的内侧部，影响海绵窦内结构，与床突型蝶骨嵴脑膜瘤的症状相似。②眶上裂脑膜瘤：位于颅中窝内侧，影响眶上裂结构，与小翼型蝶骨嵴脑膜瘤的症状相似。③岩尖脑膜瘤：位于颅中窝后内部，在三叉神经半月节窝附近。肿瘤来自半月节包膜，也称半月节脑膜瘤。④颅中窝外侧脑膜瘤：前三种合称鞍旁脑膜瘤，而把最后一种单独称为中颅底脑膜瘤。

1. 临床表现

因为经颅中窝出颅的脑神经较多，故颅中窝和鞍旁脑膜瘤往往早期临床表现即很明显，且有定位意义。①三叉神经的二、三支经卵圆孔和圆孔出颅，典型的中颅底和鞍旁脑膜瘤早期多发生三叉神经痛，可高达 38%。除表现为三叉神经痛外，也可表现为一侧面部痛觉减退和麻木，随后可有嚼肌群萎缩。②早期可有一侧动眼神经麻痹。③肿瘤生长较大时，可向前发展，影响海绵窦或眶上裂，患者可出现眼球活动障碍、眼睑下垂、复视；向颅中窝前部生长，可见患侧视力下降；肿瘤向后发展，可导致第Ⅶ、第Ⅷ对脑神经损害，表现为听力下降和中枢性面瘫。④肿瘤压迫视束，可以出现同向性偏盲。⑤肿瘤侵犯颞叶内侧面，可出现颞叶癫痫。⑥若肿瘤>3 cm 或小脑幕切迹旁影响脑脊液循环者，会出现颅内压增高的表现。⑦当肿瘤侵入颅后窝时，可引起桥小脑角、小脑和脑干症状。

2. 诊断与鉴别诊断

结合患者的临床表现及影像学检查可以作出诊断。其中影像学检查为主要诊断依据，包括头颅平片、头颅 CT、头颅 MRI、脑血管造影等。

（1）头颅平片：颅底像对诊断本病有一定的价值。可见颅中窝底骨质破坏，表现为密度减低。圆孔和棘孔扩大、模糊不清，岩骨尖骨质被破坏，肿瘤钙化，呈散在斑片状或密度较均匀的条块。

（2）头颅 CT 和头颅 MRI：中颅窝底脑膜瘤在 CT 的表现为边界清楚的较高密度影像，注药对比后明显增强。少部分患者表现为混杂密度区，如肿瘤有钙化，CT 显示为极高密度。MRI 均见长 T_1、短 T_2 信号，肿瘤边界清楚。

（3）脑血管造影：表现为颞部占位征。如颈内动脉被肿瘤压迫，颅内血管常充盈不良。由颈内动脉海绵窦前发出的脑膜支增粗显影为本病的特征，但比较少见。因此，使用一般的血管造影技术，多数病例肿瘤染色不明显，数字减影脑血管造影有助于弄清肿瘤内的血管。

（4）鉴别诊断：60%~80% 的垂体瘤患者会因为肿瘤压迫视通路不同部位，出现不同程度的视力功能障碍，多为双颞侧偏盲，临床上需要注意与之鉴别。垂体瘤 CT 平扫大多呈等、低密度，囊变常见，钙化罕见，强化程度低于鞍旁脑膜瘤。结合垂体瘤较为典型的内分泌功能紊乱的临床症状，可以鉴别。

3. 治疗

手术切除肿瘤仍然是目前最有效的治疗手段，其他治疗方法有放疗等。

手术入路可根据肿瘤位置采取翼点入路或颞部入路。术中切口均应足够低，以充分暴露颅中窝底部。翻开骨片后，电灼或结扎脑膜中动脉，对减少手术出血是有帮助的。切开硬脑膜后，部分肿瘤可能被颞叶覆盖，如牵拉颞叶仍不能充分暴露肿瘤，可将颞下回切除一部分即可暴露肿瘤。见到肿瘤后，首先尽可能贴近颅底硬脑膜用双极电凝器烧灼、分离肿瘤附着，阻断肿瘤供血，然后用吸引器、取瘤钳等从包膜内切除肿瘤，做瘤内减压，最后沿肿瘤周围蛛网膜界面将肿瘤包膜牵离周围结构，分块切除。术毕，彻底止血，修补缝合硬脑膜。骨瓣、颞肌复位缝合固定，分层缝合切口，硬脑膜外引流 24~48 小时。

术中注意事项如下。①对于 Lahhe 静脉应注意保护，特别是在优势半球，以防止术后脑水肿和失语的发生。②如肿瘤位于硬脑膜外，可行硬脑膜外探查，剥离肿瘤和颅底间的粘连，可减少出血。③如肿瘤侵犯颅中窝底硬脑膜或颅中窝底骨质，也应一并切除，并行颅底重建术。④术中分离肿瘤时应尽量保护可以见到的三叉神经分支。⑤对球形生长的中颅底脑膜瘤多能手术全切。部分脑膜瘤与硬脑膜粘连面积较大，且常与颅中窝内侧结构粘连，全切较困难。如果全切肿瘤较困难，切勿追求完整切除肿瘤或盲目用手指分离、剜出肿瘤，这样不但容易挫伤正常脑皮质，而且还容易损伤颅底大血管及周围神经等，造成严重后果。

4. 治疗结果与预后

对于手术未能彻底切除的脑膜瘤，术后辅以放疗或 γ 刀治疗，对延长部分肿瘤的复发时间是有效的。手术中全切中颅底脑膜瘤均能取得较好的疗效，5 年内复发率较低。随着颅底外科和显微手术的发展，手术的病死率已很低。

六、岩斜脑膜瘤

岩斜脑膜瘤：通常是指起源于斜坡上 2/3 和起于岩骨斜坡连接处的三叉神经内侧的脑膜瘤。解剖学上认为岩骨斜坡区是指由蝶骨、颞骨和枕骨所围成的区域，这些骨构成颅底的颅中窝、颅后窝。发生于此区的脑膜瘤，不同的学者又将其细分为海绵窦脑膜瘤、颅中窝脑膜瘤、脑桥小脑角脑膜瘤、岩骨尖脑膜瘤、斜坡脑膜瘤、枕大孔区脑膜瘤等。而位于颅后窝上 2/3 斜坡和内听道以内岩骨嵴的肿瘤，由于其位置深在，常累及多条脑神经及血管结构，手术难度大。

1. 流行病学

颅后窝脑膜瘤占全部颅内脑膜瘤的 10%。在颅后窝脑膜瘤中，岩骨—斜坡脑膜瘤占 50% 左右。女性多于男性，女：男大约为 2 ：1。发病年龄多在中年以上。

2. 临床表现

大多数患者可有头痛，但往往不引起注意。颅内压增高多不明显，一般直到晚期才出现轻度或中度的颅内压增高症状。神经系统损害症状根据肿瘤发生的部位、生长方向的不同而有所不同。因此，有学者根据肿瘤发生的部位、生长方向、临床表现和手术入路的不同将该区肿瘤分成 3 型。

（1）斜坡型：由岩骨斜坡裂硬膜内集居的蛛网膜细胞群长出，向中线发展至对侧，瘤体主要位于中上斜坡，将中脑、脑桥向后压迫。主要表现为双侧展神经、滑车神经麻痹和双侧锥体束征，无颅内压增高。脑血管造影显示基底动脉向后明显移位，但无偏侧移位。脑膜垂体干、脑膜中动脉脑膜支、椎动脉斜坡支参加供血。

（2）岩斜型：肿瘤由岩骨斜坡裂长出，向一侧扩延，瘤体主要位于中斜坡及小脑桥脑角，临床表现为一侧第Ⅴ、第Ⅵ、第Ⅶ、第Ⅷ、第Ⅸ、第Ⅹ对脑神经损害，同侧小脑体征及颅内压增高，肿瘤主要由脑膜垂体干、椎动脉枕支和斜坡支、枕动脉岩骨支供血。

（3）蝶岩斜坡型：肿瘤由蝶骨斜坡裂长出，向外侧延伸至蝶鞍旁、颅中窝、岩骨尖，经小脑幕裂孔向鞍背发展。临床表现为一侧第Ⅲ、第Ⅳ、第Ⅴ、第Ⅵ脑神经损害，对侧锥体束征，颅内压增高及智力减退。脑血管造影显示脑膜垂体干、脑膜中动脉脑膜支、咽升动脉斜坡支参加供血。

3. 影像学检查

CT 和 MRI 是诊断该区脑膜瘤最有效的手段。在检查中均要做注药对比强化扫描，否则有误诊的可能。CT 平扫上展示大多数脑膜瘤为分叶状或卵圆形、均一、高或等密度，以广基与颅底紧密相连，受累部位颅骨可见骨增生或骨破坏。注药后肿瘤呈明显均一强化。此外，CT 还可显示乳突气化的程度和骨迷路的位置，有利于指导手术。MRI 以三维立体方式清楚地显示肿瘤的位置、大小，肿瘤的侵犯方向，有无基底动脉及分支受累。更重要的是，在 T_2 加权像上，可观察肿瘤周围蛛网膜界面是否存在，有无脑干软膜侵犯，有无脑干水肿，这对疾病的术前评估是十分重要的。

4. 诊断和鉴别诊断

根据上述特征性的临床表现及相应的辅助检查，即可作出诊断。但本病变需与以下疾病相鉴别。

（1）脊索瘤：本病从临床表现上与脑膜瘤无明显差异，但颅骨平片示脑膜瘤钙化甚少，而脊索瘤半数以上有斑点或小片状钙化，对骨质的破坏严重。CT 显示肿瘤为不规则略高密度、边界清，其中有多发散在点、片状钙化，斜坡、蝶鞍有广泛骨质破坏，偶见肿瘤突入鼻咽腔，多数不出现强化。MRI T_1 加权像为低信号，其间夹杂多个斑点状高信号。T_2 加权像呈不均匀的高信号，可有中等度对比强化。

（2）神经鞘瘤：临床表现与脑膜瘤无明显不同。但 CT 表现为等或低密度病灶或呈囊性，可呈均一或环状强化，窗位观察可显示岩骨尖破坏。肿瘤周围无水肿，可呈哑铃型骑跨中后颅凹生长。MRI T_1 加权像呈低信号，T_2 加权像呈高信号或混杂信号，可有较明显的对比增强，但较脑膜瘤弱。

（3）胆脂瘤：胆脂瘤常表现为一侧三叉神经痛或面肌抽搐、面部麻木、听力减退等特点。CT 示低密度不规则占位，不出现强化，MRI 呈长 T，长 T_1、长 T_2 信号，DWI 为高信号，边界不规则，内有间隔，不发生对比增强。

（4）其他：还需与向颅底侵犯的鼻咽癌、脑干肿瘤等相鉴别。

5. 治疗

本病的治疗主要以手术治疗为主。其他治疗包括放疗、化疗，一般作为辅助治疗。对于岩骨斜坡区脑膜瘤的手术方式是由病变所在部位、生长方式、供血来源以及与周围结构的毗邻关系来决定的。通常有以下几种手术入路。

（1）幕上、下经岩骨乙状窦前入路：曾经是切除岩骨—斜坡区脑膜瘤最有效的手术入路，目前已越来越少被采用，因为创伤较大，渐渐为 Kawase 入路和改良 Kawase（硬膜下）

入路替代。但是，它能提供到达岩骨斜坡区的宽阔视野，缩短到达该区的距离，能够较清晰地暴露同侧第Ⅲ至第Ⅻ对脑神经和后循环的主要动脉，避免了对颞叶的过分牵拉和保留Lahbe静脉。此入路适合于颅中窝、颅后窝病变的手术，特别适用于上2/3斜坡—岩骨区的巨大脑膜瘤的切除。但对下斜坡的暴露效果不好。

（2）枕下乙状窦后入路：适用于对脑桥小脑角区、下斜坡区的病变手术，并能较清楚地显露一侧第Ⅴ、第Ⅶ、第Ⅸ、第Ⅹ、第Ⅺ、第Ⅻ对脑神经和后循环的主要动脉。但此入路对岩骨尖、上斜坡和小脑幕切迹等部位显露不佳。

（3）颞下—耳前颞下窝入路：也即额颞翼点开颅加断颧弓联合入路。该入路可提供更大范围切除颅中窝外侧部的条件，可更广泛地暴露鞍旁海绵窦区，减少术中对颞叶的牵拉。但对脑桥小脑角区和枕大孔区暴露不好。

（4）颞下经岩骨前部入路：同颞枕经小脑幕入路，适用于中、上斜坡及岩骨尖等部位病变的手术。

（5）其他：尚有耳后经颞入路，扩大枕下入路，幕上、下联合入路等。

6. 治疗结果与预后

随着显微技术的发展，该区域脑膜瘤手术的病死率和并发症发生率在逐年下降。最近的大宗病例统计结果表明，手术全切率为69%，复发率为13%。术后病死率为3.7%，脑神经损伤率为33%。

七、异位脑膜瘤

异位脑膜瘤是指正常情况下没有脑膜覆盖的组织器官中发生的或发生在没有蛛网膜内皮细胞的解剖部位、与正常位置脑膜瘤无关且具有脑膜瘤形态和结构特点的肿瘤。此病Winkler在1904年就已描述，既往文献中多以"颅外脑膜瘤、头皮脑膜瘤、颅骨脑膜瘤、板障脑膜瘤"等命名方式报道，但目前越来越多的学者倾向于将其统一命名为原发于神经系统外脑膜瘤（PEM），其主要来源于胚胎时期残存于异位组织中的蛛网膜上皮成分。肿瘤位置几乎遍及颅内外各个部位，其中以眶内最多见，其次多见于颅骨、鼻腔及鼻窦、中耳、皮肤、纵隔、胸腔和肾上腺等，恶变者极为罕见。

1. 临床表现

异位脑膜瘤发病率低，发病部位无规律及无特异性临床症状，临床上容易误诊，确诊依赖病理诊断。异位脑膜瘤可见于任何年龄，多见于成年人，中年较多，女性多于男性，临床上常以缓慢生长的局部包块为主要表现，可合并有压迫邻近组织器官的症状和体征，一般无明显触痛，眼眶内脑膜瘤占全部异位脑膜瘤的24%，其中双侧占4.8%，以突眼、眼球活动障碍、复视、视力下降为主要表现；颅骨脑膜瘤常以缓慢增大的头部肿物为主要表现；鼻窦内脑膜瘤常表现为鼻塞、鼻腔内肿物、头痛等症状；中耳脑膜瘤早期可仅表现为耳部流脓、耳闷、耳鸣等症状，后期可侵及周围结构，出现阵发性眩晕及听力下降；肺部脑膜瘤常以胸闷、咳嗽为主要表现，纵隔脑膜瘤常无明显临床症状，多由体检发现。

2. 影像学检查

异位脑膜瘤在影像学上缺乏特异性，和原发于神经系统内脑膜瘤（PNM）相比缺乏肿瘤邻近结构受累的间接征象，如典型的脑膜尾征、骨质增生等。CT在异位脑膜瘤中诊断的价值主要在于可以明确显示病灶的钙化特点，可以直接显示肿瘤引起的相关骨改变；MRI

的优势在于有良好的软组织分辨率，可以多方位显示肿瘤，更好地展示病变范围与周围组织结构的解剖关系。CT、MRI等影像学检查可以显示病变的部位、范围、生长方式及其与邻近组织的关系，具有一定的诊断价值，对手术入路的选择有一定的参考作用，但常常不能对肿瘤做进一步的定性诊断，最终确诊依赖病理学检查。

3. 诊断与鉴别诊断

异位脑膜瘤诊断需要符合下列条件。①具有典型脑膜瘤的组织学结构。②发生在没有蛛网膜内皮细胞的解剖部位或无脑膜覆盖的组织器官。③无相关的正常位置的颅内或椎管内脑膜瘤，即不是颅内脑膜瘤的颅外生长或颅外转移。④起源于硬脑膜外层或肿瘤由颅外向颅内生长，若无硬膜下结构受累，即使硬膜全层受累也属此类。⑤不包括脑室内及松果体区的脑膜瘤。

异位脑膜瘤几乎遍及颅内外各个部位，鉴别诊断主要和相应部位的肿瘤相鉴别。鼻腔鼻窦的异位脑膜瘤应与该部位各种良、恶性肿瘤相鉴别，包括与腺样囊性癌、神经源性肿瘤、黑色素瘤、嗅神经母细胞瘤、血管纤维瘤、侵袭性砂粒样骨化纤维瘤等相鉴别。中耳脑膜瘤主要和神经节细胞瘤、颈静脉球瘤、神经鞘瘤、中耳胆脂瘤等相鉴别。颅骨脑膜瘤根据其影像学特点不同，需要与以下疾病相鉴别：颅骨膨胀性改变者需要与动脉瘤样骨囊肿、皮样囊肿及表皮样囊肿相鉴别；颅骨溶骨性改变者需要与嗜酸性肉芽肿、骨髓瘤及转移瘤相鉴别；表现为骨质增生者需要与颅骨骨瘤、骨软骨瘤及骨纤维异常增殖症相鉴别。

4. 治疗

异位脑膜瘤的治疗目前主要是以手术治疗为主的综合治疗，手术治疗可以达到诊断与治疗的双重目的。手术过程中应在保证安全的前提下尽可能将肿瘤及其受累的周围组织全部切除，然后对缺损组织进行修复重建。鼻旁窦、鼻腔和中耳的脑膜瘤由于侵犯广泛、周围解剖结构复杂，几乎不可能达到全部切除。如果术前考虑为恶性脑膜瘤，有学者主张应扩大切除至正常范围外 1 cm。如果肿瘤过大、深在或与重要结构毗邻而未能全部切除者，术后均应对残留部分行 γ 刀治疗、放疗或抗孕激素治疗。对于已经全部切除的非典型或恶性异位脑膜瘤，术后是否需要放疗仍然存在争议。

异位脑膜瘤由于发生位置各异，故手术入路多种多样，部分肿瘤由于同时涉及颅内、颅外区域，往往需要神经外科和头颈外科、眼科等多学科合作共同手术。眶内异位脑膜瘤手术目的主要是保存视力，控制肿瘤生长和改善容貌，不可勉强追求肿瘤完整切除者，可采用肿瘤分块切除，以便保护眶内重要组织结构，无视力者可将视神经和肿瘤切除，保留眼球，通常可采取眶内入路、眶外侧入路、额眶入路等；头颈部异位脑膜瘤常可采取颅面联合入路，颅颈联合入路，颞窝、颞下窝入路，乙状窦后入路等。

5. 并发症

①视力丧失：眶内脑膜瘤多累及视神经，手术过程中可能会损伤视神经而导致视力障碍。②脑神经损伤：由于肿瘤多累及颅底重要结构和神经，为了全部切除肿瘤、减少复发，往往容易损伤邻近脑神经，中耳异位脑膜瘤往往多伴有面听神经损伤，颈静脉孔区异位脑膜瘤常合并后组脑神经损伤。③脑脊液漏：多数头面部异位脑膜瘤往往均已侵蚀颅底和硬膜，全部切除肿瘤后多合并颅底缺损，容易出现脑脊液漏，因此术中应注意同时行颅底重建以尽可能减少脑脊液漏的风险。

6. 治疗结果与预后

综合文献报道，异位脑膜瘤复发率和病死率分别为 22.4% 和 17.1%，34.5% 的良性肿瘤死亡与肿瘤复发有关，而所有的恶性病例中死亡均与肿瘤复发和转移有关。几乎所有良性异位脑膜瘤的复发均与手术未能全切有关。不同位置的异位脑膜瘤的复发率、病死率具有明显的差异。Rushing 等报道耳和颞骨、鼻旁窦、头皮等不同部位的异位脑膜瘤的 5 年生存率分别为 88.4%、93.8% 和 93.1%，良性、非典型与恶性异位脑膜瘤的 5 年生存率分别为 92.4%、88.9% 和 50.0%。

（张登文）

第二节　颅底非典型与恶性脑膜瘤

一、概述

脑膜瘤是颅内最常见的原发肿瘤之一，约占颅内原发肿瘤的 30%。基于 WHO 中枢神经系统肿瘤分类，脑膜瘤可分为 3 类：WHO-Ⅰ级脑膜瘤（良性脑膜瘤，约占总数的 90%）、WHO-Ⅱ级脑膜瘤（非典型脑膜瘤，占 4.7%~7.2%）和 WHO-Ⅲ级脑膜瘤（恶性脑膜瘤，占 1.0%~2.8%）。2016 年 WHO 中枢神经系统肿瘤分类修订版在原分类基础上明确脑实质侵犯为非典型脑膜瘤的诊断标准，因此，近几年的非典型脑膜瘤诊断率明显增加，据文献报道可以达到新诊断脑膜瘤的 20%~35%。WHO-Ⅱ级和Ⅲ级脑膜瘤可以是原发的，也可以是由低级别脑膜瘤进展而来，有学者发现高达 28.5% 的良性脑膜瘤复发是以非典型或间变型的病理类型出现的。良性脑膜瘤在女性中更为多见，男女发病比例为 1∶（2~3），然而非典型脑膜瘤和恶性脑膜瘤则更高发于男性，男性的患病风险约为女性 2 倍。和良性脑膜瘤一样，非典型脑膜瘤和恶性脑膜瘤可发生于颅内任何部位，如大脑凸面、矢状窦或大脑镰旁、颅底、脑室内等，最多见于大脑凸面。位于颅底的脑膜瘤良性居多，但是由于邻近重要的血管和神经结构，手术难度相对较大，并发症发生率相对较高。由于非典型脑膜瘤和恶性脑膜瘤易侵蚀破坏颅骨和颅底多自然孔道的解剖特点，发生于颅底的非典型脑膜瘤和恶性脑膜瘤容易出现颅外结构侵犯，增加了肿瘤一次性彻底切除的难度，往往需要多学科联合治疗。

脑膜瘤的发病原因尚有争议，目前多数学者普遍接受的一个危险因素是颅脑电离辐射。放射诱导性脑膜瘤往往为高级别脑膜瘤，特别在年轻患者中更为多见，此病例的最早报道为 1953 年 1 例因胶质瘤接受放疗的儿童出现了高级别脑膜瘤。此外，也有学者报道在激素治疗、妊娠、肥胖、激素依赖性疾病如乳腺癌的人群中，脑膜瘤发生率较高。由于总的发病率较低，关于非典型和恶性脑膜瘤的文献有限，前瞻性随机对照试验则更少。

二、病理

WHO 中枢神经系统肿瘤分类中，WHO-Ⅱ级脑膜瘤包括脊索样型脑膜瘤、透明细胞型脑膜瘤、非典型性脑膜瘤，WHO-Ⅲ级脑膜瘤包括乳头状脑膜瘤、横纹肌样型脑膜瘤、间变型脑膜瘤。

1. 2007 年 WHO 脑膜瘤分类标准

（1）非典型脑膜瘤诊断标准：符合下列 1 项或以上。

1）镜下 4~19 个核分裂象/10HPF。

2）满足下列 5 项中 3 项及以上：①卷轴状生长（螺旋或束状结构消失）；②显著的核仁；③丰富的细胞；④小细胞（肿瘤细胞簇中很高的核浆比）；⑤自发性或地图样坏死。

3）脑实质侵犯。

4）出现脊索样细胞或透明细胞形态（大于 50% 肿瘤体积）。

（2）恶性脑膜瘤诊断标准：符合下列 1 项或以上。

1）镜下大于或等于 20 个核分裂象/10HPF。

2）细胞学形态类似癌、黑色素瘤或高级别肉瘤。

3）出现乳头状或横纹肌样细胞形态（大于 50% 肿瘤体积）。

2. 2016 年 WHO 脑膜瘤分类标准

2016 年 WHO 在中枢神经系统肿瘤分类上对脑膜瘤进行了修改，在原分类的基础上明确了脑侵犯在非典型脑膜瘤诊断中的地位，出现脑侵犯的 WHO-Ⅰ级脑膜瘤与 WHO-Ⅱ级脑膜瘤存在相似的复发和病死率。早在 20 世纪 90 年代，基于对大样本量的分析，美国梅奥诊所提出在缺乏明确的细胞癌变证据时，脑实质侵犯对于预测复发风险具有重要价值。肿瘤侵犯脑组织及镜下大于 4 个核分裂象/10HPF，满足这两个标准即可诊断 WHO-Ⅱ级脑膜瘤。免疫组化标志物可能有助于评估脑膜瘤细胞的增殖能力，尽管 MIB-1 染色没有被纳入 WHO 分级系统，但是多数文献报道其有重要的评估预后价值。因此，有些学者建议将 MIB-1 指数>5% 纳入 WHO-Ⅱ级脑膜瘤的病理诊断标准中。

三、遗传学与分子标志物

在 40%~70% 的良性脑膜瘤中发现，最常见的染色体变异是单体型 22 号染色体。随着脑膜瘤恶性程度的增加，染色体的不稳定性也随之提高。在 WHO-Ⅱ、Ⅲ级脑膜瘤中常出现染色体 1p、6q、10q、14q、18q 的缺失及染色体 1q、9q、12q、15q、17q、20q 的扩增。在接近 50% 的Ⅱ级脑膜瘤和几乎所有的Ⅲ级脑膜瘤中，可发现，染色体 1p、10q、14q 的缺失。研究发现，染色体 1p 的缺失是脑膜瘤恶性进展的重要特征，并且可提示较高的复发率。Dan 等发现，染色体 1p 和 14q 的缺失与不良的预后相关。在超过 1/3 的非典型脑膜瘤中出现染色体 10q 杂合性的缺失，而抑癌基因 PTEN 位于染色体 10q23.3，由此可推测 PTEN 基因突变可能与肿瘤恶性进展相关。其他在恶性脑膜瘤中发现的基因组不稳定位于 9q、12q、15q、17q 和 20q。

恶性脑膜瘤以高侵袭性、高复发率及高有丝分裂指数为突出特征，研究表明，Ki-67 指数能提示脑膜瘤的恶性程度。血小板源性生长因子（PDC-F）的表达水平与脑膜瘤高侵袭性密切相关。研究发现，脑膜瘤在女性中的发病率较高。在Ⅲ级脑膜瘤中，相较于 ER 低表达或不表达的患者，雌激素受体（ER）阳性的患者预后较差。ARID4B 能招募组蛋白脱乙酰基酶增强细胞代谢，其表达水平与脑膜瘤的病理分级显著相关。CD44 在Ⅱ、Ⅲ级脑膜瘤中显著表达，并与高 Ki-67 增殖指数正相关。研究发现 β-catenin 和半乳糖凝集素-3 在高侵袭的恶性脑膜瘤中表达升高，可作为提示预后的标志物。MMP-9 与孕激素受体（PR）的显著升高可用于评估散发性脑膜瘤复发风险。生长激素的表达与脑膜瘤的病理分级相关，并且可作为脑膜瘤复发的标志物。另外，反转录端粒酶 TERT 启动子突变及甲基化水平能够预测继发性非典型脑膜瘤的复发风险。

四、临床表现

颅底非典型脑膜瘤和恶性脑膜瘤的临床表现与良性脑膜瘤相似，常见症状包括头痛、呕吐、视神经盘水肿等颅内压增高症状及与肿瘤定位相关的局灶性神经症状。若非典型脑膜瘤和恶性脑膜瘤已侵犯颅外结构，除了颅内症状外，诊断时还可根据侵犯部位不同（眼眶、鼻腔鼻窦、颞窝颞下窝、颈部等），出现视力下降、突眼、鼻腔流液、额面部或颈部肿块等症状。

五、影像学检查

非典型脑膜瘤和恶性脑膜瘤具有恶性生长行为，此部分脑膜瘤术后复发率明显高于良性脑膜瘤，因而术前对其进行影像学分析对选择手术方法和制订治疗计划具有重要意义。CT和MRI在诊断非典型脑膜瘤和恶性脑膜瘤方面各有其优越性，能互相弥补不足，CT在诊断脑膜瘤是否有钙化、骨质结构破坏及破坏范围方面有优越性；而MRI组织分辨率更高，且能多方位、多序列成像，可更好地了解肿瘤特性及与周边结构的解剖关系。

1. 头颅X线平片

X线平片对于诊断脑膜瘤价值有限，仅能粗略显示局部颅骨骨质改变、有无钙化和血管压迹改变等。

2. 头颅CT扫描

非典型脑膜瘤和恶性脑膜瘤在CT上除了具有脑膜瘤的一般特性外，由于其组织学的特殊性，可出现以下特征：①肿瘤呈混杂密度，强化不均匀；②肿瘤呈分叶状或不规则形；③瘤周水肿明显而本身无或仅有轻微钙化，可能和肿瘤生长过快有关；④边界不清、毛糙；⑤多伴有囊变、坏死发生；⑥骨侵袭，颅骨呈不规则侵蚀性破坏，甚至可穿破颅底骨质进入眼眶、鼻腔、颞窝颞下窝等部位，形成颅内外沟通性肿瘤。

3. 头颅MRI

（1）常规MRI：对于绝大多数非典型脑膜瘤和恶性脑膜瘤，其MRI表现具有良性脑膜瘤的基本特征，即为脑外肿瘤，具有特定的好发部位，大体形态呈圆形，强化后呈明显强化等。但是我们认为非典型脑膜瘤和恶性脑膜瘤具有以下几个MRI特征。①肿瘤形态多呈分叶状、蕈伞状、扁平状或不规则形。恶性脑膜瘤生长较迅速，其向各个方向生长不均匀，且呈侵袭性生长，故其常显示为不同程度分叶或不规则。②肿瘤边缘模糊或部分边界与脑组织界限不清，说明肿瘤无明显包膜、包膜不完整或提示有肿瘤浸润脑组织。③T_2WI混杂高信号，增强扫描呈不均匀强化，有时邻近脑组织异常强化。主要是由于肿瘤生长迅速所致，易发生瘤内局灶性出血、坏死和囊变。④颅骨改变多以破坏为主，甚至出现跨颅板内外生长。⑤瘤周伴有中、重度脑水肿。瘤周水肿与肿瘤良、恶性的关系争论较大。有学者认为，瘤周水肿在一定程度上和肿瘤恶性程度有关。但是也有一些学者的报道与之相反。⑥短粗、不规则脑膜尾征。良、恶性脑膜瘤都可以出现"脑膜尾征"，"脑膜尾征"不仅出现在脑膜瘤中，其他肿瘤也可以出现，但"脑膜尾征"在脑膜瘤中出现频率较高，是脑膜瘤较为特异的征象。恶性脑膜瘤的脑膜尾征多呈短粗、不规则形，而良性多为光滑、细长状。

（2）特殊序列MRI：头颅MRI除了平扫和增强以外，还有其他的序列有助于诊断非典型脑膜瘤和恶性脑膜瘤，包括MR扩散加权成像DWI、MR灌注加权成像PWI、磁共振波谱成像 MRS。

1) DWI：DWI 的信号对比度基于水分子布朗运动，利用表观扩散系数（ADC）和 DWI 信号强度来反映扩散运动的快慢。近年来 DWI 已开始被用于非典型脑膜瘤/恶性脑膜瘤和良性脑膜瘤的鉴别诊断中，国内外多位学者均证实扩散受限（较低的 ADC 值或较高的 DWI 信号）与脑膜瘤的恶性程度有关。

2) MRS：能对特定原子核及其化合物的含量进行定量分析，以显示组织代谢和生化改变。根据文献报道，在非典型脑膜瘤或恶性脑膜瘤中发现脂质（lipid）、乳酸（Lac）、丙氨酸、胆碱（Cho）/肌酸（Cr）升高。有学者在多因素回归分析中证实在非典型脑膜瘤或恶性脑膜瘤组中，更可能出现扩散受限（$P=0.02$）和更高的 Cho/Cr 比值（$P=0.03$）。

3) PWI：是利用快速扫描和静脉团注对比剂的方法，根据对比剂所致组织磁化率改变引起 MRI 信号变化来评价脑组织及肿瘤组织的血流动力学情况，可计算出脑血流量（CBF）、脑血容量（CBV）、平均通过时间（MTT）、达峰时间（TTP）等参数。目前多数研究认为可将定量参数如 rCBV 和 CBF 作为肿瘤组织学分级、治疗效果和预后的参考指标。有学者在脑膜瘤的动脉自旋标记（ASL）MR 灌注成像中将 CBF 图划分为模式 1（均匀高灌注）、模式 2（不均匀高灌注）和模式 3（无实质高灌注）。在单因素和多因素回归分析中，均发现模式 1 与良性脑膜瘤相关（$P<0.001$），模式 2、3 可预测非典型脑膜瘤及恶性脑膜瘤（$P<0.001$）。

4) 其他：目前国外尚有个别文献报道一些 MRI 的特殊序列有助于诊断非典型脑膜瘤和恶性脑膜瘤，如氨基质子转移成像和扩散峰度成像等。但是由于样本量不足的限制，其价值有待更多的随机对照试验去证实。

六、治疗

WHO-Ⅱ、Ⅲ级脑膜瘤的诊疗往往需要多学科合作，包括神经外科、放疗科、肿瘤内科、神经病理科和影像科等。基于国内外相关文献和多个中心的数据，我们推荐一个对于非典型脑膜瘤和恶性脑膜瘤较为合理的治疗策略。综上所述，EBM 证据级别 3，1C 级推荐有以下几条：①对于非典型脑膜瘤和恶性脑膜瘤采取最大安全范围切除的策略；②非典型脑膜瘤在 GTR 后密切随访复查；③非典型脑膜瘤在 STR 后加用辅助放疗；④恶性脑膜瘤在外科切除后加用辅助放疗。EBM 证据级别 3，2C 级推荐有：①根据非典型脑膜瘤有无组织学坏死，采取选择性放疗的策略；②非典型脑膜瘤在 STR 后小的残余病灶可选择辅助性 SRS。

（一）非典型脑膜瘤

1. 手术治疗

对于体积小的、无症状的脑膜瘤，在不确定组织学分级的情况下，可以采用影像学密切随访。对于需要干预的所有类型的脑膜瘤，手术切除是最主要的治疗方式。手术可以明确诊断、减轻肿块占位效应并且缓解症状和体征。手术原则、目的及手术技术与良性脑膜瘤相同。在尽可能安全的情况下，尝试做到 Simpson 1 级切除，即完全切除肿物及受累硬膜至正常边缘，如果邻近骨质受侵犯，也要一并切除。近几年的一系列回顾性分析证实了完全切除（GTR）或 Simpson 1~3 级切除对于非典型脑膜瘤的预后有重要意义。在这些研究中，GTR 相比于次全切除（STR）或 Simpson 4 级切除可以明显延长非典型脑膜瘤的无进展生存期（PFS）（循证医学 EBM 证据级别 3，1C 级推荐）。但是位于颅底的非典型脑膜瘤和恶性脑膜瘤做到 GTR 难度比较大，主要是由于手术技术的限制、颅底重要的血管、神经结构较多以及高级别脑膜瘤往往与脑实质粘连紧密等。因此，考虑到某些特殊部位（如海绵窦）手术带来的风险，"最大安全范围切除"往往较 GTR 更为合适。目前对于非典型脑膜瘤，Simpson 1 级切除相比于 2~3 级切除的获益尚不明确，仍有争论。

2. 放疗

（1）GTR 和辅助 EBRT：对于非典型脑膜瘤，在 GTR 后是否使用辅助外照射放疗（EBRT）一直有争论。有 3 个回顾性研究提倡在 GTR 后采用辅助 EBRT，这些研究认为，相比于单独 GTR，GTR+EBRT 可以提高肿瘤局部控制率（LC）或有提高 LC 的趋势（$P=0.04$，$P=0.09$，$P=0.01$）。但是，有 10 个回顾性研究认为，在 GTR 后不需要常规做 EBRT，只需积极随访即可。这 10 个回顾性研究中有 8 个发现辅助性 EBRT 并不能明显提高 PFS，另外 2 个则认为不能明显改善 LC。尽管以上 13 个研究都存在一些缺陷，如受限于回顾性分析的性质、样本量大小、非随机对照等，但是就目前的文献来看，大部分不支持在 GTR 后常规行辅助 EBRT。

一部分侵袭性较高的非典型脑膜瘤可能会得益于辅助性 EBRT。非典型脑膜瘤切除后复发时间的独立预后因素包括较高的有丝分裂指数和 Ki-67 指数、脑实质侵犯、细胞连接成片和出现组织学坏死。支持辅助性 EBRT 的研究中，其研究对象可能是这些高侵袭性非典型脑膜瘤，这就能够解释为什么 GTR 后的高复发率（27%~32%）和辅助 EBRT 有改善 LC 的趋势。有学者发现，常见的染色体畸变拷贝数与非典型脑膜瘤在 GTR 后的复发风险有着很强的相关性，并提倡采用细胞遗传评分系统（CSS）来指导非典型脑膜瘤在 GTR 后是否需要选择辅助放疗。

根据目前一系列研究的结果（总共 617 例对象），笔者支持非典型脑膜瘤在 GTR 后仅需密切随访，定期复查影像学即可（EBM 证据级别 3，1C 级推荐）。

（2）STR 和辅助 EBRT：非典型脑膜瘤在次全切除（STR）后行辅助 EBRT 相较于 GTR 来说已被大多数专家、学者所接受。但是 WHO-Ⅱ级脑膜瘤是一组异质性比较大的肿瘤，并不是所有患者都可以从辅助放疗中获益，尤其是组织学坏死已被公认为是放射性抵抗的一个较强的预测因素。因此在出现组织学坏死的非典型脑膜瘤中，辅助性 EBRT 的作用可能会有所受限（EBM 证据级别 3，2C 级推荐）。总体来说，STR 后行辅助 EBRT 已基本成为共识（EBM 证据级别 3，1C 级推荐）。

（3）立体定向放射外科（SRS）：目前已有大量的证据表明，对于体积小的新诊断良性脑膜瘤或术后复发、残留的肿瘤，SRS 可以有效地代替外科手术。然而在非典型脑膜瘤的治疗中，SRS 的作用尚不明确。有学者认为，SRS 对于非典型脑膜瘤有一定的效果，在 STR 后辅助 SRS 与辅助 EBRT 有着相似的远期肿瘤控制率（EBM 证据级别 3，2C 级推荐）。SRS 也可以作为补救治疗用于手术与 EBRT 失败的非典型脑膜瘤。目前尚无证据支持非典型脑膜瘤在 GTR 后使用辅助 SRS。总之，EBRT 和 SRS 都是非典型脑膜瘤在 STR 或复发后的补充治疗，至于选择何种治疗方式需要综合考虑多方面因素，尤其是复发或残余肿瘤的体积。

3. 化疗

近 10 年来，非典型脑膜瘤的化疗一直是研究的热点，但是大多数缺乏随机对照数据，而且很少有学者将 WHO-Ⅱ级和Ⅲ级脑膜瘤分开统计预后。据文献报道，对于手术及放疗难治性非典型脑膜瘤和恶性脑膜瘤，采取化疗的平均 6 个月无进展生存率（6-PFS）为 26%（95% CI 19.3%~32.7%），中位总生存时间只有 6~33 个月。对于难治性非典型脑膜瘤和恶性脑膜瘤具有一定疗效的药物，根据作用机制大致可分为 3 类：①细胞毒性药物，如替莫唑胺、环磷酰胺、阿霉素、羟基脲等；②血管生成抑制剂，如吉非替尼、伊马替尼、舒尼替尼、贝伐单抗等；③抗激素制剂，如他莫昔芬、米非司酮、生长抑素类似物等。

目前文献报道较多的化疗药物是血管生成抑制剂。多项研究发现，酪氨酸激酶抑制剂（吉非替尼、厄洛替尼、伊马替尼）对于非典型脑膜瘤和恶性脑膜瘤的效果较为肯定，其作用靶点位于血小板源性生长因子受体（PDCFR）和表皮生长因子受体（ECFR）。近几年里，血管内皮生长因子受体（VEGFR）制剂在多项二期临床试验中取得了成功。瓦他拉尼是一种口服酪氨酸激酶抑制剂，具有抗 VEGFR 活性的作用，其用于非典型脑膜瘤和恶性脑膜瘤时 6-PFS 分别为 64% 和 38%。舒尼替尼作为具有抗 VEGFR、PDGFR 和 KIT 活性的酪氨酸激酶抑制剂，用于非典型脑膜瘤和恶性脑膜瘤时 6-PFS 可达 42%。总体来说，抗 VECFR 和 VECF 制剂（包括酪氨酸激酶抑制剂和贝伐单抗）治疗非典型脑膜瘤和恶性脑膜瘤时 6-PFS 为 42%~64%。

虽然这些化疗药物在临床试验中取得了一定的成功，但是仍受限于较高的并发症发生率和较低的中位总生存率。因此，化疗仍仅作为难治性高级别脑膜瘤的补救治疗措施。

4. 其他治疗

肿瘤术前栓塞可以作为手术的辅助治疗措施，其使用聚乙烯醇、吸收性明胶海绵和弹簧圈等栓塞剂来栓塞脑膜瘤的供血动脉，以达到减少肿瘤血供、缩小肿瘤体积，从而降低术中出血的目的。一般认为由颈内动脉分支供血的脑膜瘤不适合做术前栓塞，因为脑梗死的风险较高。然而术前栓塞也有其风险，主要包括血管内操作本身的风险和误栓正常血管的风险。因此，神经外科医师需要在术前仔细权衡利弊，选择最合适的治疗方式。

许多医院在围手术期常规使用抗癫痫治疗，以防止术后癫痫所带来的灾难性后果。然而，在一项包括 19 项研究、698 例脑膜瘤受试者（多数为良性）的 meta 分析中发现，常规使用抗癫痫药物并不能明显预防术后早、晚期癫痫的发生。我们认为，在术前或随访期内出现癫痫的患者才需要长期的抗癫痫治疗。

（二）恶性脑膜瘤

1. 手术治疗

关于 WHO-Ⅲ级脑膜瘤的文献数量较为有限。Sughrue 等回顾了 34 例经手术和 EBRT 治疗的 WHO-Ⅲ级脑膜瘤病例，在平均 6.9 年的随访时间内，有 47% 的患者出现肿瘤复发，初次手术后的 2 年、5 年和 10 年 PFS 率分别为 80%、57% 和 40%。作者在复发病例中分析、对比了是否再次手术对预后的影响，得出结论：对于复发性恶性脑膜瘤，再次手术组相比不手术组有明显的生存获益（EBM 证据级别 3，1C 级推荐）。Durand 等和 Adeberg 等分别证实了在恶性脑膜瘤中，切除范围（EOR）和预后没有明显的相关性。恶性脑膜瘤通常会出现脑实质侵犯，所以很难在不损伤的情况下将肿瘤在邻近脑实质表面完全切除干净。Sughrue 等建议对于初次和再次手术中，近全切除（NTR）可能要比 CTR 带来的获益更大。综合考虑下，尽管 GTR 本身带来的生存受益很明显，但关于恶性脑膜瘤的回顾性研究数据均推荐采用最大但需谨慎的切除策略以及复发后再次行手术切除。

2. 放疗

Durand 等在文献中报道，辅助放疗可以提高恶性脑膜瘤的总生存时间（OS）。Zhao 等认为，辅助放疗可以同时提高恶性脑膜瘤的 PFS 和 OS。多数学者支持在恶性脑膜瘤中常规加用放疗。Hug 等回顾了 16 例恶性脑膜瘤患者的治疗，发现大剂量的适形放疗可以明显改善其局部控制和生存率。综合相关文献，有充分的证据支持在 WHO-Ⅲ级脑膜瘤中使用辅助性放疗（EBM 证据级别 3，1C 级推荐）。

3. 化疗

关于恶性脑膜瘤的化疗药物与非典型脑膜瘤基本相同，如羟基脲、生长抑素类似物、血管生成抑制剂等。有相关研究支持血管生成抑制剂用于复发或难治性恶性脑膜瘤的补救性治疗（EBM 证据级别 3，2B 级推荐）。

七、预后

WHO-Ⅱ、Ⅲ级脑膜瘤相较于良性脑膜瘤发生率低，但是由于其高侵袭性，术后复发率高且预后较差。WHO-Ⅱ级脑膜瘤在 GTR 后 5 年 PFS 率为 59%~90%，STR 后 5 年 PFS 率只有 30%~70%。WHO-Ⅲ级脑膜瘤手术加辅助放疗后的 5 年 PFS 率为 8%~57%，5 年总生存率为 47%~61%。目前研究认为年龄（<50 岁）、肿瘤大小、术前 KPS 评分、辅助放疗、CTR 和 MIB-1 指数可作为临床预后较为可靠的预测因素。

（张登文）

第九章

颅内感染性疾病

第一节　颅内非寄生虫性感染性疾病

一、硬脑膜外脓肿

由邻近感染灶，如鼻窦炎、中耳炎、颅骨骨髓炎直接蔓延到硬脑膜外间隙而成，也可继发于开放性颅脑损伤、开颅术和先天性皮肤窦等感染之后。大约 20% 硬脑膜下脓肿患者并发硬脑膜外脓肿。

1. 临床表现

早期患者常有头痛、发热等，脓肿增大达一定体积，引起颅内压增高，产生相应临床表现时，可有意识障碍、癫痫、局灶神经体征。炎症可经硬脑膜导静脉扩散至硬脑膜下和脑内，产生化脓性脑膜脑炎、硬脑膜下脓肿、脑脓肿或化脓性血栓性静脉窦炎等。常见致病菌为金黄色葡萄球菌和肠道杆菌。

临床病史，头颅、鼻窦和乳突 X 线摄片有助于本病的诊断。头颅 CT 检查可显示脓肿部位（常在鼻窦炎或中耳炎附近）的硬脑膜和脑组织与颅骨内板分离。

2. 治疗

硬膜外脓肿的治疗包括全身应用抗生素和开颅清除脓肿，由于炎症使硬脑膜坏死而变得脆弱，因此，手术清除脓液和肉芽组织时要轻柔和小心，以免撕破硬脑膜（硬脑膜是脑抵御感染的重要屏障），术后伤口放置引流物数日。同时要处理原发病灶。清除的脓液应立即做革兰染色涂片、需氧和厌氧菌培养。抗生素应在术前就开始应用，直到术后感染完全控制才止。开始宜用广谱抗生素，如新青霉素 I 和氨基糖苷类抗生素或氯霉素，青霉素过敏者可改用万古霉素或氯霉素，如为革兰染色阴性杆菌，可选用氨基糖苷类抗生素。细菌培养和药敏结果出来后，再酌情选用敏感抗生素。

二、硬脑膜下脓肿

与硬脑膜外脓肿相同，常继发于鼻窦炎或中耳乳突炎，特别多见于青少年，可能是青少年的鼻窦后壁正处在发育成熟中，不能很好地抵抗细菌向颅内蔓延。较少来源于开放性颅脑损伤，开颅手术后感染、颅骨骨髓炎、硬脑膜下血肿、感染或血源性感染（如化脓性脑膜炎，常见婴儿）、胸腔化脓感染、面部感染、咽喉感染或帽状腱膜下感染等，也可继发于脑脓肿破裂。脓液在硬脑膜下腔迅速扩散，覆盖在大脑凸面并积聚于脑沟和脑裂内，也可由一侧大脑凸面扩展到对侧大脑凸面或由大脑扩展到小脑凸面和椎管内。一般总脓液量不多或在硬脑膜下腔只有 5~8 mm 厚，但是由于脑水肿、皮质静脉炎和静脉窦血栓形成等因素引起颅内压增高却很明显，因此病情发展凶险，病死率较高。另外，由于硬脑膜下积脓可因败血症的脓性栓子引起，这些栓子也可引起脑脓肿。据统计，约 25% 的患者并发脑脓肿，约 9% 患脑脓肿的儿童同时有硬脑膜下积脓。

常见致病菌为链球菌、葡萄球菌、流感嗜酸杆菌、肠道杆菌，有时为厌氧菌。

1. 临床表现

早期患者出现头痛、发热和颈项强直。常有局灶型癫痫发作和轻偏瘫、眼底视神经盘水肿、动眼神经和展神经麻痹。多数患者在数小时或数日内病情迅速恶化，少数患者由于抗病力强或细菌毒力低而使病情呈亚急性发展。核素脑扫描、脑血管造影和头颅 CT 是诊断本病的主要方法，尤其以头颅 CT 更为准确、方便，已取代前两种检查方法。CT 典型表现为：大脑凸面有新月形或椭圆形低密度肿块，其靠近脑实质一面包膜可增强，少数慢性病例的包膜可发生钙化。CT 可同时显示脑水肿、脑脓肿和脑受压情况等。腰椎穿刺对诊断帮助不大，而且有诱发脑疝和促使炎症扩散的危险，一般仅用在与脑膜脑炎鉴别困难时，以及头颅 CT 和脑血管造影检查排除颅内占位病变后。

2. 治疗

要求紧急开颅清除脓肿内容，由于脓液易积聚在脑沟或脑裂内，以及炎症引起硬脑膜下腔内粘连，因此单纯钻孔难以彻底清除脓肿，宜以脓肿最厚处为中心做骨瓣开颅，摒弃骨瓣，尽可能多地清除脓液和坏死组织以及近硬脑膜一层包膜，与脑皮质粘连的包膜不要勉强切除。硬脑膜敞开减压。术后脓腔内放置导管或引流物，以便于术后引流和灌注抗生素溶液，一般在术后 7 日内逐渐拔除。婴幼儿脑膜炎后继发的硬脑膜下积脓则可反复通过前囟穿刺吸脓。抗生素应用同脑脓肿。在处理颅内病变的同时，对原发感染灶也应给予相应的治疗。对有癫痫者，应给予抗癫痫治疗。

三、脑脓肿

（一）病因

健康脑组织对细菌有一定的抗御能力，实验证明把致病菌接种于脑内，很难造成脑脓肿。脑损伤、梗死引起的脑组织坏死，以及术后残留无效腔等则有利于脑脓肿的形成。脑脓肿大多继发于颅外感染，少数因开放性颅脑损伤或开颅术后感染所致。根据感染来源可分为以下几种。

1. 直接来自邻近感染灶的脑脓肿

其中以慢性化脓性中耳炎或乳突炎并发胆脂瘤引起者最常见，称为耳源性脑脓肿，约 2/3 发生于同侧颞叶，约 1/3 在同侧小脑半球，大多为单发脓肿，但也可以是多房性的。额窦或筛窦炎可引起同侧额叶凸面或底面的脓肿，称为鼻源性脑脓肿。蝶窦炎可引起鞍内或颞叶、脑干等脓肿。头皮疖痈、颅骨骨髓炎等也可直接蔓延至颅内形成脑脓肿。这些脓肿大多发生在原发感染灶同侧。少数在对侧，此时脑脓肿是通过血源性播散而形成。耳源性脑脓肿的发生率一度占脑脓肿的首位，近年来随着人民生活水平的提高和对中耳炎防治的普及，其发生率已退居在血源性脑脓肿之后。

2. 血源性脑脓肿

多因脓毒血症或远处感染灶经血行播散到脑内而形成。如原发感染灶为胸部化脓性疾患（如脓胸、肺脓肿、支气管扩张症等）称为肺源性脑脓肿，因心脏疾患（细菌性心内膜炎、先天性心脏病等）引起者称为心源性脑脓肿。此外，皮肤疖痈、骨髓炎、牙周脓肿、膈下脓肿、胆管感染、盆腔感染等均可成为感染源。此类脓肿常为多发，分布于大脑中动脉供应区，以额、顶叶多见，少数可发生于丘脑、垂体、脑干等部位。

3. 创伤性脑脓肿

在开放性颅脑损伤中，因异物或碎骨片进入颅内带入细菌，细菌也可从骨折裂缝侵入。非金属异物所致的脑脓肿多发生在伤后早期，金属异物所致者，则多在晚期，有长达 38 年后发病的报道。脓肿部位多位于伤道或异物所在处。

4. 医源性脑脓肿

因颅脑手术感染所引起，如发生于开颅术、经蝶（或筛）窦手术、立体定向术后感染。

5. 隐源性脑脓肿

感染源不明，可能因原发病灶很轻微，已于短期内自愈或经抗生素等药物治愈，但细菌经血行已潜伏于脑内，一旦人体抵抗力减弱，潜伏的细菌就开始繁殖而致脑脓肿。因此，这类脑脓肿多为血源性，其病原体毒力低或机体抵抗力较强，急性化脓性炎症期不显著，病程长，诊断常困难。

（二）病理

1. 致病菌

随感染来源而异，常见的有链球菌、葡萄球菌、肺炎球菌、大肠埃希菌、变形杆菌和铜绿假单胞菌等，也可为混合性感染。耳源性脓肿多属以链球菌或变形杆菌为主的混合感染，鼻源性脑脓肿以链球菌和肺炎球菌为多见，血源性脑脓肿取决于其原发病灶的致病菌，胸部感染多属混合性感染，创伤性脑脓肿多为金黄色葡萄球菌。不同种类的细菌产生不同性质的脓液，如链球菌感染产生黄白色稀薄的脓，金黄色葡萄球菌为黄色黏稠状脓液，变形杆菌为灰白色、较稀薄、有恶臭的脓，铜绿假单胞菌为绿色的有腥臭味道的脓，大肠埃希菌为有粪便样恶臭的脓。脓液应及时作细菌革兰染色涂片、普通和厌氧菌培养及药敏试验。有时脓液细菌培养阴性，此乃由于已应用过大量抗生素或脓液曾长时间暴露在空气所致，也可由于未做厌氧菌培养。厌氧菌脑脓肿的发生率日益增多，其中以链球菌居多，其次为杆菌和其他球菌。除开放性颅脑损伤引起的脑脓肿外，大多数厌氧菌脑脓肿继发于慢性化脓性病灶，如中耳炎和胸腔化脓性病变等。结核分枝杆菌、真菌（如放线菌、隐球菌等）、阿米巴原虫及肺吸虫等偶也可引起脑脓肿。

2. 细菌侵入颅内的途径

随病因而异。耳源性脑脓肿的细菌主要入侵途径是经邻近的骨结构（如鼓室盖）直接蔓延至硬脑膜、蛛网膜、血管、血管周围间隙，从而进入颞叶脑实质，形成脓肿（图 9-1），也可经鼓室盖后壁或 Trautman 三角（上方为岩上窦、下方为面神经管、后方为乙状窦）引起小脑脓肿。在少数病例，并有血栓性静脉炎时，感染性栓子可经静脉窦逆行或经导静脉（或动脉）传入脑，引起远隔部位如顶叶、枕叶、额叶、小脑蚓部或原发病灶对侧的脑脓肿。鼻源性脑脓肿的感染是细菌经额或筛窦壁，侵犯硬脑膜形成硬脑膜外（或下）脓肿，进而炎症扩散入脑实质和血管（特别是静脉），形成脑脓肿。血源性脑脓肿细菌侵入脑实质的途径如下。①经动脉血液循环，多见于脓毒血症和胸腔内感染及细菌性心内膜炎，细菌或感染性栓子经动脉血液循环到达脑内，先天性心脏病因有动静脉短路，大量静脉血不经肺过滤，直接进入左心，使细菌或感染栓子直达脑内。发绀型心脏病者常伴有红细胞增多症，血黏度增加，易形成栓子和造成脑栓塞，脑组织缺血缺氧、坏死，更利于细菌繁殖而形成脑脓肿。②经静脉血液循环，见于头面部感染、颅骨骨髓炎，牙周脓肿等，细菌可经面静脉与颅内的吻合支或板障静脉、导静脉等侵入颅内。③经椎管内静脉丛，肝、胆、膈下脓肿，泌尿系感染和盆腔感染，可经脊柱周围静脉丛与椎管内之静脉吻合进入椎管内静脉，再经椎静脉逆行入颅内。损伤性脑脓肿因硬脑膜破损，异物侵入颅内将细菌带入。

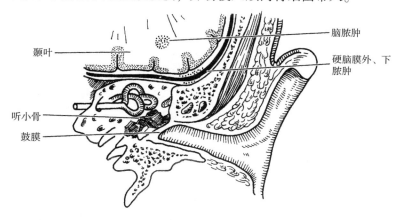

图 9-1 耳源性脑脓肿细菌入侵途径

3. 病变的演变过程

病菌侵入脑内，一般经下述 3 个阶段形成脑脓肿。

（1）急性化脓性脑炎或脑膜脑炎期：病灶部位小血管的脓毒性静脉炎或化脓性栓塞，使局部脑组织软化、坏死，继而出现多个小的液化区，病灶周围血管扩张，伴炎症细胞浸润和脑水肿。

（2）化脓期：随着液化区扩大和融合而成脓腔，其中有少量脓液，周围有一薄层不规则的炎性肉芽组织，邻近脑组织有胶质细胞增生和水肿带。

（3）包膜形成期：脓腔外周的肉芽组织因血管周围结缔组织与神经胶质细胞增生逐步形成包膜，其外周脑水肿逐渐减轻。脓肿包膜形成的快慢不一，取决于机体对炎症防卫能力和病菌的毒力等。一般感染后 10~14 日包膜初步形成，4~8 周包膜趋于完善。但少数患者因其抵抗力差或病菌的毒力强大，脑部化脓性病灶长期不能局限，感染范围不断扩大，脑水肿严重，除形成多灶性少量积脓外，无包膜形成，称为暴发性脑脓肿，这是脑脓肿的一种特殊类型；预后多数不良。另外，在脓肿不同部位，包膜形成也不一致，在近脑皮质处，因血管丰富，包膜形成较厚，在白质深处则包膜薄而脆，因此脑脓肿易向脑室破溃。脑脓肿大小不一，可单房或多房，单发或多发。在脑脓肿周围常伴有局部的浆液性脑膜炎或蛛网膜炎，有时并发化脓性脑膜炎，硬脑膜外（或下）脓肿，增加鉴别诊断的困难。

（三）临床表现

取决于机体对炎症防御能力与病菌毒力，以及脓肿大小、所在部位和邻近解剖结构受影响的情况。多数患者具有下列典型表现。

1. 全身症状

多数患者有近期感染或慢性中耳炎急性发作史，伴发脑膜炎者可有畏寒、发热、头痛、呕吐、意识障碍（嗜睡、谵妄或昏迷）、脑膜刺激征等。外周血常规呈现白细胞增多、中性粒细胞比例增高、红细胞沉降率加快等；此时神经系统并无定位体征。一般不超过3周，上述症状逐渐消退。隐源性脑脓肿可无这些症状。

2. 颅内压增高症状

颅内压增高虽然在急性脑膜炎期可出现，但是大多数患者于脓肿形成后才逐渐表现出来。表现为头痛好转后又出现，且呈持续性，阵发性加重，剧烈时伴呕吐、脉缓、血压升高等。半数患者有视神经盘水肿。严重患者可有意识障碍。上述症状可与脑膜脑炎期的表现相互交错，也可于后者症状缓解后再出现。

3. 脑部定位征

神经系统定位体征因脓肿所在部位而异。颞叶脓肿可出现欣快、健忘等精神症状，对侧同向偏盲、轻偏瘫、感觉性失语或命名性失语（优势半球）等，也可无任何定位征。小脑脓肿的头痛多在枕部并向颈部或前额放射，眼底水肿多见，向患侧注视时出现粗大的眼球震颤，还常有一侧肢体共济失调、肌张力降低、肌腱反射降低、强迫性头位和脑膜刺激征等，晚期可出现后组脑神经麻痹。额叶脓肿常有表情淡漠、记忆力减退、个性改变等精神症状，也可伴有对侧肢体局灶性癫痫或全身大发作，偏瘫和运动性失语（优势半球）等。若鼻窦前壁呈现局部红肿、压痛，则提示原发感染灶可能即在此处。顶叶脓肿以感觉障碍为主，如浅感觉减退，皮质感觉丧失，空间定向障碍，优势半球受损可出现自体不认症、失读、失写、计算不能等。丘脑脓肿可表现偏瘫、偏身感觉障碍和偏盲，少数有命名性失语，也可无任何定位体征。

4. 不典型表现

有些患者全身感染症状不明显或没有明确感染史，仅表现脑局部定位征和（或）颅内压增高症状，临床上常误诊为脑瘤等。有些患者并发脑膜炎，仅表现脑膜脑炎症状。

5. 并发症

脑脓肿可发生以下两种危象。

（1）脑疝形成：颞叶脓肿易发生颞叶钩回疝，小脑脓肿则常引起小脑扁桃体疝，而且脓肿引起的脑疝较脑瘤者发展更加迅速。有时以脑疝为首发症状而掩盖其他定位征象。

（2）脓肿破裂而引起急性脑膜脑炎、脑室管膜炎：当脓肿接近脑室或脑表面，因用力、咳嗽、腰椎穿刺、脑室造影、不恰当的脓肿穿刺等，使脓肿突然溃破，引起化脓性脑膜炎或脑室管膜炎并发症。常表现为突然高热、头痛、昏迷、脑膜刺激征、角弓反张、癫痫等。其脑脊液可呈脓性，颇似急性化脓性脑膜炎，但其病情更凶险，且多有局灶性神经系统体征。

（四）诊断与鉴别诊断

脑脓肿的临床诊断依据有：①患者有化脓性感染病灶，并有近期的急性或亚急性发作史；②颅内占位病变表现；③在病程中曾有全身感染的表现。对这些患者应进行下列各项辅助检查，以助诊断和辅助诊断。

1. 实验室检查

（1）血常规：脑脓肿患者外周血白细胞计数多正常或略增高，若白细胞计数>20×10⁹/L，多提示并发脑膜炎或全身系统感染。

（2）腰椎穿刺和脑脊液检查：在脑膜脑炎期颅内压多为正常或稍增高，脑脊液中白细胞可达数千以上，以中性粒细胞为主，蛋白量也相应增高，糖降低。脓肿形成后，颅内压即显著增高，脑脊液中的白细胞可正常或略增高（多在100/μL左右），糖正常或略低，但若化脓性脑膜炎与脑脓肿并存，则脑脊液的变化对诊断意义不大。而且，腰椎穿刺如操作不当会诱发脑疝。因此当临床上怀疑到脑脓肿时，腰椎穿刺要慎重。操作时切勿放脑脊液，只能取少量脑脊液做化验。

2. 影像学检查

（1）脑CT：是目前诊断脑脓肿的主要方法，适用于各种部位的脑脓肿。脑CT检查方便、有效，可准确显示脓肿的大小、部位和数目，故已成为诊断脑脓肿的首选和重要方法。脑脓肿的典型CT表现为：边界清楚或不清楚的低密度灶（0~15 HU），静脉注射造影剂后，脓肿周边呈均匀环状高密度增强（30~70 HU），脓肿中央密度始终不变，脓肿附近脑组织可有低密度水肿带，脑室系统可受压、推移等。如脓肿接近脑室，可引起脑室管膜增强征。少数脑脓肿的增强环不均匀或有结节状可是脑CT显示的"环征"，并非脑脓肿特有，也可见于神经胶质母细胞瘤、转移癌、囊性胶质细胞瘤、脑梗死和脑内血肿等。因此，应结合病史注意鉴别。一般脑脓肿有感染史，CT显示的环较均匀，伴有室管膜增强，还是容易识别。在脑炎晚期，CT也可显示"环征"，此乃因脑炎引起血脑屏障改变，血管周围炎症细胞浸润和新生血管形成等所致，因此脑炎的"环征"与脓肿包膜的"环征"在本质上不同。两者的区分，除结合发病时间外，可采用延迟CT检查法，即在静脉注射造影剂30分钟后扫描，脑炎原来低密度中央区也变成高密度，但脓肿中央区密度不变。类固醇激素有抑制炎症反应和成纤维增生、新生血管形成的作用，从而影响脓肿包膜形成，因此，对可疑患者应停用激素后重复CT检查。

（2）磁共振成像（MRI）：在脑炎期病灶呈边缘不清的高信号改变，中心坏死区为低信号改变，T_2（横弛豫时间）延长，周边脑水肿也呈高信号变化，灰白质对比度消失，T_1（纵弛豫时间）和T_2也延长。脑炎晚期的病灶中央低信号区扩大，IR（反向复原减像）示中央区仍为低强度。包膜形成期的中央区低信号，T_1延长，但在长TR（重复时间）成像时原低信号变成较脑脊液高的高信号。包膜则为边界清楚的高信号环。邻近脑灰白质对比度恢复正常，但T_1、T_2仍轻度延长。因此MRI显示早期脑坏死和水肿比CT敏感，区分脓液与水肿能力比CT强，但在确定包膜形成，区分炎症与水肿不及CT敏感。但增强的环征有时难以与囊性肿瘤区分。近年发现弥散加权（DW）及近似弥散系数（ADC）在脑脓肿前者为高，后者为低信号，有助于区别囊性肿瘤。但是对术后感染，DW有时有假阴性或假阳性，要注意结合有关资料进行鉴别。

（3）钻孔穿刺：具有诊断和治疗的双重意义，适用于采取上述各检查方法后还不能确诊的病例，而又怀疑脑脓肿者。在无上述检查设备的单位，临床上高度怀疑脑脓肿者，可在脓肿好发部位钻孔穿刺。

3. 脑脓肿应与下列疾病鉴别

（1）化脓性脑膜炎：一般化脓性脑膜炎体温较高，中毒症状和脑膜刺激征较明显，多无定位体征，脑脊液呈化脓性炎症改变等，不难与脑脓肿鉴别。但若脑脓肿与化脓性脑膜炎相伴随，则临床上两者难以严格区别，可采用脑 CT 或 MRI 加以鉴别。

（2）耳源性脑积水：多因中耳感染、乳突炎和横窦血栓形成所致。其特点为颅内压增高而缺少定位体征，病程较长。可采用脑 CT 或 MRI 以及磁共振静脉显示（MRV）检查来与小脑脓肿区分。或小心行腰椎穿刺，压病灶侧颈静脉，如不引起脑脊液压力增高，则提示该侧横窦阻塞（Tobey-Ayer 试验）。本病经药物抗感染、脱水多能缓解。

（3）化脓性迷路炎：为中耳炎并发症，可出现眼球震颤、共济失调和强迫头位，颇似小脑脓肿。但本病眩晕较头痛严重，眼底水肿，无病理征，经药物治疗数周多可好转。

（4）脑瘤：一般根据病史、CT、MRI 可鉴别，有时需手术才能确诊。

（五）治疗

在化脓性脑膜脑炎时选用有效的抗生素和脱水剂治疗，常可避免脓肿形成。脓肿形成后，抗生素仍是重要的治疗措施。由于血脑屏障存在，抗生素在脑组织和脑脊液中的浓度比血中要低。因此应用抗生素要注意以下方面。①用药要及时，剂量要足。一旦诊断为化脓性脑膜脑炎或脑脓肿，即应全身给药。为提高抗生素有效浓度，必要时可鞘内或脑室内给药。②开始用药时要考虑到混合性细菌感染可能，选用抗菌谱广的药，通常用青霉素和氯霉素，以后根据细菌培养和药敏结果，改用敏感的抗生素。③持续用药时间要够长，必须体温正常，脑脊液和血常规正常后方可停药。在脑脓肿手术后应用抗生素，不应少于 2 周。青霉素钠盐或钾盐 1 000 万~2 000 万 U/d，分 2~4 次静脉滴注，增效磺胺甲基异噁唑 4 支（相当 SMZI 600 mg，TMP 320 mg），分 2 次静脉滴注；氯霉素每日 50 mg/kg，分 2~3 次静脉给药；苯甲异噁唑青霉素 12~18 g/d，分 2 次静脉给药，氨苄西林每日 150~200 mg/kg，分 2~4 次静脉滴注，阿米卡星每日 200~400 mg，分 2 次肌肉或静脉给药；庆大霉素每日 3 mg/kg，分 2~3 次静脉滴注；妥布霉素每日 5~7 mg/kg，分 2~3 次给药，第三代头孢菌素，如头孢曲松钠每日 1~2 g，分 1~2 次静脉滴注，羧苄西林每日 300~500 mg/kg，分 2~4 次静脉给药；万古霉素每日 1~2 g，分 2 次静脉滴注；利福平每日 1 200 mg，分 2 次口服，甲硝唑每日 15~20 mg/kg，分 2~4 次静脉给药。鞘内注射抗生素：庆大霉素每日次 10 000~20 000 U，每日 1~2 次；阿米卡星每次 5~10 mg（最大剂量每次 40 mg），每日 1 次，先锋 I 号每次 15~100 mg，每日 1 次，头孢噻啶每次 12.5~50 mg，每日 1 次；多黏菌素每次 10 000~50 000 U，每日 1 次；万古霉素每次 20 mg，每日 1 次；两性霉素 B 首剂 0.05 mg，以后逐渐增至<1 mg；咪康唑每次 10~20 mg。可选用 1~2 种抗生素作鞘内注射，用生理盐水把药稀释，注射时要缓慢，使药液逐渐在脑脊液中弥散，并根据患者反应调整针尖位置和注射速度，以减少药液对神经组织的不良反应。当伴有脑室炎时，鞘内给药脑室内药浓度很低，仅为椎管内浓度的 1/40~1/10，因此应装置头皮下贮液囊，作脑室内给药。脑室内给药同鞘内，但药剂量减半。当急性化脓性脑炎发展迅速，出现高颅压，危及患者生命，经脱水剂治疗无效时，可开颅切除炎性坏死脑组织，并在残腔内放置导管，以便术后进行引流和注入抗生素。

一旦脑脓肿形成，就不能单独用药治疗，还必须采用手术。对包膜尚未完全形成的早期脓肿、多发性小脓肿、基底节等深部脓肿或患者年老体弱不能耐受手术者，可先采用内科治疗，但必须密切随访，定期作神经系统检查和脑 CT 复查。抗生素应用时间可根据患者临床状况和 CT 表现而定。当脓肿体积显著缩小时，抗生素静脉给药至少 3 周，以后改口服，直到 CT 证实脓肿完全消失为止。对结核性、真菌性或阿米巴原虫性脑脓肿，应给予相应的药物治疗。

关于手术时机，有两种意见：一种主张一旦确诊为脑脓肿即应手术，另一种主张用抗生素治疗1~2周，待包膜形成完全再手术。多数人偏向后一种意见，但当病情恶化时，应立即手术。手术方法有以下几种。

1. 穿刺抽脓术

简便、安全，既可诊断又可治疗，适用于各种部位的脓肿，特别对位于脑功能区或深部脓肿（如丘脑、基底节）或老年体弱、婴儿、先天性心脏病及病情危重不能耐受开颅手术者适用。穿刺法失败后，仍可改用其他方法。因此随着脑CT的应用，穿刺法常作为首选的治疗方法，甚至用于多房性脑脓肿。对深部脑脓肿（如丘脑脓肿），采用立体定向技术或脑CT简易定位法，可提高穿刺的准确性。但是缺点是疗程较长，对厚壁脓肿、脓腔内有异物者不适用。

穿刺抽脓时，应根据脓肿部位，选最近脓肿而又不在脑功能区或大血管部位钻孔。穿刺入脓腔后，应保持针尖在脓腔中央，把脓液尽量抽吸出来，并反复小心地用生理盐水进行脓腔冲洗，以防止脓液污染术野。最后向脓腔内注入抗生素。临床症状、体征消失，CT显示脓肿缩小（直径小于1.5 cm）、皱缩，则说明脓腔已闭合，可停止穿刺。但临床还应定期随访半年至1年。

2. 脓肿切除术

经穿刺抽脓失败、多房性脓肿、小脑脓肿或脓腔内有异物者均应行脓肿切除术，对脓肿溃破者也应紧急开颅切除脓肿，并清洗脑室内积脓。术时应注意防止脓液污染伤口。本法治疗彻底，颅内减压满意，但该方法需要有一定的医疗技术和条件。可见，上述两法各有利弊，应根据患者情况合理选用。一般而论，手术方法与术后癫痫发生率、脓肿复发率及神经系统并发症之间并无显著关系。不论采用什么方法，最重要的是及时的诊断和治疗，在脑干尚未发生不可逆的继发性损伤以前清除病变，解除脑受压，并配合应用适当的抗生素，脱水治疗，注意营养和水、电解质平衡。

其他治疗应包括术前、后高渗及利尿脱水剂（如20%甘露醇等）的应用和抗癫痫等对症治疗。由于术后约半数患者发生癫痫，以术后4~5年为高峰，因此术后抗癫痫治疗不应短于5年。

（六）预后与预防

脑脓肿的发生率和病死率仍较高，在抗生素应用前，病死率高达60%~80%，20世纪40~70年代由于抗生素应用和诊治方法提高，病死率降为25%~40%。CT应用后，病死率降低不显著，仍为15%~30%，这与本病（特别血源性）早期难被发现，当患者来诊时，脓肿已属晚期，一般手术病死率与术前患者意识有关，清醒者为10%~20%，昏迷者为60%~80%。各种疗法都有程度不等的后遗症，如偏瘫、癫痫、视野缺损、失语、精神意识改变、脑积水等。因此，脑脓肿的处理防重于治，并应重视早期诊断和治疗。例如重视对中耳炎、肺部感染及其他原发病灶的根治，以期防患于未然。

影响疗效和预后的因素如下。①诊治是否及时，晚期患者常因脑干受压或脓肿破溃而导致死亡。②致病菌的毒力，特别是厌氧链球菌引起的脑脓肿发病率和病死率均较高，可能与其破坏脑组织的毒力有关。③心源性、肺源性和多发性脑脓肿预后差。④婴幼儿患者预后较成人差。

四、脑结核瘤

本病多继发于身体其他部位的结核病灶，由血源性播散入颅内，可单发或多发，颅内任何部位都可发生，但以小脑幕下较幕上者多见，约 2 ：1，儿童尤其如此。

1. 病理

小脑幕下好发于小脑半球，幕上以额、顶叶多见，其次为颞叶，少数可见硬脑膜、硬脑膜下腔、眶上裂、四叠体、胼胝体、脑干、脑桥小脑角、小脑扁桃、枕大池、脉络膜丛、垂体等。结核瘤大小不一，可从直径数毫米到 9 cm，甚至可占据整个小脑半球或大半个大脑半球。外观为边界清楚、黄白色结节状或不规则、少血管肿块，多位于脑皮质下，少数表浅者可与硬脑膜粘连。病灶周围脑组织水肿或萎缩。瘤剖面中心为淡黄色干酪样坏死或肉芽组织，显微镜检见类上皮细胞、朗格汉斯巨细胞、淋巴细胞、浆细胞和中性粒细胞等。苯酚品红染色能找到抗酸杆菌。病灶周围脑组织有退化的神经元、神经纤维、栓塞的血管、格子细胞和肿胀的星形胶质细胞和少突胶质细胞。少数结核瘤中央的干酪样坏死而呈囊性变或并发化脓性细菌感染或形成结核性脑脓肿。

过去本病的发生率很高，占颅内肿瘤的 30%~50%，随着抗结核药的广泛应用，本病的发生率已显著降低，一般在 0.9%~2.5%，可是在某些国家和地区其发生率仍达 8%~12%。

2. 临床表现

本病多见于青少年和儿童，约 1/3 患者有其他部位原发结核病病灶，约 1/3 曾有结核病或结核病接触史，其余则无结核病史。绝大多数患者有头痛、呕吐、视神经盘水肿等高颅内压征，婴幼儿可见头颅增大、头皮静脉怒张。局灶体征依病灶部位而定，小脑幕上者以各种形式的癫痫为突出表现，其他依次为运动、感觉障碍、失语等。小脑幕下者则以小脑共济障碍常见。约半数患者有低热、盗汗、体重下降、营养不良、红细胞沉降率增快等全身慢性感染病征。

头颅 X 线平片有时有病理性钙斑，胸部 X 线摄片 50% 患者有肺结核，腰穿仅半数患者有白细胞稍增多、蛋白轻度增高，而颅内压增高却见于大多数患者，因此应尽量避免腰椎穿刺，以防诱发脑疝。脑血管造影和脑室造影可显示颅内占位征象。脑 CT 是本病最理想的诊断方法，其典型表现为均匀或不均匀的低密度病灶，其间有高密度钙化灶，增强后其包膜呈环状密度增高。邻近脑组织可有低密度水肿区小结核瘤（直径小于 1 cm）可表现等或高密度病灶。

对颅内占位病变者有下列情况应怀疑脑结核瘤：①青少年患者；②身体其他部位有结核病灶或有结核病史；③有头痛、低热、抽搐、盗汗、乏力、体重下降和红细胞沉降率增快者。

3. 治疗

本病主要是药物治疗，在药物治疗无效或有不能控制的高颅压以及术前不能定性者才手术治疗。除位于重要功能区的病灶外，应争取全切除，术中谨防结核瘤破裂污染术野，手术结束时用 0.05% 链霉素溶液彻底冲洗术野。术后应继续抗结核药物治疗。过去本病手术后多因并发结核性脑膜炎而死亡，病死率高达 50%~70%。抗结核药物问世后，疗效明显改善。药物治疗一般采用链霉素 1 g/d，异烟肼 400~600 mg/d，对氨水杨酸 8~12 g/d，三者联合应用或利福平 600~1 200 mg/d，异烟肼和乙胺丁醇三者合并应用，总疗程为 18~28 个月，同时可给予维生素 B_6 50~100 mg/d，以防抗结核药引起的神经毒性反应。术后或并发粟粒性结核或脑膜炎者，可加用肾上腺皮质激素，以减轻脑水肿。

五、脑梅毒瘤

脑梅毒瘤少见，发生率占颅内肿瘤的 0.1%~0.6%，为一种慢性肉芽肿性晚期神经梅毒。大多累及脑皮质下区和经血管、脑膜扩散至邻近脑实质。好发于大脑半球，偶见于小脑和脑干、第四脑室、垂体、下丘脑等。单发为主，呈不规则圆形或卵圆形，直径大小不一，质地如橡皮，切面呈灰红色。镜检可分 3 个区域：中心区为广泛坏死，含大量嗜银纤维（为本病的特点），其外围为细胞结构，有浆细胞、淋巴细胞、单核细胞、成纤维细胞、类上皮细胞和巨细胞等，伴有血管炎或血管周围炎，最外围为胶原纤维组成的包膜。

1. 临床表现

脑梅毒瘤近似颅内肿瘤，有高颅内压征和局灶神经征。颅骨 X 线平片可有慢性高颅压表现，松果体钙化、移位等。如病灶与脑膜广泛粘连，可侵犯颅骨而使局部颅骨板变薄和破坏。脑血管造影和脑 CT 检查显示占位征象。如发现阿—罗瞳孔，血和脑脊液梅毒反应阳性，对本病诊断很有价值。

2. 治疗

包括应用铋剂、碘剂和青霉素等驱毒剂，药物治疗无效或有高颅压征或严重局灶征时，应手术治疗切除梅毒瘤，术后仍需驱梅毒治疗。

六、脑真菌性肉芽肿和脓肿

本病属于深部真菌感染，因此凡能引起深部组织感染的真菌，均可以是本病的致病菌，如隐球菌、曲霉菌、球孢子菌、类球孢子菌、诺卡菌、放线菌、荚膜组织胞质菌、芽生菌、分子孢子菌、念珠菌、波伊德霉样真菌、藻菌等，但以隐球菌和曲霉菌、放线菌多见。近年来，由于抗生素、激素和免疫抑制剂在临床上的广泛应用，器官组织移植手术的推广，以及医务人员对真菌病认识的提高，真菌感染的发生率有增加趋势。在自然界中真菌分布很广泛，很多真菌是条件致病菌，寄生在人体中，当人体抵抗力降低时，它们乘虚而入，可侵犯肺、脑膜和脑、脊髓、皮肤、淋巴结、肠、肝、脾、肾上腺等脏器等。真菌入侵脑的方式，常先从呼吸道吸入，形成肺部病灶，再由肺经血行播散于全身器官和入颅，少数真菌（如曲霉菌、放线菌和芽生菌）可经头面部的口腔、鼻腔、鼻窦、眼眶、脊椎骨等处的病灶直接侵入中枢神经系统，个别病例可经腰椎穿刺、手术植入而发生脑部真菌感染。患有单核吞噬细胞系统恶性肿瘤、糖尿病等患者较易发生本病。

（一）病理

感染使脑膜局限性或广泛性形成不规则的肉芽肿，淋巴细胞、浆细胞或多核巨细胞浸润。脑呈不同程度的水肿，真菌沿血管周围和软脑膜下聚集，形成多数小囊样病灶，呈急性或慢性化脓性炎症反应，甚至形成脑脓肿或肉芽肿，多位于脑实质内，偶见脑室内。在脓肿和肉芽肿中可见大量真菌体或菌丝。不同种类的真菌感染引起的病理变化也不相同，白念珠球菌常引起小灶性化脓和肉芽肿；隐球菌早期形成胶冻样病变，无纤维包裹，晚期则形成肉芽肿，放线菌主要形成多发性脓肿和肉芽肿，脓肿壁呈黄色，脓液含"硫黄颗粒"。

（二）临床表现与诊断

病程多为亚急性、慢性或隐袭性发展，甚至可迁延或反复发作达数十年之久，未经治疗者多死亡。临床表现颇似颅内肿瘤，有高颅内压征和局灶神经征。椎管内感染表现为进行性脊髓横贯性损害。可有发热，但常不明显。常伴因脑底蛛网膜粘连引起的交通性脑积水。脑脊液常规、生化检查可发现压力、蛋白和细胞计数增高；但非特异性，头颅 X 线摄片、同位素脑扫描、脑血管造影等仅显示颅内占位迹象，不能确定占位的性质。脑 CT 表现与化脓性脑脓肿相同，包膜可有或无增强，肉芽肿则呈等或略高密度病灶，中等增强，可有或无钙化。周围脑水肿常不明显。因此，单纯根据临床表现和上述检查难以诊断本病，诊断的重要依据是，脑脊液涂片染色、培养和接种或脑组织和肉芽组织标本的病理检查，以发现病原菌。真菌皮肤试验阳性反应，其他器官、组织发现真菌感染有辅助诊断价值，如皮肤瘘管分泌物有黄色、奶油黄、棕色和有时为黑色的"硫黄颗粒"（可把分泌物稀释于生理盐水中，取沉积物过滤后寻找），则很可能为放线菌感染。

（三）治疗

以手术切除肉芽肿或脓肿为主，术后辅以药物治疗。常用药物如下。

1. 两性霉素 B

对隐球菌、球孢子菌、念珠菌等效果较好。剂量从 0.25 mg/kg 开始，溶于 5% 葡萄糖注射液中静脉滴注，逐渐增至 1 mg/kg，使在 3 个月内总剂量达 2~4 g。滴注速度应缓慢，避光。由于本药不易透过血脑屏障，故常同时鞘内给药。方法：取两性霉素 B 0.25 mg 溶于等渗盐水 1 mL 内，然后用 5~10 mL 脑脊液再稀释后缓慢、分次注入鞘内。一般鞘内给药 1 次最大剂量为 1 mg，每周注射 2 次。应用本药前给予地塞米松和非乃根等，可减轻药物反应。

2. 制霉菌素

对隐球菌、念珠菌等效果较好。剂量，成人 200 万~400 万 U/d，儿童每次 12.5 万~25 万 U，分 2~4 次口服。

3. 克霉唑（三苯甲咪唑）

对念珠菌、球孢子菌等有效。剂量：成人每日 50~60 mg/kg，儿童每日 20~60 mg/kg，分 3 次口服。

4. 曲古霉素

对隐球菌、芽生菌、念珠菌有效。剂量：20 万~40 万 U/d，分 3~4 次口服。

5. 5-氟胞苷

作用同两性霉素 B，但能通过血脑屏障，对肝、肾有损害。剂量：每日 100~200 mg/kg，一般应用 6~8 周。

6. 抗生素

大剂量青霉素、林可霉素、氯霉素对放线菌感染有效。

7. 酮康唑

对球孢子菌、组织胞质菌有效。剂量：200~1 200 mg/d。

（李　桃）

第二节　颅内寄生虫病

由生物病原体如原虫（阿米巴、弓形虫、锥虫等），蠕虫（囊虫、肺吸虫、包虫、血吸虫、旋毛线虫等）侵入人体而发生的疾病。在中枢神经系统，生物病原体及其代谢产物可引起过敏性、中毒性、血管性和炎症性反应，并导致脑组织广泛水肿、脑脊液循环梗阻或寄生虫性肉芽肿和脓肿。各种寄生虫引起的神经系统损害的表现不同，但有其共同性，包括：急性期多出现功能性症状，如头痛、头晕、失眠、烦躁不安、情绪淡漠、记忆力降低、嗜睡等，急性期后出现脑损害症状，如颅内压增高、全身性或局灶性癫痫、运动和感觉功能麻痹、失语等。此外，有时可伴有周围神经或脊髓症状等。

一、阿米巴病

阿米巴病是由溶组织阿米巴原虫引起，它主要侵入肠道，称为肠道阿米巴病。肠道阿米巴滋养体可经肠壁的血液—淋巴迁移到肠外，引起各种肠外并发症，其中以肝脓肿最多见，脑部并发症占肠外阿米巴病的 1.0%～8.1%。本病分布遍及全球，但以热带地区多见。

病理变化有脑膜脑炎和脑脓肿两种类型。在脑膜脑炎型时，脑膜和皮质的切片中可找到溶组织阿米巴。病损区为坏死灶，逐渐发展成肉芽肿，有时可与化脓性细菌混合感染，形成脓肿。脓肿周围有慢性组织反应，形成血管性和结缔组织的包膜，包膜内可找到阿米巴滋养体。

1. 临床表现与诊断

本病多继发于慢性肠道阿米巴病或阿米巴肝（或肺）脓肿，其间隔时间可长可短，一旦颅内病灶出现，病程发展多较迅速。有剧烈头痛、抽搐、嗜睡、昏迷，局灶体征有复视、偏瘫、面瘫、失语等。

本病的诊断除根据临床表现、脑脊液检查、脑 CT 和 MRI 扫描外，确诊主要是找到溶组织阿米巴病原体。由于脑脊液涂片可找到阿米巴原虫的机会少，因此主要从脑标本中寻找，特别是脓腔包膜、脓液和肉芽肿。取标本时宜用针筒或玻璃管，而不用棉花签，因后者会使原虫黏着棉花上，并使其脱水，不利于病原体寻找。粪便中检得病原体也有诊断价值。

2. 治疗

本病的治疗包括药物和手术治疗。如病情允许，应先给予抗阿米巴药物。为减少药物不良反应和提高疗效，以及同时治疗颅外原发病灶，现多主张多种药物联合应用，如甲硝唑 400～750 mg，每日 3 次，5～7 日为 1 个疗程，加用碘喹啉 650 mg，每日 3 次，使用 20 日；或去氢依米丁每日 1.0～1.5 mg/kg，使用 5 日。对妊娠妇女，特别在妊娠前 3 个月者应慎用甲硝唑。应用去氢依米丁时，患者应卧床休息，进行心电监护，有心肌损害时应立即停药。

有脓肿形成时，应手术治疗。为减少并发细菌性感染，宜用穿刺排脓法。术后仍应给予抗阿米巴药物。

二、脑囊虫病

脑囊虫病是猪绦虫的幼虫（囊尾蚴）寄生脑部所致，约占人体囊虫病的 80%，主要流行于华北、东北、西北和华东北部各地区。其感染方式有：①内在自身感染，患有绦虫的患者，由于呕吐或肠道逆蠕动，使绦虫妊娠节片回流至胃内，虫卵在十二指肠内孵化，逸出六钩蚴，钻过肠壁，进入肠系膜小静脉与淋巴循环而输送至全身和脑，发育成囊虫蚴；②外在自身感染，绦虫患者的手部沾染虫卵，污染食物，经口而感染；③外来感染，患者自身并无绦虫寄生，因摄入附有虫卵的蔬菜或瓜果后而感染。

（一）病理

猪绦虫的幼虫经血液循环播散，多寄生于脑的大脑中动脉供应区，如额、顶叶。根据病灶分布部位和临床特点可分为 4 型。①脑实质型，囊虫结节散布脑实质内，灰质较白质为多。一般在活虫的周围组织反应较小，死虫的周围炎症反应较大，并有程度不等的纤维组织增生。邻近脑组织往往有水肿和反应性星形细胞增生，从而引起神经系统功能障碍。②脑室型，囊虫结节寄生于脑室系统内，以第四脑室最多见。结节游离于脑室内或黏附于脑室壁，引起脑脊液循环梗阻而致脑积水和颅内压增高。③脑底型，囊虫结节位于脑底池内，常成串或多发，引起颅底蛛网膜炎和粘连而产生脑神经麻痹、交通性脑积水等症状。④脊髓型，多发于胸段脊髓，髓内或髓外均可发生。

（二）临床表现

由于囊虫侵入颅内的数目、部位不同，以及囊虫的发育过程和死亡不一，临床症状复杂多变，病情波动。少数病例由于大量囊虫进入脑内，发病急骤，出现明显的精神和神经障碍，甚至迅速死亡。一般而言，本病神经损害取决于囊虫数目和位置所致的机械效应及囊虫引起的炎性和中毒反应。表现为颅内压增高、局灶神经体征、癫痫、精神障碍等。按临床特点可分下列类型。①脑膜脑炎型，由一次大量感染后引起弥漫性脑水肿，反应性炎症变化等。临床表现有精神异常、全身性癫痫、瘫痪、失语、感觉障碍、脑膜刺激征、共济失调和昏迷等症状，不能以脑的局灶损害解释。②癫痫型，发作形式有大发作、小发作、精神运动性发作或局限发作等。同一患者可具有两种以上的发作形式，且极易转换。多样性和易转换性为本型的特点。③脑瘤型，表现为颅内压增高、癫痫、强迫头位、瘫痪和感觉障碍等。④脊髓型，囊虫侵入椎管，产生脊髓压迫征，如病变水平以下的运动、感觉和大小便障碍等。

患者常有皮下或肌肉内囊虫结节，分布于头和躯干，四肢较少，结节呈圆或椭圆形，直径 0.5~1.5 cm，坚实，可在皮下或肌肉中自由推动，无压痛。结节可陆续出现或自行消失。

（三）诊断

癫痫患者如有皮下或肌肉内结节，经活检证实为囊虫，则本病诊断基本成立。少数不伴皮下结节者诊断较困难，但患者可有下列特点：神经症状多样性、多灶性和不稳定性，刺激症状较麻痹症状占优势，症状进展缓慢和波动等。脑脊液检查正常或有白细胞计数增多，以嗜酸性粒细胞为主（12%~60%患者），蛋白含量增高，糖含量正常或稍降低。周围血嗜酸性粒细胞可高达 30%。大便中可找到绦虫卵或成虫节片。X 线平片可发现皮下或肌肉、颅内（约 1/6 患者）有散在、大小不等的钙化斑，从 1~12 mm，对诊断有帮助。血清或脑脊液囊虫补体结合试验、放射免疫试验测定脑脊液或血清 IgG 抗体也具诊断价值。可是弱阳性也见于胶原病、肝硬化、血吸虫病等。血清学检查阴性者也不能除外本病。脑 CT 扫描，根据囊虫生长的不同时期，有不同表现。约 2/3 的病灶表现同脑脊液一样密度，单发或多发，包膜可增强或不增强。约 1/5 病灶有高密度结节，可单发或多发。钙化灶多发，其周边有或不增强，多见于经药物治疗或虫体自行死亡者。可伴有阻塞性或交通性脑积水及脑皮质萎缩。由于囊液密度近似脑脊液，因此 CT 易发现脑实质内囊虫，难发现脑室内囊虫，通过脑室碘水造影后扫描方易识别。MRI 早期囊尾蚴存活在 T_1WI 呈低信号区，T_2WI 高信号区。脑室内囊虫在包囊呈低信号，头节为高信号的斑点状结节。

（四）治疗

1. 绦虫病的治疗

驱除寄生于肠道的成虫，防止再次自身感染。常用药物有：①吡喹酮 10~20 mg/kg，每日 3 次，使用 2 日；②氯硝柳胺（灭绦灵）2 g，嚼碎后 1 次吞服，3~4 小时后服泻药 1 次，加速绦虫节片排出。

2. 囊虫病治疗

①吡喹酮 50 mg/（kg·d），分 3 次口服，服用 14 日，必要时可重复 1~2 个疗程。治疗有效者 CT 表现囊肿和结节缩小或消失或钙化，脑室形态恢复正常。临床症状缓解。约 1/5 患者药物治疗无效，需手术治疗。②外科手术适用于有颅内压增高、局灶体征，并经 CT 定位者。囊虫阻塞导水管，可从侧室注入生理盐水使脑室内压增高，促使囊虫脱离导水管。抗颅高压药物治疗无效者，可做脑室—腹腔分流术。

3. 症状治疗

癫痫者服用抗癫痫药，脑炎型者加用类固醇激素，高颅压者用脱水剂等。

三、脑血吸虫病

日本血吸虫、曼氏血吸虫和埃及血吸虫均可寄生于人体，但以前两者多见，我国则流行日本血吸虫。有 2%~4% 的血吸虫病患者出现脑部并发症。多见于青壮年。

（一）病理

血吸虫成虫寄生在门静脉系统和其他血管内，产生的虫卵可经体循环、颅内静脉窦或椎静脉系统侵入颅内或椎管内。虫卵在脑或脊髓内沉积，可引起：①特异的炎性病变，主要发生在病灶区的软脑膜和其下的皮质和白质内，可表现为虫卵肉芽肿、假结核结节和瘢痕结节等形式，并有浆细胞浸润、病灶周围毛细血管网形成；②非特异性病变，表现为胶质细胞增生、脑（或脊髓）软化或水肿、小血管炎性变化等。

（二）临床表现

1. 急性脑血吸虫病

常见于初次进入流行区域，并有大量疫水接触史者。发病于感染后 1~2 个月。由于血吸虫的虫卵、毒素、代谢产物等引起组织坏死，出现全身毒血症反应和神经组织水肿、过敏反应。表现为急性脑炎或脑脊髓炎，有头痛、精神障碍、抽搐、昏迷等，也常伴发热、荨麻疹、血嗜酸性粒细胞增多等。

2. 慢性脑血吸病虫

虫卵进入神经组织，引起特异性虫卵肉芽肿和非特异性脑组织反应，多见于感染后 3~6 个月。病变多在大脑中动脉供应区，因此表现颇似有局灶征的脑瘤，常见局灶性癫痫、偏瘫、偏身感觉障碍等，还可有视野缺损、精神障碍和颅内压增高征等。虫卵栓塞血管可引起脑卒中样发病。

3. 脊髓血吸虫病

虫卵沉积于脊髓引起脊髓压迫征或脊动脉炎，栓塞使脊髓血供障碍。临床表现有急性脊髓炎，慢性肿瘤型，有运动、感觉和大小便障碍。

（三）诊断

癫痫患者来自血吸虫流行区或有疫水接触史，均应考虑到本病可能。首先应确定有否血吸虫病。曾有发热、咳嗽、荨麻疹、腹泻等全身感染症状，体检发现肝脾大，周围血嗜酸性粒细胞计数增多，粪便中找到虫卵、孵化阳性或结肠活检虫卵阳性均属感染证据。以血吸虫为抗原的血液和脑脊液补体结合试验、环卵试验对诊断具有重要参考价值。

神经系统体检、CT 和 MRI 显示颅内占位征象或脊髓病变。

（四）治疗

以吡喹酮治疗为主，剂量 20 mg/kg，每日 3 次，使用 1 日。有颅内压增高者应同时给予高渗脱水剂。有癫痫者给抗痫药。有下列情况者应手术治疗：①血吸虫肉芽肿引起颅内压增高且药物治疗无效或引起脊髓压迫征（术前应做椎管造影）；②脑水肿和（或）脑积水严重，药物治疗无效。术后仍应辅以吡喹酮治疗。

四、脑肺吸虫病

肺吸虫成虫除寄生于宿主的肺部外，还可以在宿主体内游走，20%～26%进入中枢神经系统，产生脑和脊髓病变。本病多见于温带地区。

1. 发病机制与病理

肺吸虫成虫经胸纵隔，沿颈动脉管侵入颅腔，多数直接侵入颞枕叶，再到达其他脑叶。有时虫体穿入侧脑室，从而侵入对侧大脑半球，少数沿颈静脉或椎动脉侵入小脑，通过膈肌以下的椎间孔直接侵入椎管。脑内病变早期为成虫在脑内爬行和虫卵等引起脑组织坏死、出血和反应性炎症，形成界限不清的肉芽肿。以后病灶中心逐渐坏死、软化、液化，周围形成结缔组织包膜而成一边界清楚的脓肿或囊肿。晚期因脑组织多处破坏，纤维组织与神经胶质增生以致皮质和皮质下白质萎缩，脑沟和脑室扩大。

2. 临床表现

脑肺吸虫病可分 3 种类型。①亚急性脑炎型，见于疾病早期，有头痛、畏寒、发热、怕光、颈项强直等。②脑局灶性病变型，由于虫体侵入较久，形成多房性囊肿或脓肿而引起占位效应。少见情况可引起脑内出血。临床表现有同向偏盲、失语、癫痫、偏瘫、偏身感觉障碍等。③脑萎缩型，晚期因广泛脑萎缩而致智力衰退、精神症状、癫痫和进行性瘫痪等。

脊髓型早期因成虫侵入，引起硬脊膜外寄生虫性冷脓肿或肉芽肿，称为扩张型；后期因成虫逸出或死亡，脊髓变性萎缩，转为萎缩型。

3. 诊断

多来自流行区，在我国为黑龙江、吉林、辽宁、台湾等，曾有生食蝲蛄、石蟹等第二中间宿主和咳出铁锈痰的患者，如出现反复发作的脑膜脑炎、进行性瘫痪、局限性或全身性癫痫、同向偏盲、视力减退、颅内压增高症或脊髓症状时，应考虑本病可能。痰液、空腹胃液、大便和脑脊液检查找肺吸虫卵、肺吸虫补体结合试验、皮内试验有助于明确诊断。约半数患者头颅 X 线平片有病理性钙化和颅内压增高征象。CT、MRI 等有助定位诊断。

4. 治疗

本病是全身肺吸虫病的一部分，因此治疗首先必须着重于全身治疗。主要杀虫药有：吡喹酮，总剂量 120~150 mg/kg，2~3 日 1 个疗程，每日量 2~3 次分服。硫氯酚，成人剂量 3 g/d，分 2~3 次口服，隔日服药，使用 10~20 日。氯喹每日 15 mg/kg 等。下列情况应考虑手术治疗：①药物治疗无效，病情进行性恶化或出现颅内压增高症、脊髓压迫症；②病变局限，可以切除；③包膜形成的脓肿或囊肿。上述术后患者仍应继续抗肺吸虫治疗。此外，对有癫痫等患者给予相应的症状治疗。

五、脑棘球蚴虫病

脑棘球虫幼虫病又称脑包虫病，由细粒棘球绦虫（狗绦虫）的幼虫（即包虫）寄生于大脑和脊髓所致，占整个包虫囊肿的 2%~3%。好发于与狗、羊等终宿主有密切接触史者，吞食被虫卵污染的食物而得病。

1. 病因与病理

细粒棘球蚴绦虫卵在人体肠内孵化成六钩蚴，穿越肠壁，经门静脉系统侵入肝、肺和脑等，少数随血流经椎静脉侵入脊柱。脑棘球幼虫病好发于大脑、小脑、脑室和颅底等处。可分两型。①原发型，幼虫经肝、肺和颈内动脉而入颅。多见于儿童，常单发。②继发型，较少见，常由心肌包虫囊肿破裂至左心房或左心室，其子节或头节经血流入颅。往往多发，伴脑栓塞，多见于成人。

包虫囊肿包膜为微白色半透明膜，囊液为无色、透明，外观与脑脊液很相似，但含毒性蛋白。囊壁分内、外两层，内层即包虫囊，含有大小不等的子囊；外层为宿主组织形成的一层纤维包膜，两者之间仅有轻度粘连，其中含有血管，供给营养。包虫死后，囊液变浊，囊壁可钙化。包虫囊大小不一，取决于寄生虫的种系及其寄住的组织与宿主等多种因素。囊肿直径每年生长 1~5 cm。母囊可产生于囊及头节，由于虫体繁殖力强，子囊和头节可多达数百，形成巨大囊肿。

2. 临床表现

头痛、呕吐和视神经盘水肿等颅内压增高症常为首发症状。儿童患者可有头围增大、头皮静脉扩张。局灶性症状取决于包虫生长部位，常见有运动性或感觉性癫痫、轻偏瘫、偏身感觉障碍、视野缺损和精神症状等。脊柱包虫症表现为长期神经根刺激症状，以后因脊髓受累而突然出现截瘫。

3. 诊断

根据患者来自畜牧区，有狗、羊等密切接触史，患有肝、肺包囊虫病，加上脑部症状（或脊髓压迫征）即可考虑本病可能。对未能解释的年轻脑栓塞者，寄生虫性栓子的可能性应予考虑。血液、脑脊液包囊虫补体结合试验阳性和包囊虫液皮内试验阳性具有诊断意义。CT 和 MRI 具有定位诊断价值，特别是 CT 能显示包虫囊的位置、大小、形态，典型的包虫囊为边界清晰、密度同脑脊液或略高的类圆形肿块，壁多有钙化，几乎不增强。病灶四周无脑水肿。

4. 治疗

手术切除是唯一的治疗方法，以完整摘除囊肿为原则。若囊肿破裂，囊液外溢，不仅可引起过敏性休克反应，且囊液中的头节扩散，可导致囊肿复发。因此，术前定位要准确，手术切口和骨窗要足够大，硬脑膜张力高时，要用脱水剂处理，切忌用脑针穿刺探查或抽吸囊液减压。切除时宜用加压注水漂浮法，即沿囊壁周围分离，直至超过囊肿最大径，然后调整头位至有利于囊肿滚出的位置，用 2~3 个冲洗器插入囊壁与脑组织间隙内，向囊肿底部加压注入生理盐水，利用水压均匀作用于囊肿壁，使其由囊肿床内漂浮起来，滚入容器中。近年有报道用细针穿刺囊肿，注入过氧化氢或患者自身新鲜血于囊内，可杀死包虫原头节，为手术治疗开辟新途径。术时一旦囊液污染伤口，可用过氧化氢溶液处理。苯并咪唑类化合物对广泛播散、难以手术的患者可缓解症状，延长存活期，也可作为手术前、后的辅助药物，有利于减少复发，提高疗效。

（李　桃）

第十章

脊髓疾病

第一节　脊髓损伤

脊髓损伤（SCI）是各种致病因素（外伤、炎症、肿瘤等）引起的脊髓结构、功能的横贯性损伤，造成损伤节段平面以下的脊髓神经功能（运动、感觉、括约肌及自主神经功能）障碍。主要表现为损伤平面以下感觉、运动功能的完全丧失和大、小便失禁，因高致残率和高病死率而成为神经外科工作者研究的重点和难点。

一、病因

（一）闭合性脊髓损伤

闭合性脊髓损伤指脊柱骨折或脱位造成的脊髓或马尾神经受压、水肿、出血、挫伤或断裂，不伴有与外界相通的伤道。脊柱骨折中约14%合并脊髓损伤；绝大多数为单节段伤。正常脊椎引起脊髓损伤，需要强大的外力。最常见的原因为屈曲性损伤，其次为伸展性、旋转性及侧屈性损伤。这种外力通常是复杂的、联合的，其作用方向多为纵向或横向，由于外力性质不同，可引起挫伤、撕裂伤或牵拉伤。一般来讲，闭合性脊髓损伤的原因是暴力间接或直接作用于脊柱并引起骨折或脱位，造成脊髓、马尾挤压损伤，约10%的脊髓损伤者无明显骨折和脱位的影像学改变，称为无放射像异常的脊髓损伤，多见于脊柱弹性较强的儿童和原有椎管狭窄或骨质增生的老年人。鞭索综合征曾被称为"挥鞭症"等，则是指颈部软组织的非骨性损伤（如有脊髓损伤，则为SCIWRA）。多因汽车由后面相撞时突然向人体躯干施加加速度等外力，引起颈椎伸展及之后的屈曲所致。而分娩时脊髓损伤则是骨盆位分娩和产钳分娩等难产时由于新生儿脊髓的牵拉性不如椎骨和关节所造成的颈髓屈曲损伤。总之，直接暴力致伤相对少见，见于重物击中颈后、背、腰部位椎板、棘突而致骨折，骨折片陷入椎管内。间接暴力致伤占绝大多数，常见于交通事故、高处坠落、建筑物倒塌、坑道塌方和体育运动中暴力作用于身体其他部位，再传导至脊柱，使之超过正常限度的屈曲、伸展、旋转、侧屈、垂直压缩或牵拉（多为混合运动），导致维持脊柱稳定性的韧带的损伤、断裂、椎体骨折和（或）脱位、关节突骨折和（或）脱位、附件骨折、椎间盘突出、黄韧带皱折等，造成脊髓受压和损伤。

脊髓损伤除因打击或压迫导致急性损伤外，另一种常见原因为慢性压迫，多因脊椎退化引起，如后纵韧带肥厚、钙化或骨化，以及黄韧带钙化或骨化等，压迫物为骨赘、骨嵴、突出或膨出的椎间盘及韧带等。一些脊椎或椎管内肿瘤、炎症，特别是结核，其坏死脱落的骨片、碎裂的椎间盘组织及炎性肉芽组织均可慢性压迫脊髓而致截瘫或四肢瘫。

脊髓急性缺血在平时比较罕见，偶尔因主动脉炎致管腔狭窄，血流缓慢，可部分影响脊髓的血供。脊髓胸段特别是 $T_4 \sim T_8$ 段血供比较贫乏。因外伤或主动脉邻近肿物可使脊髓血供进一步下降。

（二）开放性脊髓损伤

1. 脊髓火器伤

脊髓火器伤主要由枪弹或弹片导致，因子弹穿越部位不同可致不同损伤。常因合并颈、胸和腹部重要脏器损伤而使伤情趋于复杂，加之脊髓本身损伤多为完全性，预后较差。

2. 脊髓刃器伤

脊髓刃器伤多由犯罪导致，被害者遭受背后袭击。最常见的致伤器为匕首，其次为斧头、螺丝刀、自行车辐条、镰刀和削尖的竹、木棍等。刃器可立即被拔出，也可滞留或部分折断于体内。

（1）刃器戳伤脊髓的途径：经椎板间隙，最为常见，脊椎的棘突向后方突出，横突向侧后方突出，两者之间形成一纵形沟槽，刃器从背后刺入易在此沟中进入椎板间隙或遇椎板后上下滑动，再进入此间隙，因此，脊髓刃器伤近半数为半切性损伤；经椎间孔，由此途径进入椎间的几乎均为细长的锐器，可造成脊髓、神经根和血管损伤；经椎板，用猛力将锋利的刃器刺入椎板后，刃器本身及椎板骨折片损伤脊髓。

（2）脊髓受伤的方式分为两种：直接损伤，刃器或骨折片直接刺伤脊髓、神经根或血管；对冲性损伤，刃器进入椎管一侧，将脊髓挤向对侧，造成对侧的撞击伤。

二、发病机制

（一）闭合性脊髓损伤

急性脊髓损伤机制包含原发性脊髓损伤和随之发生的继发性脊髓损伤。原发性损伤指由于局部组织变形和创造能量传递引起的初始机械性的脊髓损伤；继发性的脊髓损伤则是指原发性损伤激活的包括生化和细胞改变在内的链式反应过程，可以使神经细胞损伤进行加重甚至导致死亡，并可导致脊髓损伤区域的进行性扩大。

1. 脊髓震荡

脊髓损伤之后短暂的传导及反射功能遭到抑制，是可逆性的生理性紊乱。无肉眼及显微镜下可见的病理改变。

2. 脊髓挫裂伤

其损伤程度可有所不同。轻者有挫伤改变，但软膜保存完好，称为脊髓挫伤，重者脊髓软膜和脊髓都有不同程度的破裂、出血及坏死，称为脊髓裂伤。甚至有脊髓断裂。

3. 脊髓缺血

颈椎过伸或脱位可使椎动脉牵拉，引起脊髓供血障碍，发生缺血、缺氧、坏死。血管本身受损、压迫也可产生同样现象。

4. 椎管内出血

椎管有出血，包括硬膜外、硬膜下、蛛网膜下隙及脊髓内，血块可压迫脊髓，引起坏死。

5. 脊髓中央灰质出血性坏死

此为一种特殊而又严重的继发性脊髓损伤，可在伤后立即发生，并成为不断发展的脊髓自体溶解过程。在伤后数小时和数日，受力点附近的脊髓中央管周围和前角区域出现许多点状出血，并逐渐向上、下节段及断面周围扩展，有时可遍及整个脊髓，但脊髓表面白质区较少出现神经组织损伤后的修复征象。整个病理过程在 2~3 日达到高峰，2 周后逐渐出现神经组织损伤后的修复征象。脊髓损伤的动物实验研究发现，脊髓受损后，有大量的儿茶酚胺类神经递质积蓄及释放，包括去甲肾上腺素、多巴胺及肾上腺素等，使脊髓局部平滑肌受体处的浓度达到中毒的程度，出现微血管痉挛、血栓形成及栓塞、微血管通透性增加、小静脉破裂。尽管如此，对于继发性脊髓损伤的机制的认识目前仍然还不十分精确，在上述相关因素中最值得重视的仍然是局部微循环障碍带来的缺血改变和自由基引起的脂质过氧化反应。由于继发性脊髓损伤具有严重的危害性，在伤后早期阻断、逆转这一进程对于脊髓损伤的救治有极其重要的意义，有效的治疗应针对继发性脊髓损伤的病理生理机制，保护尚未受损的白质传导束，从而达到保全部分神经功能的目的。

（二）开放性脊髓损伤

1. 脊髓火器伤

在脊髓火器伤，子弹的致伤能力是由它的质量和速度所决定的（$E = 1/2MV^2$），而相对于质量而言，速度的作用更为明显。致伤物在战时多为高速子弹或弹片，即飞行速度大于 1 000 m/s，而平时则以低速子弹为主。低速飞行物造成脊髓损伤相对较轻，常见的是直接撞击、挤压和挫裂。高速飞行物呈滚动式前进，对组织的直接毁损更为严重，当其击中骨质时，可使之成为继发投射物，尤为突出的是其在伤道内形成的强大侧方冲击力，可达 135 kg/cm²，累及远离伤痕的脊髓。高速弹造成的脊髓损伤，甚至可以不直接击中脊柱，在不发生脊柱骨折、穿通或者弹片存留的情况下引起脊髓挫伤。此外，特殊的受伤机制是枪弹击中臂丛神经的瞬间撕扯脊髓的后索和侧索。

2. 脊髓刃器伤

单纯的脊髓刃器伤很少致死，多无须手术探查，故早期的病理资料来源较少。对死于合并伤者进行尸检，可观察到脊髓部分或全部被切除或仅为挫伤，断面水肿、外翻，硬膜可破损，椎管内可有血肿。根动脉损伤者，脊髓坏死、软化。致伤物越锐利，损伤血管的可能性越大。

三、临床表现

（一）闭合性脊髓损伤

伤后立即出现损伤水平以下运动、感觉和括约肌功能障碍，脊椎骨折的部位可有后突畸形，伴有胸腹脏器伤者，可有休克等表现。

1. 神经系统表现

（1）脊髓震荡：不完全神经功能障碍，持续数分钟至数小时后恢复正常。

（2）脊髓休克：损伤水平以下感觉完全消失，肢体弛缓性瘫痪、尿潴留、大便失禁、生理反射消失、病理反射阴性。这是损伤水平以下脊髓失去高级中枢控制的结果，一般 24 小时后开始恢复，如出现反射等，但完全度过休克期需 2~4 周。

（3）完全性损伤：休克期过后，脊髓损伤水平呈下运动神经元损伤表现，如肌张力增高、腱反射亢进、出现病理反射、无自主运动、感觉完全消失等。

（4）完全性损伤：可在休克期过后，也可在伤后立即表现为感觉、运动和括约肌功能的部分丧失，病理征阳性。

2. 常见的综合征

（1）Brown-Sequard 综合征：即脊髓半侧损害综合征，可见单侧关节绞锁和椎体爆裂骨折，表现为同侧瘫痪及本体感觉、振动觉、两点分辨觉障碍，损伤水平皮肤感觉节段性缺失，而对侧在损伤水平几个节段下的痛、温觉消失，典型者并不常见，多为一侧损伤比另一侧重。

（2）脊髓中央损伤综合征：是最常见的颈椎综合征，主要见于年龄较大者，尤其是中老年男性，这些患者受伤前常已有脊椎肥大症及椎管狭窄，损伤通常是过伸性的。除了一些脊椎肥大等原发改变外，在 X 线摄片上多无或很少有异常表现。临床表现为四肢瘫，但上肢的瘫痪要重过下肢，上肢为迟缓性瘫，下肢为痉挛性瘫。开始时即有排便及性功能障碍。大多数患者能恢复，并逐渐进步，使神经功能达到一定稳定水平。在恢复过程中，下肢恢复最快，膀胱功能次之，上肢恢复较慢，尤其是手指。

（3）前脊髓损伤综合征：这类损伤常是由于过屈或脊椎轴性负荷机制引起的。常伴有脊椎骨折和（或）脱位及椎间盘突出。临床表现为受伤水平以下总的运动功能丧失、侧束感觉功能（疼痛及温度）丧失，而后束功能（本体感觉及位置感觉等）不受影响。其预后要比脊髓中央损伤综合征差。

（4）圆锥损伤综合征：圆锥综合征常伴有胸腰段脊髓损伤。其特点是脊髓与神经根合并受累（如圆锥与马尾受损），同时存在上运动神经元及下运动神经元的损伤。圆锥成分的损伤与较上水平的脊髓损伤的预后相似，即完全性损伤预后差，不完全性损伤预后较好。马尾神经根损伤的预后较好，如同外周神经损伤。完全性的圆锥或脊髓损伤或不完全的马尾或神经根损伤是不常见的，这些患者如有足够的减压，则有可能恢复到自己行走的状态，但如果有长期的完全性圆锥损伤综合征，患者将不能排便及产生性功能障碍。

（5）马尾损伤综合征：圆锥损伤综合征的受伤常是从 T_{11} 至 L_1 水平，而马尾损伤综合征见于从 L_1 到骶水平损伤，这些患者表现为单纯的下运动神经元损伤，临床上常呈现出不完全性及不对称性，并有较好的预后。严重的圆锥及马尾损伤患者常有慢性顽固性疼痛，比高水平的损伤更多见。

（6）急性 Dejeine 洋葱皮样综合征：这类损伤位于高颈位，是由于三叉神经脊髓束受损所致。面及额部麻木、感觉减退及感觉缺失环绕于口鼻部，呈环状，躯体的感觉减退，水平仍于锁骨下，四肢有不同程度的瘫痪。

（二）开放性脊髓损伤

1. 脊髓火器伤

（1）伤口情况：多位于胸段，其次位于腰段、颈段、骶段，这与各部位节段的长度相关。伤口污染较重，可有脑脊液或脊髓组织流出。

（2）脊髓损伤特征：由于火器伤在原发创道外还存在的震荡区和挫伤区效应，受伤当时表现出的神经系统功能损害的平面可高出数个节段，随着此种病理改变的恢复，受损平面可能下降。因此，伤后早期行椎板切开脊髓探查术对此应有所考虑。与脊髓刃器伤相仿，完全性损伤占多数。

（3）合并伤：颈部可伴有大血管、气管和食管损伤，胸腹部有半数合并血、气胸，腹腔内脏损伤或腹膜后血肿，因此，休克发生率高。

2. 脊髓刃器伤

（1）伤口特点：伤口几乎均在身体背侧，1/3 在中线处或近中线处，可为单发，也可多发，但一般只有一个伤及脊髓。伤道的方向在胸段多朝上，在颈段和腰段多为水平或向下。伤口的大小与刃器的种类有关，最小者仅为一小洞，需仔细检查方能发现。

（2）脑脊液漏：4%~6% 的伤口脑脊液漏在 2 周内停止。

（3）神经系统症状：损伤部位多在胸段，其次为颈段、腰段，少数为完全损伤，多数为不完全损伤，表现为典型或不典型的 Brown-Sequard 征。脊髓休克一般于 24 小时内恢复。有动脉损伤者，症状多较严重。损伤平面以下可因交感神经麻痹、血管扩张而体温升高。

（4）合并损伤：多伴有其他脏器的损伤。腹腔脏器有损伤时，可因缺乏痛觉和痛性肌紧张而漏诊。

四、实验室和特殊检查

1. 腰椎穿刺及奎肯施泰特试验

在脊椎损伤合并脊髓损伤患者中，确定脑脊液的性质及蛛网膜下隙是否通畅，对了解脊髓损伤程度及决定手术减压有一定参考价值，但目前已很少应用。

2. 脊柱平片

脊柱平片是诊断脊髓损伤的重要依据。除拍摄前后位及侧位外，尚需拍摄两侧斜位像。在疑有第 1、第 2 颈椎损伤时需摄张口位片。除个别病例外，对椎体骨折或骨折脱位都能很好显示，但对附件骨折往往不能显示或显示较差，这给决定手术适应证及入路带来困难。因此，有些患者尚需进一步做计算机体层摄影（CT）、脊椎造影等检查以明确诊断。

3. 脊柱 CT 扫描

轴位 CT 可显示椎管形态、有无骨折片突入。腰椎穿刺注入水溶性造影剂后再行 CT，可清楚地显示突出的椎间盘及脊髓受压移位情况，脊髓水肿、增粗时，环形蛛网膜下隙可变窄或消失。出血表现为椎管内高密度影，使脊髓受压移位。硬膜外血肿为紧贴椎管壁，包绕硬膜囊的高密度影；髓外硬膜下血肿表现为类似椎管造影后的 CT 扫描，高密度出血充满蛛网膜下隙，包绕低密度脊髓；脊髓挫伤水肿表现为脊髓外形膨大，内部密度不均，可见点状高密度影；脊髓横断后相应硬膜囊必然破裂，此时椎管造影 CT 扫描可见高密度造影剂充满整个椎管，脊髓结构紊乱。

4. 脊髓造影

脊髓造影可显示蛛网膜下隙有无梗阻、脊髓受压程度和方向、神经根有无受累。

5. 脊柱磁共振成像（MRI）

脊柱 MRI 能观察脊髓形态的手段，有助于了解受损的性质、程度、范围，发现出血的部位及外伤性脊髓空洞，因而能够帮助预后。一般来讲，MRI 能清楚地显示椎管、脊髓和椎位情况。矢状面可见椎体错位成角，并压迫脊髓，脊髓内可有出血而表现为信号不均，严重者脊髓断裂。椎体压缩性骨折时，常伴有椎间盘脱出。慢性脊髓损伤者，损伤部位形成脊髓空洞，与脑脊液信号相似，其远端还可有脊髓萎缩、变细等表现。

6. 电生理检查

诱发体感电位（SEP）是电刺激周围神经时，在皮质相应的感觉区记录的电位变化。脊髓损伤可借此项检查判断脊髓功能和结构的完整性。24 小时以后检查，不能引出诱发电位，且经数日连续检查仍无恢复，表明为完全性损伤；受伤能引出电位波者，表明为不完全损伤。缺点是本检查只能反映感觉功能，无法评估运动功能。

五、诊断

（一）闭合性脊髓损伤的诊断

包括：①脊柱损伤水平、骨折类型、脱位状况；②脊柱的稳定性；③脊髓损伤的水平、程度。脊柱损伤的水平、脱位情况一般只需 X 线摄片即能判断，而骨折类型的判断有时尚需参照 CT 片。

保持脊柱稳定性主要依靠韧带组织的完整，临床实际中所能观察到的、造成不稳定的因素综合起来有：①前柱，压缩大于 50%（此时若中柱高度不变，则提示后方的韧带结构撕裂）；②中柱，受损（其他两柱必有一个结构不完整）；③后柱，骨质结构破坏，矢状位向前脱位>3.5 mm（颈）或>3.5 mm（胸、胸腰），矢状向成角>11°（颈），>5°（胸、胸腰）或>11°（腰）；④神经组织损伤，提示脊柱遭受强大外力作用而变形、移位、损伤；⑤原有关节强直，说明脊柱已无韧带的支持；⑥骨质异常。

寰枢椎不稳定的标准：①寰椎前结节后缘与齿状突前缘的间距>3 mm；②寰椎侧块向两侧移位的总和>7 mm。脊髓损伤的水平是指保留有完整感觉、运动功能的脊髓的最末一节。完全性损伤是指包括最低骶节在内的感觉、运动功能消失。应检查肛门皮肤黏膜交界区的轻触觉和痛觉并指诊肛门括约肌的随意收缩功能。不完全损伤是指损伤水平以下有部分感觉，运动功能保留，包括最低骶节。

（二）开放性脊髓损伤的诊断

1. 脊髓火器损伤的诊断

鉴于脊髓火器伤合并伤的高发性，首先强调不能遗漏危及生命的合并伤的诊断，必要时应行血管造影明确有无大血管的损伤。脊髓火器伤一般根据枪弹伤的入（出）口和伤道的方向及脊髓损伤的神经系统症状可做出初步诊断。受伤时神经系统损伤程度同样需要采用 Frankel 分级或者 ASCI 评分进行记录和评价，伤情允许时，有选择的辅助检查，判断脊髓受损的确切平面和严重程度。

（1）X 线平片：观察子弹或弹片在椎管内、椎旁的滞留位置，有无骨折。根据脊椎受损显示估计脊髓受损的严重程度。

（2）CT 扫描：当 X 线片上脊柱受损的情况显示不清时，行轴位 CT 扫描提示骨折的部位，椎管内有无骨折片或金属碎片突入。注意有无椎管内血肿。

（3）MRI 检查：能够准确地显示脊髓受损的情况，具有不可代替的优势，但在脊髓火器伤时是否采用 MRI 检查，特别是可能有弹片位于脊髓内时，应慎重分析。MRI 扫描时产生的强大磁场可能使位于脊髓内的弹片发生移位，引起更严重损伤，并且金属异物本身也可以使检查产生伪影。伤道内，特别是椎管内无金属弹头或弹片存留时，MRI 检查能准确地显示脊髓受损状态。

2. 脊髓刃器损伤的诊断

根据背部刀伤史和随即出现的脊髓半侧损害症状，即可明确诊断。

X线平片上可能发现较大的骨折片，也可根据滞留刃器的尖端位置或折断后残留部分的位置判明损伤的节段，应常规拍摄正、侧位片。与投照方向平行的细长刃器可仅为一点状影，倘重叠于椎骨上，不易发现。胸片和腹平片上注意有无胸、腹腔积液和膈下游离气体。为明确伤道与椎管的关系，可采用伤道水溶性碘剂造影。轴位 CT 可明确显示残留刃器或骨折片的部位或发现椎管内血肿、脓肿等需要手术的占位病变，但金属异物产生的伪影影响观察。MRI 可清楚地显示脊髓损伤的程度。典型的半切损伤在冠状位上为脊髓一侧的横行缺损，缺损区为长 T_1、长 T_2 信号。有金属异物存留时，一般不做此项检查。当神经系统症状恶化，需手术探查，但又不便行 CT 或 MRI 时，应做脊髓碘水造影，了解有无受压或梗阻。

六、鉴别诊断

（一）闭合性脊髓损伤的鉴别诊断

1. 椎管内出血

外伤，如高处坠落背部或臀部着地，背部直接受力等偶可引起椎管内血管破裂出血，原有血管畸形、抗凝治疗、血液病等患者轻度受伤即可出血（也可为自发性），血肿可位于硬膜外、硬膜下、蛛网膜下隙和髓内。起病较急，常有根性疼痛，也可有脊髓压迫症状，往往累及几个节段。蛛网膜下隙和髓内出血时，腰椎穿刺脑脊液呈血性，轴位 CT 可见相应部位有高密度影。MRI 则可显示异常信号，早期（2 日）T_1 时间缩短，在 T_1 加权像上出现高信号，1 周后红细胞破裂，出现细胞外正铁血红蛋白，使 T_2 上变为高信号（T_1 上仍为高信号）。

2. 脊髓栓系综合征

腰部受直接打击或摔伤，可使原有脊髓栓系综合征患者的症状加重，出现双腿无力，行走困难，括约肌功能障碍。MRI 上可以看到圆锥低位、终丝增粗，多伴有脊柱裂、椎管内或皮下脂肪瘤。

（二）开放性脊髓损伤的鉴别诊断

主要是脊髓火器伤的鉴别诊断。

1. 脊髓闭合损伤

被枪弹或弹片击中后，患者可发生翻滚、坠落，引起脊柱骨折、脱位，压迫脊髓，X 线检查多可发现椎体压缩，呈楔形变，常伴有脱位。火器伤一般只见椎骨局部的破坏，不会影响脊柱稳定性。

2. 腰骶神经丛损伤

与单侧的圆锥和马尾神经的火器伤有时不易鉴别，后者腰椎穿刺有血性脑脊液。

七、闭合性脊髓损伤的治疗

（一）院前急救

在事故现场，要注意患者的意识，尤其是心肺功能。正确的抢救技术非常重要，通过积极的现场救治处理危及患者生命安全的问题，预防脊髓损伤继发瘫痪，以及防止不全瘫痪转为完全瘫痪，可为后续治疗和康复奠定良好基础。由于伤后 6~8 小时内脊髓中心未坏死，周围白质情况尚好，且血管介质释放而导致的代谢紊乱在伤后 6~8 小时内，因此，掌握正确的急救技术，在现场对怀疑存在脊柱脊髓损伤的患者进行正确的固定和搬运，紧急转送具备治疗条件的医院，显得极为重要，也是防止加重、改善预后的重要措施。对颈椎损伤患者，应放在平板上，适当固定颈椎，不必一定保持颈椎的生理弯曲。因为在没有经过 X 线确诊之前，无论是四头带牵引，还是颅骨牵引，都可能是有害的。如果患者处于昏迷状态，转运前应插好气管插管，以保证通气。对胸腰椎损伤，在变换体位过程中，常需要几个人协同进行，同时要控制颈部，清理呕吐物及呼吸道。创伤患者只要锁骨以上皮肤损伤或有意识障碍，都应高度怀疑颈椎损伤，应固定颈部，使用颈围、颈托或颈胸支架，直至影像学检查明确颈椎情况后才可决定是否去除固定。

（二）非手术治疗

1. 药物治疗

（1）甲泼尼龙（MP）：主要作用是抑制细胞膜的脂质过氧化反应，可以稳定溶酶体膜，提高神经元及其轴突对继发损伤的耐受，减轻水肿，以防止继发性脊髓损害，为手术治疗争取时间。早期大剂量应用甲泼尼龙是治疗急性脊髓损伤的有效方法。损伤后 8 小时内应用，最好在 3 小时大剂量使用，应密切注意应激性溃疡等并发症的发生。

（2）21-氧基类固醇（TM）：其抑制脂质过氧化反应的能力强于甲泼尼龙，而不易引起激素所具有的不良反应，在动物实验中显示出良好效果。临床研究证实，患者在伤后 24 小时内使用 TM 可促进运动功能恢复。

（3）甘露醇、呋塞米等脱水药：可减轻脊髓水肿，宜早期使用。

（4）GM-1：为神经节苷脂类（Gg），Gg 是组织细胞膜上含糖鞘脂的唾液酸。GM-1 在哺乳类中枢神经系统的细胞膜上含量很高，特别是在髓鞘、突触、突触间隙，能为受损脊髓（特别是轴突）提供修复原料。在动物实验中具有激活 Na^+-K^+-ATP 酶、腺苷酸环化酶、磷酸化酶活性，防止神经组织因缺血损伤造成细胞水肿，提高神经细胞在缺氧状态下的存活率，并有促进神经细胞轴突、树突发芽再生的作用。关于 GM-1 的应用时机、给药时间、与 MP 的最佳配伍剂量仍需进一步研究。

（5）其他：兴奋性氨基酸拮抗剂（MK-801）、阿片肽受体拮抗剂、自由基清除剂等被认为具有一定的应用前景。目前，研究主要集中在选择最佳的神经营养因子和载体时间模式。

2. 高压氧和局部低温疗法

高压氧疗法可以提高血氧分压，改善脊髓缺血状况。局部低温可降低损伤部位的代谢，减少耗氧，可采用开放或闭合式，硬膜外或冷却液灌洗，温度 5~15 ℃。

（三）手术治疗

1. 切开复位和固定

由于关节绞锁或骨折脱位严重，闭合复位困难，需行手术复位。整复关节绞锁有时需切除上关节突。脊柱固定方法和材料有多种，途径可经前路或后路，总的要求是固定牢靠，操作中防止脊髓损伤。值得提及的是，对于骨折脱位严重、脊髓横断、瘫痪已成定局者，复位和固定依然十分重要，它可以减轻疼痛并为全面康复训练打好基础。某些韧带损伤如不经有效固定，可发生晚期不稳定，出现渐进性神经功能障碍。

2. 椎板切除术

传统上试图用此法来迫使脊髓后移，躲避前方的压迫，结果是无效的。此外，椎板广泛切除增加了脊柱的不稳定性，实验证明可能减少脊髓供血。但遇下列情况，可行椎板切除术：①棘突、椎板骨折压迫脊髓；②合并椎管内血肿；③行脊髓切开术；④行马尾神经移植、缝合术。为保持脊柱的稳定性，防止晚期出现驼背畸形，可行内固定术或将切除的椎板复位、成形（去除椎板之时应保持其完整）。

3. 脊髓前方减压术

脊柱骨折引起的脊髓损伤，大多来自压缩和脱位的椎体或其后上角、粉碎骨折块、突出的椎间盘，有效的方法是解除来自脊髓前方的压迫。

（1）颈髓前路减压术：此入路包括经口咽行齿状突骨折切除术的入路，已逐渐为神经外科医师掌握。为减少操作加重脊髓损伤，尽量不用 Cloward 钻或骨凿，理想的方法是用高速小头钻磨除压迫物，减压后取髂骨行椎体间融合术。术前、术中和术后需行颅骨牵引。

（2）胸段前方减压术：包括经胸腔入路、经椎弓根入路和经肋骨横突入路。后两种入路神经外科医师较为熟悉，是经过椎管的侧方进入，对脊髓的牵拉较小。但近年一些学者尚嫌其暴露不够满意，特别是对严重的爆裂骨折，需要彻底减压后行椎体间植骨融合，故主张经胸前路手术（经胸膜外或胸腔），此手术需要术者有胸外科知识和技巧。减压后应行椎体间植骨融合，必要时加用固定器。

（3）胸腰段前方减压术：Mcafee 等在 20 世纪 80 年代中期开始应用腹膜后入路。通常从左侧进入以避开肝脏和下腔静脉。由第 12 肋床进主腹膜后间隙，可暴露 $T_{11} \sim L_3$ 椎体，稍向下方做皮肤切口，即可显露 L_4 椎体。切除横突、椎弓根，去除骨折块和椎间盘或用小钻磨除突出的椎体后缘。充分减压后行椎骨间植骨融合术（取同侧髂骨）。

（4）腰段前方减压术：除上述腹膜后入路外，仍有学者采用侧后方入路，切除半侧椎板和椎弓根，显露出硬膜囊的外侧，稍向后方牵开（马尾神经有一定游离度），用弯的器械夹取前方的骨折片、突出的椎间盘或用小钻磨除突出的锥体后缘。经此入路暴露前方不满意，优点是可同时行椎板内固定。创伤和脊柱手术都可能影响脊柱的稳定性，合理的脊柱内固定可以纠正脊柱畸形，减轻神经组织受压，融合不稳定的脊柱节段，保护附近正常活动的脊柱节段。后路器械固定及融合术是最常采用的治疗方案，一般为适应不同的脊柱节段采用不同的固定系统。钩杆系统常用于颈椎、中胸段区域的固定。颈段椎体因椎弓根直径狭窄，经椎弓根固定较少采用，而代之以椎板下的钢丝；中胸段区域则通常采用横突钩及椎弓根钩固定。胸腰连接部椎弓根宽大，椎弓根螺丝容易插入，故常使用固定杆和椎弓根螺丝。$L_2 \sim L_4$ 的内固定目的在于减少融合节段的数目及维持腰椎的生理曲度，可以利用椎弓根螺丝固定，固定杆按生理弯曲塑形，实行短节段（2 个或 3 个运动节段）融合。对于 L_5 和骶骨骨折，固定是必需的，通常采用经后路椎弓根螺丝固定，术后患者应戴腰骶矫形支架。有时为了避免二期后路融合，某些病例行前路减压术后可以直接行前路器械固定及融合术。目前常用的前路固定装置可以分为金属板、椎体外侧固定和椎体间装置。值得引起重视的是，脊柱内固定成功与否在于成功的关节融合术，而不在于器械应用与否，这依赖于良好的组织清创、皮质剥除和大量的髂骨或同种异体移植骨。

八、开放性脊髓损伤的治疗

1. 火器脊髓损伤的治疗

（1）开放性脊髓损伤一般不影响脊柱稳定性，对搬运无特殊要求。

（2）优先处理合并伤，积极抗休克治疗。

（3）早期全身大剂量应用广谱抗生素、破伤风抗毒素（TAT），预防感染。

（4）伤后早期实行清创术，应争取伤后 6~8 小时内进行。原则是沿伤道消除坏死组织和可见异物、游离骨片。胸壁上伤口清创仅限于组织内，不进入胸腔。

（5）椎板切除术的适应证：①椎管内异物、骨片压迫脊髓或存在易引起感染的因素（如子弹进入椎管前先穿透肠管）；②椎管内有血肿压迫脊髓；③脑脊液漏严重；④不完全损伤者在观察过程中症状恶化，奎肯施泰特试验提示椎管内有梗阻，一般应另做切口。手术目的是椎管内清创，一般不应切开硬脊膜，以免污染脊髓组织。已破损者，应扩大切开，探查脊髓，清除异物，碎烂的脊髓可轻轻吸除。清除后，缝合修补硬膜。

（6）继发于低速弹火器伤的脊柱不稳定是很少见的，发生不稳定的原因多数是医源性引起的。常常是由于不正确或者过分追求减压效果的多个椎板切除减压导致。因此，在椎板切除术前应对此有足够的认识。

2. 刃器脊髓损伤的治疗

优先处理颈、胸、腹部重要脏器的损伤。

（1）早期静脉应用大剂量抗生素，肌内注射 TAT。

（2）伤口处理：小的伤口，若无明显污染，可只冲洗其浅部，然后将其缝合；较大的伤口，有组织坏死或污染较重者，需行伤道清创。与火器伤相比，刃器伤的伤口处理偏于保守，但前提是应用大量的广谱抗生素。

（3）手术指征：遇下列情况，可考虑行椎板切除术。①影像学证实椎管内异物，骨片存在，需清除。②进行性神经功能障碍，CT 或 MRI 证实椎管内有血肿。③椎管内有脓肿或慢性肉芽肿，造成脊髓压迫症状。

九、并发症及其治疗

（一）闭合性脊髓损伤并发症及处理

1. 压疮

每 2 小时翻身 1 次，保持皮肤干燥，骨突出部位垫以气圈或海绵。可持续、缓慢左右旋转的病床可有效地防止压伤，可活动身体任何部位而不影响脊柱的稳定性。压疮若久治不愈，可行转移皮瓣覆盖。

2. 尿路感染

患者入院后一般均予以留置导尿，导尿管应每周更换 1 次，并进行膀胱冲洗。

3. 肺部感染

C_4 以上脊髓损伤可导致呼吸困难、排痰不畅，较容易并发肺部感染，应加强吸痰、雾化吸入治疗。

4. 深静脉血栓形成（DVT）

DVT 日益受到重视。据统计，有临床症状的 DVT 发生率为 16.3%，如果做其他检查，如静脉造影等，DVT 的发生率为 79%。DVT 可能与下列因素有关：缺乏大组肌群收缩产生的泵作用，静脉血淤滞；创伤后纤维蛋白原增多，血液黏滞度高；脱水；血浆蛋白原激活抑制因子释放增多，纤溶障碍；下肢不活动、受压导致血管内皮的损伤等。DVT 常发生在伤后前几个月，表现为下肢水肿、疼痛、皮肤颜色改变、局部或全身发热，最严重的并发症是肺栓塞致死。诊断方法有多普勒超声、静脉造影等。预防措施主要是活动下肢，应用抗血栓长袜等。一旦出现 DVT，应行抗凝治疗。

（二）开放性脊髓损伤并发症及处理

1. 脊髓火器伤的突出并发症是感染

感染可发生在伤口、椎管内（硬膜外或硬膜内），防治方法重在彻底清创、充分引流和全身大量应用抗生素。

子弹的存留有引起铅中毒的可能，特别是在弹片直接与脑脊液或者形成的假性囊肿液相接触时，弹片中含的铅成分可发生分解而引起慢性铅中毒，主要表现为腹痛、认知障碍、头痛、记忆力丧失、肌无力等。治疗可以采用乙二胺四乙酸（EDTA）、二巯丙醇（BAL）等金属螯合剂。

2. 刃器伤的并发症

Brodie 脓肿，残留在椎体内折断的刃器尖引起的慢性椎体脓肿，需手术清除。

十、预后

1. 闭合性脊髓损伤

高位完全截瘫者病死率为 49%~68.8%。死亡原因主要为呼吸衰竭、呼吸道梗阻、肺炎，脊髓功能的恢复程度主要取决于受损的严重程度和治疗情况。完全横断者，神经功能不能恢复，马尾神经受压解除后恢复良好。对完全截瘫者的脊柱骨折脱位采用闭合复位，其功能可有 10% 恢复，采用手术方法治疗者可有 10%~24% 恢复；对不完全截瘫者治疗后功能恢复率为 80%~95%。

2. 开放性脊髓损伤

（1）脊髓火器伤常伴有危及生命的内脏损伤和休克，据英国著名的脊髓损伤专家 Ludwig Guttmann 统计，第一次世界大战期间，病死率高达 70%~80%。此后由于抗休克治疗的加强，抗生素的广泛应用，条件改善及脊髓损伤中心的建立，病死率逐渐下降，至第二次世界大战后期已低于 15%。

（2）刃器伤的预后比火器伤好，原因是脊髓切缘整齐，挫伤范围小，利于神经组织修复。

（向庭进）

第二节　椎管内肿瘤

一、概述

椎管内肿瘤又称为脊髓肿瘤，是生长于脊髓本身及椎管内与脊髓相邻近的组织结构

（如神经根、硬脊膜、椎管内脂肪组织、血管等）的原发性肿瘤及转移性肿瘤的统称。多见于青壮年；是神经外科常见病，占神经系统肿瘤的 10%～13%。临床上根据肿瘤与脊髓、硬脊膜的位置关系，一般将椎管内肿瘤分为髓内、髓外硬膜内和硬膜外 3 类。髓外硬膜内肿瘤最多见，其次是硬脊膜外肿瘤，最少见为脊髓内肿瘤。根据病理可将椎管内肿瘤分为脊膜瘤、神经鞘瘤、星形细胞瘤、节细胞性神经瘤、浆细胞瘤、单纯性囊肿、血管瘤、脂肪瘤、错构瘤、硬脊膜囊肿、间叶瘤、肠源性囊肿、恶性神经鞘瘤和恶性血管内皮细胞瘤。神经纤维瘤、脊膜瘤和胶质细胞瘤（包括星形细胞瘤和室管膜瘤）为最常见的病理类型。神经纤维瘤约占 40.0%，脊膜瘤占 9%～12%，胶质细胞瘤占 8%～12%。

椎管内肿瘤大多数为良性肿瘤，其临床症状和体征依肿瘤部位、大小、性质不同而异。多数早期症状较轻且具有多样性，临床体征常不典型，如出现颈部或背部隐痛伴有肩部酸痛，胸前部不适，上、下肢麻木或放射痛等，故早期诊断比较困难，可导致漏诊、误诊而延误治疗。因此，全面了解病情及体检、正确使用影像学检查是本病早期诊断最重要的两个方面。

手术治疗是椎管肿瘤的主要治疗方法，将肿瘤予以切除，绝大多数病例可达到治愈效果，因此对椎管肿瘤的手术应持积极态度，即使是转移癌，手术虽不能挽救患者生命，但也能提高患者生活质量。

二、诊断

（一）病史要点与体格检查

椎管内肿瘤的病变较隐匿、缓慢，个别也有起病较急者，要注意首发症状以及病程发展的先后顺序。脊髓压迫症是其最主要的临床表现，病程多在 1～3 年。起病以神经根痛、运动障碍和感觉障碍为首发症状的各占约 1/3。国内报道椎管内肿瘤以根痛起病最为常见，其次为运动障碍和感觉障碍。根痛在神经鞘膜瘤患者中表现得尤为突出，疼痛多为难以忍受的胀痛，进行性加重，夜间卧床休息疼痛明显，行走活动时可缓解；而脊膜瘤则较少出现，故对定性诊断有重要参考价值。椎管内肿瘤的诊断除根据临床的症状和体征外，影像学检查也必不可少。除细致和反复的神经系统检查外，不可忽视全身的检查。如背部中线及其附近的皮肤有窦道或陷窝，常提示椎管内的病变是胚胎残余肿瘤等。怀疑转移性肿瘤时注意检查原发病灶。一旦确诊为脊髓肿瘤，则应进一步进行定位诊断。

（二）不同类型椎管内肿瘤的临床特点

1. 髓内肿瘤

髓内肿瘤占 9%～18%，常见有星形细胞瘤、室管膜瘤。神经根痛较少见，其感觉改变以病变节段最明显，并由上向下发展，呈节段型分布，有感觉分离现象；可有下运动神经元症状，肌肉萎缩；锥体束征出现晚且不明显，脊髓半切综合征少见或不明显；椎管梗阻出现较晚或不明显，脑脊液蛋白含量增高不明显，放出脑脊液后症状改善不明显；脊突叩痛少见，脊柱骨质改变较少见。

2. 髓外肿瘤

髓外硬膜内肿瘤占 55%左右，常见有神经纤维瘤、神经鞘瘤、脊膜瘤等。硬膜外肿瘤占 25%左右，多数是转移瘤、淋巴瘤。哑铃形椎管内肿瘤约占 8.5%。神经根痛较常见，且具有定位诊断的价值；感觉改变以下肢远端感觉改变明显，且由下向上发展，无感觉分离现象；锥体束征出现较早且显著，下运动神经元症状不明显，脊髓半切综合征明显多见；椎管梗阻出现较早或明显，脑脊液蛋白明显增高，放出脑脊液后由于髓外肿瘤下移而症状加重；脊突叩痛多见，尤以硬膜外肿瘤明显，脊柱骨质改变较多见。

（三）病变平面定位

（1）当脊髓的某节段受到肿瘤压迫性损害时，该节段的定位依据如下。①它所支配的区域出现根痛或根性分布的感觉减退或感觉丧失现象；②它所支配的肌肉发生弛缓性瘫痪；③与这一节段有关的反射消失；④自主神经功能障碍。

（2）不同节段的临床表现如下。①高颈段（$C_1 \sim C_4$）肿瘤，颈、肩或枕部痛。四肢呈不全性痉挛瘫痪，肿瘤平面以下深、浅感觉丧失，大小便障碍。C_4肿瘤时，可出现膈神经麻痹，出现呼吸困难或呃逆。②颈膨大部（$C_5 \sim T_1$）肿瘤，双上肢呈弛缓性瘫痪（软瘫），双下肢痉挛性瘫痪（硬瘫），手、臂肌肉萎缩，肱二、三头肌腱反射消失或眼交感神经麻痹；同侧瞳孔及眼裂缩小，眼睑下垂，眼球轻度凹陷（霍纳征）。大、小便障碍。③上胸段（$T_2 \sim T_8$）肿瘤，胸、腹上部神经痛和束带感。双上肢正常。双下肢硬瘫，腹壁及提睾反射消失。④下胸段（$T_9 \sim T_{12}$）肿瘤，下腹部及背部根痛和束带感。双上肢正常，双下肢硬瘫。肿瘤平面以下深、浅感觉障碍，中、下腹反射消失，提睾反射消失。⑤圆锥部肿瘤（$S_2 \sim S_4$），发病较急，会阴部及大腿部有对称疼痛，括约肌功能障碍，出现便秘、尿失禁及尿潴留，性功能障碍，跟腱反射消失。⑥马尾部肿瘤（L_2以下），先一侧发病，剧烈根痛症状以会阴部、大腿及小腿背部明显，受累神经支配下的肢体瘫痪及肌肉萎缩，感觉丧失，膝、跟腱反射消失。大、小便障碍不明显。

（四）辅助检查

1. 腰椎穿刺及脑脊液检查

此检查对诊断很有意义，作为常规检查项目。腰椎穿刺时通过压迫颈静脉试验进行脑脊液动力学检查，了解椎管被肿瘤阻塞程度即椎管通畅程度，如椎管蛛网膜下隙有部分或完全梗阻现象即奎肯施泰特试验阳性。留取少量脑脊液检查，测定脑脊液蛋白含量，一般来说，椎管梗阻越完全，平面越低，时间越长，脑脊液蛋白含量越高；而脑脊液细胞计数正常，即蛋白—细胞分离现象，是诊断脊髓瘤的重要依据。须注意腰椎穿刺后可能神经系统症状加重，如根痛、瘫痪加重。颈段肿瘤腰椎穿刺后容易出现呼吸困难，甚至呼吸停止现象，须做好应急准备。如出现上述情况，应紧急手术切除肿瘤。

2. 脊柱 X 线检查

拍摄相应节段脊柱正侧位片、颈部加照左、右斜位片观察椎间孔的改变。有 30% ~ 40% 的患者可见骨质改变，常见的征象如下。①椎间孔扩大或破坏。②椎管扩大，表现为椎弓根间距增宽。③椎体及附件的骨质改变：椎体骨质破坏、变形，椎弓根破坏等；应考虑到是否为恶性肿瘤。④椎管内钙化：偶见于少数脊膜瘤，畸胎瘤及血管网状细胞瘤。⑤椎旁软组织阴影，由于椎管内肿瘤多为良性，早期 X 线摄片上常无骨质异常表现，有时仅在晚期可见椎弓根间距增宽，椎管壁皮质骨变薄，椎管扩大等间接征象。对于哑铃形等椎内肿瘤，可见椎间孔扩大。X 线检查，可排除脊柱畸形、肿瘤等原因造成的脊髓压迫症，仍为一种不可缺少的常规检查。

3. 脊髓造影检查

①脊髓气造影，适用于脊髓颈段及马尾部位的定位，方法简单、方便，但常不太清晰。②脊髓碘油造影，是目前显示椎管内占位病变的有效方法之一，可选用碘油（如碘苯酯）或碘水造影剂行颈脊髓椎管造影，尤其是经小脑延髓池注药造影容易确诊。不仅能确定肿瘤的节段平面，还能确定肿瘤与脊髓和硬脊膜的关系，有时还能作出肿瘤定位诊断。方法是将造影剂经腰椎穿刺或 C_2 侧方穿刺注入蛛网膜下隙，透视下调节患者体位，观察造影剂在椎管内的流动状况和被梗阻的程度以及观察肿瘤对脊髓的压迫程度。髓内肿瘤时碘油沿脊髓两侧分流，衬托出肿瘤部位脊髓呈梭形膨大。髓外硬膜内肿瘤时，碘油呈杯口状充盈缺损。硬脊膜外肿瘤时，碘油梗阻平面呈梳齿状。碘海醇为第二代非离子碘水溶性造影剂，造影清晰，安全可靠，可根据脊髓膨大、移位及蛛网膜下隙梗阻确定脊髓肿瘤，结合脑脊液蛋白增高，作出正确诊断。但是由于粘连等原因，有时梗阻平面并不一定代表肿瘤真实边界。通常需要再行 CT 扫描或 MRI 检查，以获得更多的肿瘤病变信息。

4. 椎管 CT 及 MRI 检查

CT 扫描具有敏感的密度分辨率，在横断面上能清晰地显示脊髓、神经根等组织结构，能清晰地显示出肿瘤软组织影，有助于椎管内肿瘤的诊断，这是传统影像学方法所不具备的。但是 CT 扫描部位，特别是作为首项影像学检查时，需根据临床体征定位确定。有可能因定位不准而错过肿瘤部位。CT 基本上能确定椎管内肿瘤的节段分布和病变范围，但较难与正常脊髓实质区分开。CT 加脊髓内造影（CTM）能显示整个脊髓与肿瘤的关系，并对脊髓内肿瘤与脊髓空洞进行鉴别。磁共振成像是一种较理想的检查方法，无电离辐射的不良反应，可三维观察脊髓像，能显示肿瘤组织与正常组织的界线，肿瘤的部位、大小和范围，并能直接把肿瘤勾画出来，显示其纵向及横向扩展情况和与周围组织结构的关系，已成为脊髓肿瘤诊断的首选方法。MRI 对于区别髓内、髓外肿瘤更有其优越性。髓内肿瘤的 MRI 成像，可见该部脊髓扩大，在不同脉冲序列，肿瘤显示出不同信号强度，可与脊髓空洞症进行鉴别。髓外肿瘤可根据其与硬脊膜的关系进行定位，准确率高。MRI 矢状面成像可见肿瘤呈边界清楚的长 T_1、长 T_2 信号区，但以长 T_1 为主，有明显增强效应，有的呈囊性变；轴位像显示颈脊髓被挤压至一侧，肿瘤呈椭圆形或新月形。对于经椎间孔向外突出的哑铃形肿瘤，可见椎管内、外肿块的延续性。由于 MRI 直接进行矢状面成像，检查脊髓范围比 CT 扫描大，这是 CT 所无法比拟的，而且于 MRI 可以显示出肿瘤的大小、位置及组织密度等，特别是顺磁性造影剂 Gd-DTPA 的应用可清楚地显示肿瘤的轮廓，所以 MRI 对确诊和手术定位都是非常重要的。这方面 CT 或 CTM 远不如 MRI。根据临床症状和体征初步确定肿瘤的脊柱平面后，病变节段 CT 扫描对确定诊断有重要帮助。不但能观察到肿瘤的部位和大小，而且能见到肿瘤突出椎管外破坏椎间孔的改变。MRI 对诊断椎管内肿瘤是目前较为先进的技术，可多节段纵行断层成像，对脊髓肿瘤具有很高的定位、定性的诊断价值。

（五）诊断标准

要提高椎管内肿瘤的早期诊断率，应做到询问病史、查体要仔细，一定做全面的查体，善于察觉具有特殊意义的症状和体征，如下肢肌张力增高，膝、踝出现阵挛，病理征阳性，病史中叙述慢性持续性进行性加重，是否有间歇性症状和夜里静息痛等。同时提高对椎管内肿瘤的认识，无诱因下出现肢体、躯干神经症状和体征时，要意识到有椎管内肿瘤的可能。诊断除根据临床症状与体征外，影像学检查必不可少。

1. 主要症状与体征

①疼痛，此为常见的首发症状，常表现为根性疼痛，有时可误诊为肋间神经痛或坐骨神经痛。②感觉障碍，常见，有不同程度的感觉障碍，表现为有感觉障碍平面并常伴有麻木或束带感。髓内肿瘤则常表现有不同程度的节段性感觉障碍，感觉障碍平面与脊髓肿瘤所在部位相关。③运动障碍，压迫脊髓平面以下有不同程度的运动障碍，从肌力减退到肢体瘫痪。④括约肌功能障碍，尿失禁或尿潴留，多出现于髓内肿瘤或脊髓受压严重或病程较长的患者。⑤其他，腰骶部肿瘤表现有颅内压增高，伴有眼底视神经盘水肿，与脑脊液中蛋白含量过高有关。

2. 定位与定性

脊柱 X 线片异常率不高，但可排除椎骨肿瘤、结核、骨质疏松症等病变。椎管内造影只能确定肿瘤的下界或上界，难以了解肿瘤的范围，更不能作出定性诊断。CT 平扫检查一般无法显示椎管内肿瘤，当发现椎间盘膨（突）出或椎管狭窄时，要进一步将 CT 表现与病史、症状和体征相联系，若临床症状及体征和 CT 表现不相符时，不能草率下结论而误（漏）诊，更不能仓促手术，应进一步做影像学检查。静脉注射造影剂后 CT 扫描可提高椎管内占位诊断率，但椎管内病灶较小及造影无强化的病灶容易漏诊。最可靠的检查是 MRI，通过 MRI 检查，可对椎管内肿瘤精确定位，并能明确肿瘤大小、范围，位于髓内或髓外。髓内肿瘤和髓外肿瘤的鉴别诊断见表 10-1。

表 10-1 髓内肿瘤和髓外肿瘤的鉴别诊断

项目	髓内肿瘤	髓外肿瘤
常见病理类型	神经胶质瘤、室管膜瘤	神经纤维瘤、脊膜瘤
病程	长短不一，一般病程短，胶质瘤囊性变时可进展加速	较长，进展缓慢，硬膜外转移性肿瘤呈急性病程
根痛	少见，多为烧灼痛，少有定位意义	多见且有定位意义
感觉改变	病变节段最明显，由上向下障碍，呈节段性，有感觉分离改变	下肢的脚、趾感觉改变明显，由下向上发展，少有感觉分离
运动改变	下运动神经元症状明显，广泛肌萎缩，锥体束征，出现晚且不显著	下运动神经元症状的早期只限所在节段，锥体束征出现早且显著
脊髓半切征	少见或不明确	多且典型，症状先限于一侧
自主神经障碍	较早出现且显著	较晚出现且不显著
椎管梗阻改变	出现较晚且不明显	出现较早且明显
腰椎穿刺放液后反应	症状改变不明显	肿瘤压迫症状加重
脑脊液蛋白改变	增高不明显	明显增高
椎管骨质改变	较少见	较多见

3. 不同病理类型肿瘤的特点

（1）神经纤维瘤：又称神经鞘瘤，为椎管内肿瘤中常见的一种。好发于髓外硬膜内，多生长在脊神经根及脊膜，尤其多见于脊神经后根。肿瘤多数生长于脊髓侧面，较大者可使 2~3 个脊神经根黏附于肿瘤上。神经纤维瘤一般有完整的包膜，表面光滑，质地硬韧，与脊髓组织之间有明显的分界线。其切面均匀，呈半透明的乳白色。当肿瘤较大时可见淡黄色小区及小囊或出血。有时形成厚壁囊肿，囊内充满水样液。显微镜下一般分为囊状和网状两种。好发于 20~40 岁的患者。多数患者有典型的椎管内肿瘤的症状与体征：早期先有神经根痛，以后逐渐压迫脊髓而产生椎管梗阻，出现感觉麻木及运动无力，可呈现脊髓半切综合征；晚期有括约肌症状。病程较为缓慢，偶有因肿瘤囊变而致急性发作。应注意颈部软组织及颈椎 X 线侧位片，警惕为哑铃形肿瘤。凡症状难以用一处受累解释时，应考虑可能为多发性神经鞘瘤。有的患者伴有皮肤咖啡色素斑及多发性小结节状肿瘤，称为多发性神经纤维瘤病。脑脊液蛋白含量显著增高。肿瘤大多容易切除，疗效甚佳。急性囊性变而呈迟缓性瘫痪者术后恢复较差。椎管内外哑铃形肿瘤是指位于椎管内和脊柱旁，通过椎间孔相连的一种肿瘤。椎管内外哑铃形神经纤维瘤多位于硬膜外，起源于脊神经根，尤其多见于后根。肿瘤生长缓慢，可由硬膜外顺神经根长至椎管外或硬膜内，也可由椎管外长至椎管内。正位 X 线摄片可见椎旁异常软组织阴影，斜位片可见椎间孔扩大，椎弓根有压迹，以此可作为定位诊断的依据。必要时行 CT 检查，可清晰地显示肿瘤的部位及硬膜囊受压情况。神经鞘瘤起源于周围神经鞘施万细胞，因为骨组织同样受神经支配，骨内有许多施万细胞，因此，神经鞘瘤在骨组织可以生长。良性多见，恶性罕见，进展快，早期出现截瘫，大、小便失禁，CT 及脊髓造影对诊断有帮助。

（2）脊膜瘤：发生率仅次于颈神经纤维瘤。一般生长于脊髓蛛网膜及软脊膜，少数生长于神经根。发生于颈段者占所有脊膜瘤的 16.8%，少于胸段（占 80.9%），多于腰段（占 2.3%）。大多位于髓外硬膜内脊髓之前或后方，侧方少见。肿瘤包膜完整，血供丰富，与脊髓分界清楚；表面光滑或呈结节状。其血液供应来自脊膜，故肿瘤附近之脊膜血管可增粗。此类肿瘤生长缓慢，病程较长。其临床症状与神经纤维瘤极其相似，鉴别点在于脊膜瘤患者年龄较大，神经根痛较少见，症状易波动。

（3）神经胶质瘤：室管膜瘤最常见，星形细胞瘤其次，其他如胶质母细胞瘤等少见。一般于髓内呈浸润性生长，少数与脊髓分界清楚。病程因病理种类不同而异。少见于颈段而多见于胸段。约占颈椎管内肿瘤的 1%。多见于 20~30 岁的年轻人。大多位于脊髓软膜下，罕见于髓外硬膜内。髓外硬膜内的脂肪瘤有完整的包膜，与脊髓没有或仅有少量粘连，软膜下的脂肪瘤则与周围组织无明显界限，可沿血管穿入神经组织而酷似浸润性肿瘤。椎管内脂肪瘤的来源尚不清楚，可能是先天性畸形的一部分或由异位组织形成。其临床症状发展缓慢，神经根性疼痛少见，病变以下可有感觉、运动障碍。

（4）先天性肿瘤或称胚胎残余肿瘤：占椎管内肿瘤的 5.9%，包括上皮样囊肿、皮样囊肿、类畸胎瘤、畸胎瘤、脊索瘤等数种。

（5）血管瘤和血管畸形：Lindau 肿瘤是中枢神经系统较为特殊的良性血管瘤，又称为血管网织细胞瘤、血管网状细胞瘤、小脑血管瘤。较少见于颈椎管，一般发生在颅内。多见于 35~40 岁的成人，一些患者有家族史。在临床表现、椎管造影等方面与一般常见的椎管内肿瘤难以鉴别。部位病例还可合并肝、胰、肾的多囊性病变、附睾腺瘤、肾透明细胞癌、嗜铬细胞瘤及其他部位的血管瘤等。海绵状血管瘤又称海绵状血管畸形，可侵及脊髓，但是少见于颈脊髓，通常见于马尾，偶见于胸脊髓。脊椎海绵状血管瘤常局限于椎体，偶尔会膨入硬膜外腔。硬膜内海绵状血管瘤通常位于脊髓内，极少见于髓外硬膜内。常表现为出血或局灶性神经功能缺陷。许多海绵状血管畸形无症状而且为多发性。临床上海绵状血管瘤畸形略多见于女性，主要见于 20~40 岁。海绵状血管瘤的急性临床表现几乎肯定是由出血引起，而再次出血在临床上似乎不可避免。据统计，出血的危险每年约 1.6%。一系列研究表明，海绵状血管瘤常呈活动性、进行性增大，其机制尚不清楚，但是一般认为由毛细血管增生、血管扩张、反复出血并机化、血管化而产生。虽然部分栓塞的动静脉畸形可能不被血管造影发现，但是血管造影仍常用于排除绝大多数动静脉畸形。MRI 是一种有效的检查手段，其典型表现为 T_1 和 T_2 加权低信号的分界清楚的区域。一些低信号强度可能与畸形中的低血流量及可能出现的铁磁性物质如含铁血黄素有关。这种 MRI 的特征性表现可能见于髓内动静脉畸形、肿瘤、继发于创伤或感染的损伤。由于 MRI 的问世，许多血管造影隐性的海绵状血管瘤畸形可轻易地被发现，使其发病率呈增多的趋热。

4. 误诊的原因

①椎管内肿瘤多数为良性肿瘤，生长缓慢，早期症状多数较轻，症状、体征不典型。②在上胸段以上的肿瘤可有上运动元受损的临床症状，但在下胸段及腰段并无特殊性，无肌张力增高、腱反射亢进、髌阵挛及踝阵挛阳性，极少引出病理征，仅有相应皮肤的平面感觉障碍，很易被忽视。③外科医师对腰椎间盘突出症、内科医师对脱髓鞘性脊髓炎及吉兰—巴雷综合征认识广泛，而对椎管内肿瘤的认识不足。④CT、X 线机的广泛普及，当有腰部疼痛、下肢疼痛及麻木时，多数临床医师首先考虑为腰椎间盘突出症，而正常无症状的腰椎间盘突出及膨出率可达 30%。由此可见，无症状性腰椎间盘突出和图像上的腰椎管狭窄，是临床上造成误诊误治的主要原因。

5. 鉴别诊断

①与胸膜炎、心绞痛、胆石症等相鉴别：详问病史，进行系统体格检查及神经系统检查即能鉴别。②与脊柱结核、椎间盘脱出及脊柱转移癌等疾病相鉴别：脊柱结核多见于青年人，常有结核病史，X 线平片可见椎体骨质破坏、变形和椎旁脓肿；椎间盘脱出者有外伤史，发病急，脊柱平片可见椎间隙变窄。后者多见于老年人，病程短、椎体骨质破坏、恶病质、严重疼痛等。③与脊髓炎、脊髓蛛网膜炎等相鉴别：一般根据病史和临床表现常能鉴别压迫与非压迫性脊髓病。④脊髓空洞症，发病徐缓，常见于 20～30 岁成人的下颈段和上胸段。一侧或双侧的多数节段有感觉分离现象及下运动神经元瘫痪，无椎管梗阻现象。MRI 检查可明确诊断并与髓内肿瘤相鉴别。⑤运动神经元疾病，特点为肌萎缩及受侵肌肉的麻痹，并有舌肌萎缩，可见肌束颤动，病理反射阳性；脑脊液检查细胞及生化指标正常，无椎管梗阻现象。影像学检查无占位性病变存在。

三、治疗

（一）手术治疗

1. 基本原则

手术是椎管内肿瘤唯一有效的治疗手段，原则是在不加重脊髓损伤的前提下尽可能地切除肿瘤，3/4 的椎管内肿瘤为良性，故肿瘤全切预后良好。因此，对椎管肿瘤的手术应持积极态度。硬脊膜外的恶性肿瘤，如患者全身情况好，骨质破坏较局限，也可手术切除，术后辅以放疗及化疗。只有在病变系转移性或是患者体质太差、难以耐受手术时，才考虑其他辅助或姑息性疗法。脊髓的结构复杂、功能重要，故在切除肿瘤时医师的手术操作需十分精细，应用显微外科技术有利于辨明肿瘤的边界及其与血管的联系，看清正常结构及病变组织，从而减少对正常组织、神经与血管的损伤。总结近年来经验，手术的关键如下。①手术体位，术中患者取俯卧位或侧卧位。为预防颈部过伸或扭转而加重颈脊髓的损伤致呼吸障碍，并有利于手术部位的暴露，采用清醒状态下气管插管全身麻醉，麻醉后将头固定在特制的头架上。②精确的定位，术前将 X 线定位片和 MRI 反复核对，确定肿瘤的准确部位。③充分止血，剪开硬膜之前，做到无任何部位渗血；在剪断供血血管之前，确保止血完全，以免剪断后血管回缩而造成止血困难；对出血以棉片或止血海绵压迫止血为主或采用双极电凝止血，以免损伤脊髓。对哑铃型肿瘤，需扩大瘤体侧神经根管，必要时切除一侧关节突和椎弓根，显露大部分瘤体，完整切除肿瘤。④分块切除，遇到肿瘤边界不清而难以分离时，应先寻找边界清楚的突破口，最后分离边界不清处。在操作过程中只能牵拉肿瘤，不能牵拉脊髓，所有操作都应靠肿瘤一侧进行。对较大瘤体可分块切除，以免整体切除肿瘤时伤及脊髓。单极电刀的电切强度以及双极电凝的电凝强度要足够小，以免热效应损伤脊髓和神经。勿片面追求整块切除而过分牵拉肿瘤，尽量不牵拉脊髓，少牵拉神经。⑤显微外科技术，在显微镜下可清楚地看见裸眼所看不清的细小结构，如蛛网膜与肿瘤、神经根与肿瘤、肿瘤与颈脊髓的界线，特别是供应或引流肿瘤血运的小血管。⑥术中脊髓诱发电位监护：近年来，诱发电位监测技术在椎管内肿瘤手术中的应用逐渐增多，通常采用体感诱发电位（SEP）和（或）运动诱发电位（MEP）监测。其中 SEP 最为常用，主要反映脊髓深感觉传导通路情况，但是反映运动功能时不够准确，常用于监护髓外肿瘤。MEP 能直接反映锥体束的完整性及功能状况，适合于髓内肿瘤切除术中监护，但操作方法较复杂，仪器设备昂贵，易受麻醉药物的影响。SEP、MEP 联合应用后有助于减少神经并发症。

2. 手术方法

（1）髓外硬脊膜下脊膜瘤：当肿瘤较小时，先分离肿瘤与脊髓、神经根的蛛网膜界面，再将肿瘤附着的硬脊膜内层分离，离断肿瘤的血供即可完整切除肿瘤；当肿瘤较大时，应先离断肿瘤基底，囊内分块切除肿瘤，待瘤体缩小后分离瘤髓界面，必要时可剪断相关齿状韧带，避免脊髓过分牵拉。对于哑铃形神经鞘瘤，打开椎板后应先切除肿瘤峡部，然后切除硬膜下肿瘤，最后处理硬脊膜外部分。切除硬膜下部分时应将肿瘤与脊髓、神经根表面的蛛网膜锐性分开，游离肿瘤，显露载瘤神经后离断。正确处理椎间孔外的肿瘤非常重要，应将椎间孔打开，仔细辨认并严格分离肿瘤包膜，先行肿瘤内切除，再沿瘤周分离，直至显露椎管外正常粗细的载瘤神经并将其在此处离断，确保肿瘤全切除。对颈段肿瘤注意避免损伤肿瘤峡部的椎动脉，胸段肿瘤避免损伤胸膜和大血管，腰段肿瘤保护好腹膜后脏器和大血管，马尾肿瘤尽量保护马尾神经。

（2）髓内肿瘤：必须应用显微外科技术，手术时机最好选择在患者脊髓功能中度障碍时，这样能取得最佳的效果。术前症状越轻，手术效果越好，甚至可以达近正常状态。手术时应在基本离断肿瘤血供后，严格沿肿瘤界面分离、切除肿瘤。避免和减少医源性损伤脊髓组织功能是手术成功的关键。操作过程应自上而下或自下而上进行，分离时应平行于传导束方向，尽量避免垂直于脊髓纵轴离断传导束的动作。游离肿瘤的腹侧部分时避免损伤软脊膜下的脊髓前动脉，严防误吸，将双极电凝调小以减轻电灼造成的热传导损伤。当术中难以发现理想的瘤髓界面时，不宜勉强全切除，以免造成严重的脊髓功能损伤。髓内胶质细胞瘤与正常脊髓分界不清，仅颜色、质地稍有差别，通常只能部分切除；术中切忌做扩大切除，扩大切除非但不能减少复发机会，反而会加重脊髓的损伤，手术目的为充分减压以利改善脊髓功能。室管膜瘤一般边界清楚，伴有假包膜，血供中等，术中在显微镜下尽量沿中央沟分开脊髓，在不损伤传导束和血管的情况下，沿肿瘤和脊髓间的界线分离，尽可能将肿瘤完全切除。血管瘤呈紫红色，与脊髓有分界，术中一般先处理好供养血管和导出血管，然后切除，这样术前脊髓血管造影就显得非常必要。脂肪瘤，特别是髓内者，界限不清，切忌盲目全切，否则会导致严重的后果。

（3）脊柱稳定性的重建：对于哑铃形椎管内肿瘤或肿瘤从后方伸向前方以及转移性肿瘤，术中为了提高肿瘤的切除率，有时不得不扩大切除范围，甚至切除相应的椎体。以前对脊柱稳定性问题不够重视，只要不切除椎体就不考虑稳定性的重建。经随访发现，术中如果切除关节突、椎弓根等结构，就会出现脊柱失稳，引起相应的症状。随后，只要术中破坏了脊柱的稳定性，我们都同期进行了脊柱稳定性的重建。

3. 术后处理

严密观察肢体运动情况、感觉平面的恢复、括约肌功能、引流管的引流性质和量；对高颈髓肿瘤手术后应当特别注意呼吸功能的观察。常规应用脱水剂和糖皮质激素，如 20% 甘露醇与甲泼尼龙静脉滴注；合理使用抗生素，预防感染。术后卧床至少 3 周，对脊柱稳定性较差的患者，使用外固定。截瘫患者术前、术后要加强定时翻身、防压疮护理和肢体的被动锻炼以及术后康复训练。

4. 手术并发症

（1）原因：①手术前治疗计划的错误，不正确的诊断，错误的手术入路，适应证掌握不严谨，特别是症状较轻或者有精神异常的患者；②手术中的损伤，如血管、神经、硬脊膜和脊髓的直接损伤；③手术后并发症，如切口的感染、出血及组织水肿、肿瘤复发。

（2）常见并发症：具体如下。

1）神经损伤：脊髓是很娇嫩的组织，稍受挤压或碰撞，即可造成永久性的功能障碍。脊柱手术所造成的神经损伤并不多见，其中多数为手术操作过程中对神经的直接损伤。常见的原因有麻醉、咬骨钳损伤、分离肿瘤时导致脊髓损伤、过度电凝、出血、过度牵拉、减压不充分、解剖不清晰等。颈椎手术中的脊髓损伤可因麻醉插管过程中颈椎过伸而引起，老年患者更为多见。而随着脊柱内固定应用的逐渐广泛，所引起的神经损伤相应增多。这些并发症发生后常需再手术取出内固定。

2）脑脊液漏：除脊柱原发损伤可导致硬膜撕裂外，脑脊液漏的常见原因为手术中的医源性硬脊膜损伤。脑脊液漏的直接后果是伤口的不愈合和感染，如经久不愈，可引起头痛症状。此外，有部分病例虽然皮肤及皮下组织伤口愈合并在局部形成脊膜囊肿，但多数情况下并无明显不适，个别病例可造成神经损害。脑脊液漏预防的关键是在手术中动作轻柔，避免损伤硬膜，而手术需切开硬膜时应注意严密缝合，如硬膜缺损较大，应及时修补。特别是脊膜瘤和神经纤维瘤，通常需要在硬膜内外切除肿瘤，因而手术中硬膜缝合非常重要。当漏出的脑脊液不与外界交通时常形成假性脊膜膨出，CT 扫描能显示椎管内及皮下液体，在行椎板切除部位呈低密度影并向后延伸，在 MRI 上则显示其内容物与脑脊液信号强度相同，但与软组织水肿难以鉴别。其实诊断脑脊液漏以脊髓造影及 CT 脊髓造影效果最为理想。脊髓造影可清晰地显示脑脊液漏的范围，其特点为椎管后方的造影剂与脑脊液相交通。处理：严密缝合、置管引流、再次修补、抗炎与支持治疗。

3）脊柱不稳或内固定失败：脊柱的各种减压手术虽可切除占位病变并解除对脊髓、马尾和神经根的压迫，但却使脊柱赖以获得稳定的结构受到不同程度的破坏。近年来对医源性脊柱不稳之报道陆续增多，并已逐渐引起重视。应当指出，有一部分患者甚至在术前就已存在不同程度的脊柱不稳，一旦对这一问题有所疏忽，就有可能因施行了不适当的手术而使脊柱不稳得不到治疗甚至加重。特别在骨外科，对良性或低度恶性肿瘤，在肿瘤全切除后，常植入器械固定，以增加脊柱的稳定性。如果内固定失败，需要在综合评价患者临床及影像学表现的基础上决定下一步的对策。

4）神经根周围瘢痕形成和肌肉去神经改变：由手术对神经根损伤引起，发生率一般为1%~2%，高者可达12%。神经根周围瘢痕形成可能与局部血肿形成及神经根解剖变异有关。此外，有学者认为与术中使用脑棉、生物材料有关。患者的临床表现为在术后经过一段缓解期后，再次出现神经根痛症状；经非甾体抗炎药治疗可能暂时有效，但症状也可持续存在或暂时缓解后数月内又复发。肌肉去神经改变是因为腰椎后路手术时对于椎旁肌肉的广泛剥离后导致，引起椎旁肌肉萎缩，这是临床医师一直关注的问题。

5）蛛网膜炎：又称粘连性蛛网膜炎，指蛛网膜和（或）软脊膜的炎性过程所引起的自身增厚以及神经根的相互和（或）与蛛网膜的粘连。蛛网膜炎可局限于一个节段，也可同时累及多个节段，通常为硬膜囊尾端受累，病程长者蛛网膜还可发生钙化或骨化，导致脊髓功能障碍和神经根痛症状。

6）硬膜外血肿：脊柱手术过程中硬膜外静脉丛出血比较常见，术中尽管已采取止血措施，术后仍可能形成硬膜外血肿。硬膜外血肿一般见于手术后1~3周内，极少数发生于手术3周之后。在CT扫描图像上，硬膜外血肿表现为不同程度的硬膜外高密度影，也可对硬膜囊形成压迫，其密度信号的强度高低与血肿吸收程度及血肿内所含纤维组织有关。在矢状位像上典型的硬膜外血肿为梭形，位于硬膜囊背侧，应注意与硬膜内血肿、硬膜外脓肿及肿瘤相鉴别。如果血肿对脊髓压迫明显，需要再次手术处理。

7）感染：术前准备不足、患者自身抵抗能力差、器械消毒及手术无菌操作不严格，以及术中处理不恰当、脑脊液漏、术后引流管未按时拔除等因素导致。切口感染与裂开，可分浅层和深层两型。椎管内感染，按其部位分硬膜外感染、硬膜下感染和脊髓内感染，其中以硬膜外感染多见。对切口感染与裂开，可及时给予清创缝合、引流，保持伤口的干燥、清洁，增强机体抵抗力，以及应用敏感抗生素。但对严重椎管内感染，单纯使用药物往往难以取得满意效果，且有可能致脊髓受压加重，应立即切开清创引流，否则会导致不可挽回的后果。再次手术后仍要根据细菌培养及药敏试验结果选择敏感和能透过血脑屏障的抗生素，时间不少于6周。

8）肿瘤复发：硬脊膜外恶性肿瘤手术后如不采用放疗或者化疗，很容易复发；脊膜瘤和哑铃形神经纤维瘤可因未完全切除而复发；髓内肿瘤难以彻底切除，多数术后复发。

（二）选择性动脉造影及栓塞治疗

对血供非常丰富的血管性肿瘤或恶性椎体肿瘤，特别是在腰骶椎，常因手术出血多、肿瘤难以彻底切除而感棘手。选择性动脉造影可清楚地显示肿瘤的大小及血供特点，术前栓塞能安全有效地减少术中出血。此外，栓塞术作为姑息治疗手段能明显地缓解疼痛，这对于不能手术的患者是一种行之有效的治疗方法。栓塞可减少肿物效应，减轻椎管阻塞，使疼痛减轻，化疗和栓塞后，肿瘤发生变性坏死，也减轻了肿瘤组织对周围神经的刺激。临床资料表明，经明胶栓塞后的患者，疼痛缓解时间均不超过2个月。因此，如想得到良好的疗效，应选择更好的栓塞剂，国外学者在对腰骶椎肿瘤行姑息性栓塞治疗时，多选用聚乙烯醇等永久性栓塞剂，可使疼痛缓解时间延长。

（三）放疗

恶性肿瘤在手术后进行放疗，多能提高治疗效果。放射剂量为 40~50 Gy，疗程为 4~5 周。特别是脊柱椎管转移肿瘤引起疼痛、运动或感觉障碍时，可给予高能 X 线放疗，肿瘤剂量（TD）为 1~2 周内 20~30Gy/5~10 次，多无明显不良反应，能耐受治疗，是目前较为有效的治疗方法。

（四）化疗

胶质细胞瘤用脂溶性烷化剂如卡莫司汀治疗有一定的疗效。转移癌（腺癌、上皮癌）应用环磷酰胺、甲氨蝶呤等。

四、预后

若能早期发现椎管内肿瘤，早期手术治疗，大多数可取得良好的临床效果。部分患者椎管内肿瘤瘤体较大或者位于高位颈椎，术后可能因呼吸衰竭而死亡或术后一段时间后复发。至于脊髓神经功能的恢复，则与患者脊髓受压的程度和时间有一定的联系。预后：椎管肿瘤的手术治疗效果主要与术前患者的神经系统受累情况和肿瘤的大小、部位等因素有直接关系，因此对其早期诊断和治疗尤为重要。椎管肿瘤的预后取决于下列因素。①肿瘤的性质和部位，软性肿瘤，特别是生长缓慢者，使脊髓有充分的时间调整其血液循环，发展较慢，症状较轻，手术后脊髓功能恢复较快而完善。硬性肿瘤，即使体积较小，因为其易于嵌入脊髓内，任何脊柱的活动都可使肿瘤造成脊髓的挫伤及胶质增生，术后恢复多数不理想。②肿瘤的生长方式及其生长速度，髓内肿瘤有的主要是扩张生长，有的主要是浸润性生长。后者对脊髓造成的损害较大。肿瘤生长缓慢的，即使脊髓受压明显，由于脊髓仍有代偿能力，症状可较轻微；反之，生长较快的肿瘤，尤其是恶性肿瘤，容易引起脊髓急性完全性横贯损害症状，需要急诊手术解除脊髓压迫，即使 1~2 小时的延误，也往往会造成严重的后果。③治疗时机和方法的选择，各种脊髓神经组织对压力的耐性有所不同，如肿瘤对神经根先是刺激而后造成破坏；灰质对肿瘤压迫的耐受性大于白质；白质中锥体束和传导本体感觉和触觉的神经纤维较粗（直径 5~21 μm），痛觉纤维较细（直径小于 2 μm），受压后细纤维比粗纤维耐受性大，压迫解除后恢复也较快。一般来讲，在受压之初，神经根受牵引，脊髓移位，继而受压、变形，最后脊髓发生变性，逐渐引起该组织的神经功能障碍。④患者的全身状况。⑤护理与康复工作。术前的 MRI 影像学检查、术中采用显微神经外科手术操作是椎管肿瘤诊疗中的关键手段，早期检诊与处理是影响其预后的重要环节。

（简 历）

第三节 脊髓蛛网膜炎

脊髓蛛网膜炎又称脊髓蛛网膜粘连或粘连性脊髓蛛网膜炎，是蛛网膜一种慢性炎症过程，在某种病因的影响下，由于感染、外伤、邻近组织的病变（如肿瘤）或刺激（如椎间盘脱出、椎管内注射造影剂或药物），蛛网膜增厚，并与脊髓及神经根粘连，影响脑脊液循环，也可形成囊肿，直接压迫脊髓或影响脊髓的血液循环，最终导致脊髓功能障碍。本病以中年人为主。

一、病因

全身或椎管内炎症。主要原因：①可有感冒或发热，以及疖肿、结核、阑尾炎、盆腔炎及脑膜炎等全身感染史；许多学者认为本病为病毒感染所引起；②外伤，也是比较常见的原因，如脊柱骨折和脱位，以及脊柱脊髓手术后创伤；③脊柱和脊髓本身的病变，如脊柱结核、骨髓炎、硬脊膜外脓肿、椎管内肿瘤、蛛网膜下隙出血、脊椎病和椎间盘突出等；④化学药物的刺激，如椎管内注入抗生素和各种造影剂、麻醉剂及其他化学药物等；⑤原因不明，尽管病因很多，但仍有相当一部分病例找不到病因，有的高达44%~60%。

二、临床表现

1. 发病史

多为亚急性或慢性起病，病程可由数月至数年，症状时轻时重，也常有缓解期。可有感冒、发热或外伤史。有些无明显原因即出现脊髓的刺激或麻痹症状，时常在感染、受寒或外伤后症状加重，而在休息、理疗或应用抗感染治疗后症状得到缓解。

2. 感觉障碍

此为第2位的常见症状，但脊髓传导束损害症状多在脊髓后根激惹症状后数月或数年才出现，感觉障碍平面多不明显，分布也不规则，与运动障碍也常不一致。

3. 神经根激惹症状

此为最常见的首发症状，系病变发生于脊髓背侧的缘故。表现为自发性疼痛，往往范围较广而又局限在1~2个神经根。有的沿神经根分布区放射或有束带样感觉。当咳嗽、打喷嚏或运动时症状加重，腰骶段及马尾病变可引起腰痛并向下肢放射，表现为坐骨神经痛，夜间症状加重，且常为双侧性。

4. 运动障碍

表现为进行性肌力减退。颈胸段病变表现为下肢痉挛性瘫痪，腱反射亢进，出现阵挛及病理反射。

5. 括约肌障碍

出现较晚或不明显，有间断性尿潴留或尿失禁。

三、辅助检查

1. 腰椎穿刺

脑脊液压力多正常或低于正常。奎肯试验有部分或完全梗阻者占3/4，脑脊液蛋白含量均有不同程度增高，少数可呈黄色，有的病例可见白细胞增多。

2. CT与MRI检查

可见脊髓神经根分布不均匀，呈束状分布。还可见到脊髓广泛性囊肿。MRI矢状位及轴位像显示炎症早期脊髓增粗，蛛网膜下隙变窄，经过一段时间后会显示脊髓背侧沿椎管长条片状异常稍长或等 T_1 异常信号，注射 Gd-DTPA 可见增强，此为硬膜下积脓形成，晚期脊髓有不同程度的萎缩、蛛网膜粘连、肥厚及蛛网膜囊肿形成。

3. 脊髓碘油造影

脊柱 X 线平片多无明显异常，脊髓碘油造影诊断价值较高，但一般不做此项检查，以防加重病情，仅在与肿瘤相鉴别困难时才进行。

四、诊断

（1）亚急性或慢性起病，病程中症状时轻时重，甚至明显好转。

（2）病前常有感染或外伤史。

（3）脊髓后根激惹症状，表现为神经根支配区皮肤感觉异常，病变部位以下传导束型感觉障碍。

（4）查体可发现病变所对应区域不规则的感觉减退或消失，以及病变部位以下肢体存在不同程度的痉挛性瘫痪，也可出现节段性肌肉萎缩。

（5）腰椎穿刺显示下腔部分性或完全性梗阻，也可畅通。脑脊液呈无色透明或淡黄色，少数患者白细胞可轻度增高。

（6）若脓肿形成囊肿，临床表现与脊髓外肿瘤相似。

（7）CT 诊断率不明显。

（8）MRI 主要表现为矢状位与轴位上可见脊髓腔内黏厚的软组织影。

五、治疗

1. 非手术治疗

首先考虑使用非手术疗法，对早期轻症病例，经过治疗症状可以消失或减轻。一般采用综合治疗。

（1）抗生素：有急性感染症状如发热引起症状加重时，可使用青霉素、链霉素或其他抗生素。

（2）激素：虽然椎管内注射皮质激素可以治疗蛛网膜炎，但其本身也可引起蛛网膜炎，因此，临床上多采用静脉滴注的方法。氢化可的松 100~200 mg/d 或地塞米松 10~20 mg/d，2~4 周后逐渐减量，必要时重复使用。另外，可选用维生素、碘化钾、血管扩张药物。

（3）40%乌洛托品：5 mg 加 5%葡萄糖注射液 20 mL，静脉注射，每日 2 次，10~20 日为 1 个疗程。

（4）理疗：局部用紫外线或碘离子导入疗法，每日 1 次，连续 2~3 周。

（5）维生素：可服用维生素 B、维生素 B_{12}、烟酸等。

（6）蛛网膜下隙注气：对早期病例分离粘连或预防术后粘连有一定效果，每次注气 10~20 mL，每周 1~2 次，4~6 次为 1 个疗程。

（7）针刺、按摩、加强功能锻炼：对行走不便的患者，应使用轮椅或支具。

2. 手术治疗

（1）适应证：手术治疗仅用于局限性粘连及有囊肿形成的病例。

（2）手术方法：手术的目的在于解除囊肿或肿瘤的压迫，分离局限性粘连，纠正粘连所致的脊髓扭曲等。在切除椎板后，观察硬脊膜搏动是否正常，有无增厚，切开硬脊膜时，要尽量保持蛛网膜完整，观察颜色、透明度及粘连情况，根据具体情况进行分离，切忌强行分离，以免加重损伤。①分离局限的索条状粘连。②纠正因粘连而造成的脊髓扭曲。③解除囊肿压迫，清除囊液，在不增加脊髓损伤的条件下，尽量切除较多的囊壁。④探查椎管内有无原发性病变，如肿瘤等。⑤术中可用细导尿管上下轻轻探查冲洗，切忌直接强行分离粘连的脊髓、神经及血管，以免增加脊髓、神经的损伤，术后采用综合治疗，加强护理，防止并发症的发生，并积极促进神经功能的恢复。对于蛛网膜粘连节段长的病例，手术要很慎重，即使当时分离了粘连，术后仍可继续粘连，故很难取得良好效果。

对于蛛网膜下隙无明显梗阻且肢体仅为轻瘫者，一般预后尚好，大多数经药物等治疗可有不同程度的恢复。

（梁丝陶）

第四节　髓内动静脉畸形

一、流行病学

髓内动静脉畸形（IAVM）属于脊髓动静脉畸形中的一种类型，包括其中的Ⅱ型（球状血管畸形）和Ⅲ型（未成熟型和广泛血管畸形）。IAVM 占所有脊髓血管畸形的 10%～15%，与其他类型脊髓动静脉畸形相比，IAVM 在性别上分布主要在男性，国外报道男女比为 4∶1;Yasargil、Symon、Teddy 等报道 IAVM，75% 的患者年龄低于 40 岁，46% 的病变发生于颈段脊髓，44% 发生于胸腰段脊髓。

二、病因与发病机制

（一）病因

髓内动静脉畸形系先天性疾病，对其认识以病理解剖为基础。脊髓实质内有一个或多个独立的畸形血管团，并有多支供血动脉和引流静脉。供血动脉主要由 1 支纵行的脊髓前动脉和 2 支纵行的脊髓后动脉供血，供血动脉也有可能存在多源性。

（二）发病机制

1. 出血

畸形血管破裂出血到脊髓髓内或突破至脊髓蛛网膜下隙，引起局部疼痛及急性四肢瘫痪或截瘫。

2. "盗血"

"盗血" 可引起脊髓缺血，产生神经功能障碍。

3. 脊髓压迫

畸形血管扩张，可对周围正常的脊髓组织产生压迫。

4. 静脉压升高

由于动静脉直接分流，静脉压增高，病灶周围的静脉回流受阻，组织充血、水肿，可致慢性进行性脊髓软化。

5. 血栓形成

畸形血管很易引起血栓形成，继而产生脊髓缺血症状。

三、临床表现

IAVM 异常血管团和静脉曲张一般比髓周动静脉瘘小，因此患者的症状主要是血栓形成或 SAH 引起的损害，而异常血管团、畸形团内动脉瘤和静脉曲张的压迫引起的损害相对要轻。

1. 急性 IAVM

主要由髓内动静脉畸形出血引起，高段 IAVM 可导致四肢瘫痪、呼吸困难，出血还可以向脑室蔓延，造成意识障碍，出现脑神经症状，自血液中释放的毒素也可以导致脊髓的直接损害，形成蛛网膜炎，瘢痕形成，继发脊髓缺血等。

2. 慢性 IAVM

慢性损害主要是由于髓内动静脉畸形的盗血作用和急速回流的静脉血对脊髓的冲击作用（即"水锤作用"），以及血管团的直接压迫、静脉栓塞等，由此造成自主神经功能紊乱，躯体感觉障碍，肌力减退，肌张力增高，病理征阳性等，并可随时间而加重。

四、实验室和特殊检查

1. MRI 检查

国内外只有很少的文献报道在 MRI 上能显示真正的髓内动静脉畸形。MRI 上能见到的血管病变位于髓内，脊髓局部扩张，供血动脉及回流静脉血管由于血流高速而显示低信号，圆形、长的及蜿蜒的流空信号。在冠状位，T_2 加权像及脑脊液的高信号中显示蛇样充盈缺损。另外，有时可见 T_1 及 T_2 加权像上显示一个低信号区，这种现象与出血后含铁血黄素残留有关。静脉高压的信号为 T_1 低信号，T_2 高信号，脊髓水肿、变粗。IAVM 的并发症也很明显，在 MRI 上表现为出血后的脊髓中央空腔、髓外血肿、脊髓萎缩及 Cobb 综合征。

2. 脊髓血管造影

MRI 虽然可以显示动静脉畸形供应及回流血管、脊髓反应、周围结构以及可能的病变。但是治疗前的血管造影是必需的，同时也是检查的手段之一。该检查明确的是供应血管的数量及位置、伴随血流量、病灶范围及位置、引流静脉的数量及位置，同时还可以了解其与正常脊髓血管的吻合。

造影过程中仍需注意以下方面。①对于隐匿性血管畸形，其可能原因为病灶范围小或者自发性蛛网膜下隙出血引起血管痉挛，为提高其 DSA 显示率，须结合多种影像学表现，重点行病变段供血动脉造影，必要时短期内复查血管造影。②脊髓 IAVM 的供血动脉主要由 1 支纵行的脊髓前动脉和 2 支纵行的脊髓后动脉供血，血管造影必须清楚地显示供血动脉的起始与行程。由于供血动脉可能存在多源性，检查中必须做全颈、胸和腰骶段脊髓血管的选择性造影。若见脊髓前动脉供血，则必须确定脊髓前动脉和畸形血管病变上方及下方的血管有无吻合，以避免误栓。③须明确 IAVM 引流静脉的多少、粗细以及迂曲程度，其引流静脉一般呈双向性，经脊髓腹侧和（或）背侧向冠状静脉丛引流，并常通过髓周静脉系统向椎旁静脉丛引流。

五、诊断与鉴别诊断

IAVM 的诊断主要根据临床症状和脊髓动脉造影方能确诊，临床上须与以下疾病相鉴别。

1. 椎管狭窄

可发生于脊柱的不同部位，主要表现为受压迫神经根及脊髓支配区的运动、感觉障碍，少部分有病理征出现。可根据脊椎的 CT 及 MRI 明确诊断。

2. 椎间盘突出

大多数病变的范围较窄，局限于 1~2 个节段椎体，依靠 CT 及 MRI 可以很好地鉴别。

3. 脊髓蛛网膜炎

继发于多种原因的反应性蛛网膜炎症，临床以神经根的刺激症状为主。动力学检查表现为完全性和不完全性的梗阻，除详细询问病史外，脊髓造影是很有价值的鉴别手段，可见神经根轴和神经根的充盈缺损、蛛网膜下隙的不定型狭窄。

六、治疗

虽然 1916 年已有脊髓血管畸形手术治疗的报道，20 世纪 60 年代末期又出现了血管内的栓塞治疗，但要做到完全根治并保留正常的脊髓功能目前仍是一个难题。

IAVM 治疗方法主要有手术、栓塞，以及手术联合术前或术中栓塞等。对于团块状 IAVM，由于它在髓内呈紧密型生长，一般体积较小，畸形团内无神经组织，部分病例可以行手术切除，而对不成熟型 AVM，由于它呈弥散型生长，在 AVM 和神经组织之间没有界限，畸形团内有正常的神经组织，手术只能限于结扎或电凝接近 AVM 的供血动脉，但一般认为只结扎或电凝供血动脉只能起到短期效果，术后不仅可能因形成侧支循环而复发，而且给进一步栓塞造成困难。大多数幼稚型 AVM 和部分不能手术的团块型 AVM 可以行栓塞治疗，栓塞治疗还可以用于术前为手术做准备。

（一）介入治疗

该方法始于 20 世纪 60 年代，经血管内栓塞治疗对大多数髓内血管畸形是目前首选方法，术前栓塞可使手术更加安全。栓塞物质有十余种，目前使用较广泛的是微粒栓塞物和液体胶。

1. 栓塞的原则

经过较安全的途径，循序渐进地减慢脊髓动静脉间的异常血流，改善脊髓功能，减少出血机会，逐渐形成血栓，最终使 AVM 完全栓塞。

2. 栓塞的指征

供血动脉扩张、弯曲度小，可直接进入畸形血管团而使插管容易，如果在 AVM 上、下有正常的 ASA 或侧支循环，则栓塞更为安全。

微粒栓塞的优点是可以逐步进行，安全简便，能重复或经 ASA 进行栓塞，使临床症状得以恢复或改善，并发症少。但栓塞后再通的现象很常见，尽管在影像上再通，但其临床症状比较稳定。大部分患者临床症状得以恢复或改善。

液体胶的优点则可以避免动静脉畸形栓塞后血管再通，但其缺点是可闭塞正常的血管及引起炎症反应而产生较多的并发症。

脊髓 AVM 栓塞后恢复不好的因素包括：①没有充分分析畸形团的血管构筑，使供血动脉被栓塞的同时，供应正常脊髓组织的动脉也被栓塞；②引流静脉遭到破坏或血栓形成；③脊髓出血，造成脊髓实质破坏。

（二）手术治疗

由于病变位于髓内及腹侧，单独的显微外科手术切除难度较大，直到 20 世纪 70 年代才开始有报道，如 Yasagil 在 1975 年报道了 6 例，以后陆续有 Riche、Rosenblem、Malis 等报道了 30 余例。国内外报道一般切除率为 60% 左右。现在，手术前做栓塞，术中运用神经电生理监测技术，再加上显微外科技术的发展，对于保护脊髓功能，降低手术致残情况有很大帮助。

（三）综合治疗

结合血管内介入——显微手术的方法是目前治疗 IVAM 的常用方法，全面衡量病变的范围特点，采用联合治疗方法更有利于患者的恢复。

七、预后

国内外对 IVAM 的治疗预后研究表明，单纯接受栓塞治疗的患者总有效率达 81.2%，有 8.2% 的患者治疗后效果与术前相比不理想。IAVM 合并动脉瘤的患者，首先对动脉瘤进行栓塞，治疗有效率达 76.9%。运用栓塞结合显微手术治疗的患者，仅有 7.4% 的患者有一过性的症状加重。

（高　铭）

第五节　脊髓缺血

脊髓缺血性疾病是多种疾病的并发症。随着人口的老龄化及神经外科和血管外科的发展，其发病率有增高趋势。脊髓缺血性疾病包括脊髓前动脉综合征、脊髓后动脉血栓形成、胸腹手术或外伤后缺血性脊髓病以及妊娠和产褥期脊髓病等。凡能引起脑缺血的病因也能引起脊髓缺血，老年人多为动脉硬化，年轻人多为感染和血管畸形。

脊髓缺血性疾病所致的脊髓软化比脑软化少得多。脊髓缺血之所以较脑缺血少，可能与脊髓的动脉不易形成粥样硬化有关，但缺血性脊髓血管病并非都是脊髓动脉粥样硬化所致。

一、病因与发病机制

脊髓缺血性血管病的病因很多，既有原发性的脊髓血管病变，又有继发性的脊髓血管病变，还有全身性疾病所致等。

1. 原发性血管病变

动脉硬化、血栓形成、血管炎、胶原病等。

2. 继发性血管压迫

椎间盘突出、椎管狭窄、硬膜外脓肿、硬膜外肿瘤、脊髓内肿瘤、结核性脑膜炎等。

3. 脊髓血管栓塞

心脏疾病、潜水病、脂肪栓塞。

4. 全身性血液循环障碍

低血压、心力衰竭、恶性贫血、心肌梗死、阿—斯综合征、心搏骤停。

5. 静脉系统闭塞

静脉瘤、血栓性静脉炎。

6. 医源性因素

大动静脉畸形手术、大动脉血管造影。

二、临床表现

常见症状为肢体肌肉的疲劳，易受伤及长期劳损，较易发生萎缩与瘫痪。脊髓短暂性缺血发作最常表现为脊髓间歇性跛行，典型间歇性跛行为行走一定距离后迅速出现单侧或双侧下肢无力，休息后缓解。部分病例可伴有轻度锥体束征和括约肌功能障碍，间歇期这些症状消失。非典型间歇性跛行系非运动诱发的发作性肢体无力或瘫痪，可自行缓解，反复发生。有时运动障碍和感觉障碍的水平不一致，称为镶嵌式症状。症状、体征常易波动，周围血液循环良好时症状减轻，反之症状加重。腰椎穿刺椎管通畅，脑脊液蛋白常增高。

1. 脊髓前动脉综合征（Beck综合征）

脊髓前动脉综合征是最常见的脊髓缺血性疾病，系供应脊髓前2/3区域的脊髓前动脉发生闭塞，引起病灶水平以下的上运动神经元瘫痪、分离性感觉障碍和膀胱直肠功能障碍。起病大多急骤，呈卒中样，也有在数小时或数日内逐渐起病者。首发症状多为病变水平急性疼痛、麻木，呈根性和弥漫性。以脊髓中胸段或下颈段多见，短时间出现病灶水平以下的瘫痪，并进行性加重，常为不完全性瘫痪，双侧均受累，偶有单侧性，早期可表现为脊髓休克。病变以下分离性感觉障碍，痛、温觉缺失，深感觉正常，触觉轻度障碍。病变累及 C_3 ~ C_5 节段可干扰膈肌的神经支配，导致呼吸障碍；T_6 水平以上水平损伤，可发生括约肌功能失调；T_4 ~ T_9 部位以上损伤可导致直立性低血压。损伤平面以下可发生血管舒缩和出汗障碍，导致体温调节的损害。中间外侧柱的交感神经元失去抑制，对温度和无害的刺激产生过分强烈的反应，如膀胱膨胀导致发作性的、广泛的交感神经兴奋状态，称为脊髓性失自主神经症。由于脊髓冠状动脉的侧支循环，感觉障碍较轻，且时间较短。尿、便障碍可早期出现，早期为尿潴留，后期为尿失禁。可有压疮、出汗异常和冷热感等自主神经症状。椎管通畅，脑脊液蛋白多增高。

脊髓根动脉梗死在临床上不易与脊髓前动脉综合征相鉴别。由于沟连合动脉阻塞导致的脊髓半切综合征，即 Brown-Sequard 综合征表现为单侧麻痹，对侧脊丘束感觉丧失。而脊髓前动脉综合征无背侧柱损害。

2. 脊髓后动脉综合征

此综合征系供应脊髓后1/3区域的脊髓后动脉闭塞，引起病变以下的深感觉障碍和病变部位相应区域的全部感觉障碍及深反射消失，可伴有不同程度的上运动神经元性瘫痪，轻度膀胱直肠功能障碍。脊髓后动脉侧支循环丰富，故较脊髓前动脉综合征少见。脊髓后动脉综合征症状轻，恢复较快。

临床表现是起病急骤，初期可出现与病变节段一致的节段性疼痛和感觉障碍；因后索受损而出现病变水平以下震动觉和关节位置觉缺失是其主要体征。若病变波及后角，则病变节段相应区域深、浅感觉缺失或全部感觉缺失；锥体束受累，可致病变水平以下的上运动神经元瘫痪，一般瘫痪程度较轻，锥体束征阳性；部分患者可出现轻度膀胱直肠功能障碍。

3. 椎动脉阻塞所致脊髓梗死

De LaSayette 等报道1例右侧椎动脉血栓形成患者的临床表现。患者出现右眼眶后剧烈疼痛和阵发性头痛，病变位于 C_4 水平右半侧前 2/3 处和背侧脊髓。经解剖证实右侧椎动脉有血栓形成。

4. 脊髓中央部结构的缺血性梗死

这种中央部梗死为脊髓前动脉和脊髓后动脉终末支的动脉边缘带缺血。梗死的原因是分水岭区血流灌注减少。中央部梗死的临床表现不能与脊髓前动脉梗死综合征区别，导致临床上将脊髓中央部梗死归入脊髓前动脉综合征。

5. 脊髓静脉性梗死

脊髓静脉性梗死少见，可以是出血性的或缺血性的，多为亚急性发病，导致各种类型的损害。背痛及下肢无力为最常见的症状，麻痹在数小时及数日内呈进行性加重，直肠及膀胱麻痹常常发生。依据临床表现不能区别出血性、非出血性和静脉栓塞性梗死。

三、实验室和特殊检查

辅助检查方法为常用于诊断血管性疾病的血管造影术，从理论上来说，其对脊髓血管损伤具有确诊价值，但由于较高的神经系统并发症和脊髓血管造影术较差的诊断效果，阻止了这一技术的应用和推广。另外，电生理检查无论是体感诱发电位还是运动诱发电位受肌电、心电、脉波和呼吸运动等干扰，图形常很不规律或难以引出。脑脊液无色透明，奎肯施泰特试验无椎管梗阻现象。椎管造影也无异常血管影发现。较大范围的脊髓梗死作脊髓核磁共振可能有所发现，不但能发现脊髓软化灶，而且可发现导致脊髓继发性缺血的病因，如肿瘤、脓肿或椎间盘突出，早期表现为脊髓的局部的缺血、肿胀甚至出血，后期表现为局灶性软化，特别在脊髓前动脉支配区域。

四、诊断与鉴别诊断

（1）发病突然，剧烈的神经根性疼痛和肢体瘫痪，与病变髓节相应肢体呈周围神经元性瘫痪，病变水平以下肢体呈中枢神经元性瘫痪。

（2）早期有大小便障碍和深浅感觉分离。

（3）腰椎穿刺：蛛网膜下隙通畅，可有蛋白增高和红、白细胞增多。

（4）常见于动脉硬化、血管畸形、增生性脊椎病、脊髓外伤等。

五、治疗

1. 内科治疗

治疗原则同脑梗死。

（1）保证充足的血容量和稍高的动脉灌注压是治疗脊髓缺血的前提，但要避免血压过高，以防发生脊髓内充血和出血。

（2）利用低温、激素、钙通道阻滞剂、兴奋性氨基酸受体拮抗剂可以提高脊髓对缺血的耐受性。大剂量甲泼尼龙冲击疗法可以改善脊髓血流和微血管灌注，促进脊髓功能恢复；纳洛酮可以升高血压，增加脊髓的血流，对脊髓有保护作用；东莨菪碱是调整微循环药物，有报道用其治疗急性脊髓损伤获得满意效果；神经节苷脂、神经生长因子等也有应用于临床的报道，可促进脊髓恢复。

（3）有报道早期高压氧治疗和电场治疗脊髓缺血效果较好。

2. 外科治疗

对于脊髓缺血的外科治疗报道较少，对于急性脊髓缺血、肿胀可以考虑硬脊膜切开或脊髓切开以减轻肿胀，改善供血。有学者报道，实验性大网膜脊髓移植治疗创伤性脊髓缺血肿胀效果良好。

六、预后

脊髓梗死的随访研究极少。英国 Pelser 随访 10 例患者。随访中有 2 例死于癌症，无一例完全治愈，并发现疼痛是脊髓梗死患者长期病残的特点，较横贯性脊髓损害疼痛更明显。另外，虽然多数脊髓梗死患者肢体运动功能能得到一定恢复，但完全恢复者罕见。

（刘铁奇）

参考文献

[1] 孙丕通，白长川，张绪新. 神经外科危重症中西医结合治疗[M]. 北京：人民卫生出版社，2018.

[2] 罗伯特·W. 赫斯特. 神经介入诊断与治疗[M]. 吕明，孙勇，译. 合肥：安徽科学技术出版社，2018.

[3] 格林柏格. 神经外科手册[M]. 赵继宗，译. 苏州：江苏凤凰科学技术出版社，2017.

[4] 孙国庆，赵超，许真，等. 神经外科手术要点[M]. 北京：科学出版社，2018.

[5] 凌至培，汪业汉. 立体定向和功能神经外科手术学[M]. 北京：人民卫生出版社，2018.

[6] 冷冰. 神经系统血管性疾病 DSA 诊断学[M]. 北京：人民卫生出版社，2018.

[7] 程华. 图解神经外科手术配合[M]. 北京：科学出版社，2018.

[8] 石祥恩，钱海. 显微神经外科解剖与手术技术[M]. 北京：科学普及出版社，2018.

[9] ANTOUN KOHT, TOD B. SLOAN, J. RICHARD TOLEIKIS. 围术期神经系统监测[M]. 刘海洋，菅敏钰，译. 北京：北京大学医学出版社，2018.

[10] 刘庆良. 神经外科手术入路解剖与临床[M]. 北京：中国科学技术出版社，2018.

[11] 马克·伯恩斯坦，米切尔·S. 伯杰. 神经肿瘤学[M]. 吴安华，译. 天津：天津科技翻译出版有限公司，2017.

[12] 兰青，康德智. 神经外科锁孔手术学[M]. 北京：人民卫生出版社，2017.

[13] 雷纳托·胡安·加尔齐奥，曼弗雷德·查毕沙. 内镜辅助显微神经外科[M]. 毛颖，译. 北京：中国协和医科大学出版社，2017.

[14] 杨华. 神经系统疾病血管内介入诊疗学[M]. 北京：科学出版社，2016.

[15] 吉训明. 脑血管病急诊介入治疗学[M]. 北京：人民卫生出版社，2013.

[16] 肖书萍，陈冬萍，熊斌. 介入治疗与护理[M]. 3 版. 北京：中国协和医科大学出版社，2016.

[17] 朱丹. 癫痫的诊断与治疗：临床实践与思考[M]. 北京：人民卫生出版社，2017.

[18] 黄勇华，石文磊. 脑小血管病[M]. 北京：人民卫生出版社，2018.

[19] 饶明俐. 脑血管疾病影像诊断[M]. 北京：人民卫生出版社，2018.

[20] 李勇杰. 功能神经外科学[M]. 北京：人民卫生出版社，2018.